チーム医療を成功させる10か条

―現場に学ぶチームメンバーの心得―

福原麻希 ● 著

中山書店

本書の第2章〜第4章で取り上げている事例は,『メディカル朝日』(朝日新聞社) 2011.10月号〜2012.9月号の連載「チーム医療 その現場から」(福原麻希)を元に,利用許諾を得て加筆・修正を加え,再構成したもので,本文中の肩書きは連載当時のものです.写真は伊藤 圭氏撮影.

はじめに

　2009年，厚生労働省（以下，厚労省）に「チーム医療の推進に関する検討会」が立ち上がり，11回の審議を経て，10年にガイドラインが報告された．これにより，チーム医療に関するアウトライン（大要）の共通認識ができた．その直後，医政局長通知「医療スタッフの協働・連携によるチーム医療の推進について」により，薬剤師，理学療法士，作業療法士，言語聴覚士，管理栄養士，臨床工学技士，診療放射線技師において業務拡大がなされた．この局長通知において，「各職種を積極的に活用することが望まれる」とともに，「医療機関のみならず，各医療スタッフの養成機関，職能団体，各種学会でも，チーム医療に関する教育・啓発推進を積極的に取り組むことが望まれる」という趣旨のことが記載されたことは画期的だったといえる．
　2か月後，検討会「チーム医療推進会議」が新たにでき，「推進方策検討ワーキンググループ」が設けられた．チーム医療を全国の医療機関にどのように普及促進させていくかを議論し，チーム医療の取り組み例として，全国68施設115チームを選び，補助金をつける形でチーム医療の実証事業を行った．その結果は，600頁余りの報告書として12年にまとめられている．
　だが，この報告書の原案が発表されたとき，「他施設が取り組むときの参考にならない」という声がワーキンググループの委員からあがった．確かに，チーム医療とは他施設の実践例の形や骨格だけを模倣しても，同じような結果を生むものではない．どうしたらチームが機能していくか，どんなふうに障害や壁を乗り越えたかを学びながら，新たに自分たちのチームを手作りしていかなければならないからだ．このような足跡をたどる仕事はメディアの役割と感じた．
　そこで，医療専門誌『メディカル朝日』（朝日新聞社）の連載記事として，全国12施設のチーム医療を丁寧に取材し，その足跡を時系列で追ってみた．特に，チームがどのように進化し成熟していくかという「チームビルディング」に焦点を当てた．「病院にチームが発足しても，それを機能させたり，継続させたりすることが難しい」という現場スタッフの声に応えようと思った．
　12施設を選ぶため，医学中央雑誌でチーム医療に関する12テーマの論文を検索し，絞り込みながら図書館で読み漁った．最終的に2，3の施設を候補に挙げたあとは，必ず現場のメディカルスタッフ（医療専門職）の意見も聞いた．全国のロールモデル（好事例）となる施設を取り上げたかったからだ．
　取材は一施設に数日かけて入った．さまざまな視点から情報を集めて全体が見えるように，チームのコアメンバーはもちろん，周辺のメディカルスタッフにも集まってもらったり，移動中に話を聞いたりした．どの施設でも5〜10人にインタビューした．ルポルタージュの手法で，多くの関係者から話を聞くことで，その施設のチーム像が浮かび上がった．情報量が多ければ多いほど，点と点を結んでいくと，きれいな輪郭が描けるからだ．

取材していくにつれ，メディカルスタッフの専門性やスキルは，多くの患者の悩みや困りごとを解決に導き，不安を解消できるとわかった．これら12施設の取材の前後にも，多くの医療機関を取材して筆者が確信したことは，「チーム医療は医療機関の経営や運営と大きく関連がある」ということだ．「チーム医療がうまく機能すると，医療の質が向上し，患者の信頼を得ることができ患者数が全体的に増える．その結果，病院経営に好影響をもたらす．メディカルスタッフもやりがいをもて，人材が活性化する」という実例を見てきた．

　このため，病院経営や運営も視野に入れながら，本書を書き進めた．

　さらに，私には本書を執筆するうえでの強みがある．

　厚労省の検討会と時を同じくして，09年，各職種の職能団体の会長が集まり，「チーム医療推進協議会」が発足した．この協議会発足を筆者が提案したため，以降，運営にも携わった．このとき，協議会のコアメンバーとして，チーム医療を疑似体験することになった．運営に携わった4年間は，「どうしたら，うまくいくのだろうか」と，悩み続けた．本当にチーム医療を推進していいのか，とさえ思った．常に協議会のことを考えるようになり，取材中も抱えている話を織り交ぜながら，考え方のヒントをもらった．そのうち，筆者の悩みや疑問は，チーム医療の現場でぶつかることの基本的で典型的なことばかりと気づいた．だから，現場で働くスタッフの気持ちに少しは近づくことができる．これらの経験を基にして，悩みを抱えるチームメンバーの役立つ内容となるよう工夫した．

　本書は，前著『がん闘病とコメディカル』（講談社，2007年刊）に続く，「チーム医療とメディカルスタッフ」についての第2弾となる．前著執筆時，「病院で働くメディカルスタッフの専門性とスキルの高さ」に驚いたが，同時に厚労省も医療機関も人材をうまく生かしきれていないことをたいへん残念に思った．その後，記事や講演で繰り返し伝えてきた．

　「チーム医療」はメディカルスタッフにとって，専門性とスキルを発揮できるチャンスである．みなさんが生き生きと働くことで，患者・家族にもたらされる恩恵は計り知れない．

　本書が，よりよい「チーム医療」の実現と推進のために，広く活用されることを願っている．

2013年6月

医療ジャーナリスト　福原麻希

目次

はじめに ……………………………………………………………………………………………… iii

第1章　チーム医療の意義とチーム作りのポイント

チームワークによる化学反応で現状を打破し，進化していく …………………………… 2
どうして今，再び，チーム医療が求められているのか …………………………………… 3
時代が求める3つの理由 ……………………………………………………………………… 5
チーム医療は医療安全と，メディカルスタッフ活性化のキーワード …………………… 5
外科医が過剰業務で行き詰まり，チーム医療を構築するまで …………………………… 7
業務絞り込みで外来受診者3割減，でも収入増に ………………………………………… 8
各職種が専門性を発揮し，効率的なチームを作るには …………………………………… 9
チームは年単位でゆるやかに進化する ……………………………………………………… 11

第2章　チーム医療を成功させる10か条
—現場に学ぶチームメンバーの心得—

心得① チームの方向性やビジョン（あるべき姿）を明確にし，
メンバーに徹底させよう ……………………………………………………… 14
心得② チームメンバーの専門性やスキルについて明確に知ろう ……………………… 15
心得③ メンバー同士のコミュニケーションスキルを高めよう
・事例1　亀田総合病院（総合周産期母子医療センター） ……………………… 16
心得④ メンバー同士の相互理解を深め，信頼感を高めよう
・事例2　公立陶生病院（呼吸療法サポートチーム） …………………………… 24
・事例3　川崎幸病院（救急医療チーム） ………………………………………… 32
心得⑤ メンバーに裁量権をもたせ，最初の判断を任せよう
・事例4　近森病院（栄養サポートチーム） ……………………………………… 40
心得⑥ 現場vsチームにならないようにしよう
・事例5　新潟大学医歯学総合病院（感染防止対策チーム） …………………… 50
心得⑦ 院内にチームの存在意義を認めてもらおう
・事例6　岩手医科大学附属病院（乳腺外科チーム） …………………………… 58

- **心得 8** 院内のスタッフ教育を充実させ，組織全体のレベルアップを図ろう
  - ●事例 7　初台リハビリテーション病院 ……………………………… 66
- **心得 9** 地域の診療所と連携を図り，地域医療に貢献しよう
  - ●事例 8　岩手県立胆沢病院（医科歯科連携）……………………… 74
  - ●事例 9　千葉県 ACT-J（精神疾患チーム）………………………… 84
- **心得 10** チーム医療を ICT で変えよう
  - ●事例10　千葉県立東金病院（糖尿病チーム）…………………… 94

第3章　チーム医療の教育
―卒前教育の実際―

- ●事例11　昭和大学　多職種連携教育 ………………………………… 104

第4章　チーム医療の評価

- ●事例12　四谷メディカルキューブ　減量外科センター…………… 116

第5章　チーム医療の課題
―病院経営と患者参加―

1 マンパワーを高め，メディカルスタッフの負担を軽減するために
- 病棟配置を推進するための人員増員策とは――薬剤師の場合 ………………… 132
- 人員増でも人件費率を上げない工夫――薬剤管理指導料の場合 ……………… 135
- 管理栄養士を病棟に配置するメリットは大きい ………………………………… 138
- 回復期リハビリ病院でも栄養管理で平均在院日数を減らす …………………… 141
- 療養型病院におけるチーム医療で患者を元気に――病床稼働率 80％を維持 … 143
- 「リンパ浮腫指導管理料」にも注目してほしい …………………………………… 144
- 急性期病院の母体別メディカルスタッフ配置バランス ………………………… 146
- 診療補助行為の一部は権限委譲したらどうか …………………………………… 150

2 チーム医療に患者が参加するためには
- 〈チーム医療推進協議会〉発足の経緯 ……………………………………………… 155
- 各職種が抱える卒前・卒後教育に関する共通の課題とは ……………………… 156
- チーム医療推進協議会のあゆみ …………………………………………………… 157
- 患者はどんなチーム医療を望むか ………………………………………………… 160
- 各職種カンファレンスに患者・家族が参加するメリット ……………………… 161

チームの中心は「患者・家族」？　それとも，「解決すべき課題」？ ················ 162
チーム医療とメディカルスタッフのよさを知ってもらうためには ················ 164
社会を巻き込むムーブメント的な情報伝達に必要な三原則 ················ 165
伝わる文章を書くことは難しいが，訓練で上手になる ················ 166

第6章　チームメンバーの専門性とスキル

1　各職種の紹介

- 医師 ················ 170
- 遺伝カウンセラー ················ 171
- 医療クラーク・医師事務作業補助者 ················ 172
- 医療ソーシャルワーカー（社会福祉士・精神保健福祉士） ················ 173
- 介護職員（介護福祉士など） ················ 174
- 看護師 ················ 175
- 管理栄養士 ················ 176
- 義肢装具士 ················ 177
- 救急救命士 ················ 178
- ケアマネージャー（介護支援専門員） ················ 179
- 言語聴覚士 ················ 180
- 細胞検査士 ················ 181
- 作業療法士 ················ 182
- 歯科医師 ················ 183
- 歯科衛生士 ················ 184
- 視能訓練士 ················ 185
- 助産師 ················ 186
- 診療情報管理士 ················ 187
- 診療放射線技師 ················ 188
- 訪問看護師 ················ 189
- 保健師 ················ 190
- 薬剤師 ················ 191
- 理学療法士 ················ 192
- 臨床研究コーディネーター ················ 193
- 臨床検査技師 ················ 194
- 臨床工学技士 ················ 195
- 臨床心理士 ················ 196
- リンパ浮腫療法士・医療リンパドレナージセラピスト・
  リンパ浮腫指導技能者 ················ 197

2 各チームにおける役割と仕事内容

- 医療安全対策チーム ………………………………………………………………… 199
- 栄養サポートチーム（NST：nutrition support team）…………………………… 202
- がん治療チーム ……………………………………………………………………… 205
- 感染制御（感染対策）チーム（ICT：infection control team）………………… 210
- 緩和ケアチーム ……………………………………………………………………… 212
- 呼吸療法サポートチーム（RST：respiratory support team）………………… 215
- 救急医療チーム ……………………………………………………………………… 218
- 褥瘡対策チーム ……………………………………………………………………… 220
- 摂食・嚥下機能療法チーム ………………………………………………………… 222
- 糖尿病チーム ………………………………………………………………………… 224
- リハビリテーションチーム ………………………………………………………… 227

column

RST 診療報酬の見直しを現場が期待 ……………………………………………… 31
救急救命士の資格活用に活路を開く
　―病院内外でどのように働けるか― ………………………………………… 39
救急チームに臨床検査技師と薬剤師を配置 ……………………………………… 49
チーム医療で意見が対立！　その解決方法とは？ ……………………………… 56
「チーム医療」を実践しても教授選には関係ない？
　―組織マネジメント力をドラッカーと考える― …………………………… 65
チーム医療を推進する人材養成「初台モデル」………………………………… 72
病院薬剤師と調剤薬局の薬薬連携
　―患者にどういうメリットをもたらすのか― ……………………………… 82
創立メンバーから第三世代へバトンを渡すとき ………………………………… 92
"チーム東金"世界へ！ …………………………………………………………… 102
IPE の歴史，現状と課題 ………………………………………………………… 111
ヒエラルキーはどうしたらなくせるか
　―チーム医療に必要なことは「パートナーシップをどう築くか」にある― … 112
チームが成熟するときとは ……………………………………………………… 125
病院機能評価・JCI から見るチーム医療の評価とは ………………………… 126

付録

診療報酬
　―「チーム医療」に関わる主な算定項目― ………………………………… 230

おわりに ……………………………………………………………………………… 234

第1章

チーム医療の意義とチーム作りのポイント

チーム医療の意義とチーム作りのポイント

■ チームワークによる化学反応で現状を打破し，進化していく

「チーム医療」とは，医療における働く形の一つである．患者一人に対して，メディカルスタッフ（医師を含む医療専門職）が同じ目的や目標に向かって，連携しながら業務を行うことをいう．

医療におけるチームはフィールド（場）によって種類があり，チームメンバーとなる職種もそれぞれ異なる．主に，**表1**のようなチームが作られている．

チーム医療を考えるときには，まず「チームとは何か」をイメージしてみよう．

チームとは，同じ目的をもつ人の集まりである．その目的達成のために，メンバー一人ひとりが「自分のできること」を提案し，メンバーの力をどのようにうまく生かしていけばいいかを話し合う．そのときリーダーにはチームの目的を明確にし，メンバーが話し合う場を作り，それぞれの能力に応じてやりたいことを一つにまとめ上げていく＜力技＞が必要になる．

「チーム」のよさは，1人で作業や仕事をするより，はるかに視野が広く，知識や情報量が多くなり，アイデアが豊富に湧き上がってくることにある．マンパワーも充実し，多くの量をこなすことができる．能力が高いメンバーが集まれば，チームワークによって思いがけない化学反応が起こり，新しい物質ができあがるようなできごとも期待できる．行き詰まった現状を打破し，変革する（新しいものに変えていく）ことも

表1 フィールド別のチーム医療

①病院のチーム医療
・病院全体を一つのチームとみなすチーム医療 ・病棟のチーム医療 ・病院横断型で専門分野におけるチーム医療 ・科や部ごとのチーム医療 ・疾患別の病院横断型チーム医療 ・外来のチーム医療 ・診療所内のチーム医療
②地域連携におけるチーム医療
・病病連携，病診連携のチーム医療 ・病院と調剤保険薬局のチーム医療（薬薬連携） ・在宅のチーム医療
③社会のチーム医療
・患者会，大学や養成校，行政，政治，企業，メディアも，チームメンバーである．社会を構成する7つの分野が同じ目的のために協働することを「七位一体」という[*1]．

*1：がんフォーラム山梨ホームページ　http://www7b.biglobe.ne.jp/~gf-yamanashi/circle1.html

できるかもしれない．

　そのためには，チームメンバーの一人ひとりが共通の目的に向かって，高い意識をもたなければならない．まず自分の役割において，「この分野なら任せてほしい」と言い切れる専門性とスキルをもつ必要がある．チームメンバーの能力にバラツキがあると，低いレベルに合わせざるを得なくなり，能力の高い人はつらくなる．また，メンバーの役割が異なるからこそ，チームを組む必要性があるわけだが，異なる視点をもつメンバーが集まるので，役割や仕事内容は部分的に重なり合っていてもいい．

　チームが大きくなった場合は，リーダーのほかに，どうしてもリンク役が必要になる．マネジャー，コーディネーターとも呼ばれる存在だ．リーダーは俯瞰的にチームを目的に向かう軌道に乗せていき，リンク役が大人数のメンバー間を調整する．

　リーダーとリンク役が補完しあえると，チームはうまくいきやすい．

　だが，チームで動くことは，なかなか難しい．本当に難しい．筆者も実感した．

　経験した結果，チームを機能させるためには，＜いくつかのスキルや心得＞が必要になるとわかった．そして，チームはメンバーの成長とともに，階段を1段ずつ昇るように，ゆるやかに成熟していく．

■ どうして今，再び，チーム医療が求められているのか

　「チーム医療」は，決して新しいテーマではない．60代の病院長から「自分たちが現場にいた頃のチーム医療とは……」と話が出るほど古くからみられる．1970年代に「診療科と麻酔科が連携したことをチーム医療と呼んでいた」などと聞いている．

　メディカルスタッフ，および医療に関する研究者たちは，先行論文の内容を検索してから，新たなテーマを設定するだろう．私たちメディアも新聞や雑誌に記事を書くとき，必ず先行記事の内容を調べる．そこで，今回も医学中央雑誌検索と新聞記事横断検索をして，時系列で並べてみた（表2）．

　医学中央雑誌検索でわかるいちばん古い論文は82年で，26件出てきた．タイトルに「透析」「糖尿病」「精神科医療」「慢性疾患」「産婦人科」「熱傷」「チーム医療と麻酔科」とある．診療科ごと，あるいは疾患ごとのチーム医療がみられた．80年代の文献のいくつかを読んでみたが，「各職種の専門性を生かすチームワーク」[*2]など，核となる内容は，30年後の現在と同じである．だが当時のチーム医療は，まだまだ，医師が他職種に指示をするだけの形が根強く残っていたようだ．

　つまり，すでに80年代に，医師だけで一連の医療行為をしていくことに，限界を感じる人がいたということだろう．90年代，現場の医師や看護師が何人も過労死した．過労死は個人の自己管理の問題と言われがちだが，そうとは限らない．別途，「過労死」の取材を繰り返し，「過労死は社会のシステムエラーである」と弁護士を含めた複数の有識者の見解が一致している．つまり，医療現場の過労死もシステムエラーだったといえる．医療がクローズな世界だったので，同じ病院のスタッフがどういう能力をもち合わせ，どのくらい個人の犠牲が強いられているのか，気づかなかったようだ．専門に特化しすぎて，縦割りで仕事が進んでいたからだろう．

＊2：篠田知璋．チーム医療の必要性．看護学雑誌 1984；48（3）：329-32．

表2 チーム医療に関する論文・新聞記事の検索結果

年	論文数	新聞[*3]記事数	新聞記事のなかで「チーム医療」はどんな記事で出てきたか
1982	26	0	
83	16	0	
84	9	0	
85	24	2	
86	30	0	
87	30	5	
88	44	8	
89	40	6	
90	44	7	肝移植
91	48	14	
92	118	8	インフォームド・コンセント
93	86	34	医療崩壊,在宅医療
94	135	43	
95	187	51	
96	204	35	
97	297	56	
98	231	29	電子カルテ
99	541	72	患者中心の医療,介護
2000	654	57	医療事故
01	1,025	63	患者取り違え事故,乳がん
02	1,256	80	東京女子医大医療事故
03	2,036	66	がんのチーム医療
04	2,502	81	
05	2,959	98	薬剤師,乳がんのチーム医療
06	3,665	143	
07	4,645	142	がんのチーム医療
08	4,929	148	医療連携
09	6,030	82	地域医療
10	6,345	130	専門医,うつ
11	**7,222**	73	
12	5,714	101	天皇陛下手術,特定看護師

チーム医療に関する論文が増え始めたのは99〜00年にかけてで,医療機関に電子カルテが導入され始めたこと,医療事故の報道が増えてきたことが背景にある.その後,「がんの集学的治療」(外科・薬物・放射線療法などを組み合わせた治療法)や「地域連携」「在宅医療」の普及から,急激に増えていく.82年にはわずか26件だったが,11年には7,000件を超えた.

[*3]:朝日・読売・毎日・産経新聞.

時代が求める3つの理由

　近年，あらためて医療現場でチーム医療が求められている．理由は，大別して3点に整理できる．第1の理由は80年代と同じように「医師だけでは，病院医療に対応しきれなくなったこと」．これは①医療の技術が高度化し複雑になり，高い専門性が必要になった　②患者数が増え，高齢化した　③治療の選択肢が多くなり，患者の治療や療養に対するニーズが多様化してきた，などによる．

　①は，医師・看護師以外の職種が作られた歴史につながる．メディカルスタッフの専門性はとても高いが，専門職（スペシャリスト）であるがゆえ，目的を達成させるためには多職種が連携する必要が出てきた．

　②は医療費が定額払いとなったDPC制度（DPC：diagnosis procedure combination/PDPS：per-diem payment system）のもと，入院期間が短くなり，全体的にベッド回転率が2倍近くになっている．つまり，のべ患者数が増えている．そのうえ高齢者の患者が増えている．若年患者を治療するときとは違うプロセスが必要になり，医療必要度や看護必要度が高くなる．

　入院期間は00年当時の25日間[*4]から，現在の看護必要度7：1の要件では18日以内になった．さらに短い在院日数の急性期病院では14日程度と在院日数が半分近くになっている．しかし，医療の質は落とせないとすれば，これまでの仕事のやり方では，とうてい追いつくわけがない．疲弊感がつのるのは当たり前だ．

　③は，たとえば，がん患者は手術だけでなく，化学療法や放射線療法も選択肢に入る．抗がん剤や放射線の治療は入院に限らず外来通院でも受けることができる．そうなると，「仕事をしながら」「家族と家で暮らしながら」「趣味を続けながら」治療を受けたい人が出てくる．患者がそう希望しても，もはや医師だけでは実現できない．療養を支えるために，多くの職種のサポートが必要になる．

チーム医療は医療安全と，メディカルスタッフ活性化のキーワード

　第2の理由は，「医療安全の観点から，多職種による視点と専門性が不可欠であること」．前述したように，医療の技術が高度化し複雑になり，高い専門性が必要になり，医療機関では多角的な視点から安全性を確認する必要に迫られている．このため，院内横断的なチーム医療が発展してきた．

　そのとき，専門職のメンバーが集まっただけでは，チームは機能しない．WHO西太平洋地域事務局・患者安全専門官の種田憲一郎さんは「患者安全文化を醸成するためには『チームトレーニング』が不可欠である」と言い続けている．

　種田さんは08年，米国政府指定の指導者養成機関において日本人で初めてマスタートレーナーに認定され，以降チームワークスキル「チームSTEPPS®」を医療機関に導入する活動をしている（第2章事例1・亀田総合病院参照）．

　チーム医療におけるチームトレーニングの必要性をこう説明する．

　「米国では，99年の医療事故の報告書『人は誰でも間違える』に『医療界もチームと

*4：OECD Health Date 2010より．

してのトレーニングが必要』と明記されました．それまでのチーム医療は個々の経験によって行われ，協働できていませんでした．このため，多くの医療事故が起きていたのです．患者安全を推進するためには，協働の方法を体系的に学び，実践することが求められます」

米国では1995年から国防総省で，すでにメディカルスタッフ間のチームトレーニングに関する研究が始まっていた．先行して，航空業界ではチームトレーニングの普及が進んでいた．「航空機事故を分析した結果，操縦スキルではなく，そのほとんどはコミュニケーションの問題」とわかったからだ．その後，操縦スキルと同程度の時間をかけ，技術以外のスキルを学ぶトレーニングを義務づけたところ，定期便の事故が激減したそうだ．そこで，医療分野のチームトレーニングにも，航空業界，軍隊や原子力関連施設など，高度な信頼性を維持しなければならない組織の20年余りにわたるチームワークの研究が取り入れられた．

医療事故の多くはコミュニケーションの障害によって，チームが機能しないために起こっている．米国のJCAHO（医療施設合同認定機構．現在のJoint Commission）によると，95～05年の間に報告された3,500件余りの事故の根本原因のほとんどがコミュニケーションをはじめとするチームワークの課題であることが指摘されている[*5]．国防総省と保健福祉省米国医療研究品質局が連携し，05年，科学的エビデンスに基づいた「チームSTEPPS®」ができ上がった．

種田さんは「チームSTEPPS®」のエビデンスの一つである「看護師の退職率が低下する」に注目して，こう助言する．

「急性期病院のメディカルスタッフはもう疲労困憊状態です．働きやすい職場作りのためにも，このチームワークトレーニングは必要です」

第3の理由は，「職種間のヒエラルキーがフラットな形になること」．これはメディカルスタッフが，チーム医療にとても期待していることだ．

長きにわたって，多くの医療現場では医師と看護師で医療を進めてきた．しかも，医師を頂点にしたヒエラルキーのもと，が大前提だった．メディカルスタッフはそれぞれの身分法[*6]に，「医師または歯科医師の指示のもとに業務を行う」と定められているからだ．

だが，現代のチーム医療では，それぞれのメディカルスタッフが「医師のパートナー的な存在」として，専門知識やスキルを補完する動きが求められる．これは，メディカルスタッフがそれぞれの専門性とスキルを十分発揮していくチャンスでもある．「チームになることで，お互いを生かし，相乗効果を生み出している状況をチーム医療と呼ぶ」と筆者は考える．「人が複数集まっただけではチームではなく，それはグループにすぎない」と，本書に収載した事例を取材したときに学んだ．

つまり，前述の3点の必要性から考えると，真のチーム医療とは「メンバーの専門的能力をうまく引き出し，生かせる形」であり，それこそが成功する最大の秘訣とい

[*5]：種田憲一郎．医療安全のためのチームワークシステム〈4回シリーズ〉チーム医療とは何ですか？―エビデンスに基づいたチームトレーニング：チームSTEPPS―第1回 なぜチームトレーニングが必要か：チームSTEPPSの開発と普及．med forum CHUGAI 2012；16（1）：2-13．

[*6]：身分法とは，看護師・保健師・助産師に対する「保健師助産師看護師法（通称：保助看法）」や診療放射線技師に対する「診療放射線技師法」，理学療法士や作業療法士に対する「理学療法士及び作業療法士法」などのことである．

える.

　これまでの医療で，医師以外の職種(国家資格者，つまり社会の財産ともいえる)をうまく使えなかったことは"宝の持ち腐れ"だった.

　さらに近年，チーム医療が再び求められている背景に「医療のフィールドが1つの医療機関だけにとどまらず，広がったこと」もあげられる．超急性期病院から急性期病院や回復期病院，在宅医療へと，医療が機能別に実施されるようになった．場のニーズに合ったチームが作られている．

　10年度の診療報酬改定で，厚生労働省(以下，厚労省)はチーム医療について「『医療の質を高める』とともに，『勤務医の業務負担削減策』として」導入を促進した．だが，チーム医療では多職種が意見をすり合わせていくため，情報を共有するカンファレンス，電子カルテの記録作成に時間が取られる．会議では，職種ごとに独特の言語・教育・文化があるため，考え方に差異がみられ，意見の衝突(コンフリクト)がたびたび起こる．チームが発足してすぐの時期は業務負担感が増し，「自分一人でやったほうが，どれだけ早く終わるか」と思ってしまうこともあるだろう．筆者も疑似体験して，そう実感した．「業務の効率化」や「医師の業務負担の軽減」は，チームがうまく機能したときの結果にすぎない．

　だが，チーム医療は，その機能が成熟していけば，「医療安全」や「メディカルスタッフ活性化」のキーワードになる．

外科医が過剰業務で行き詰まり，チーム医療を構築するまで

　それでは，どうしたら「医療の質を高める」とともに，「業務の効率化」や「医師の業務負担の軽減」という結果を導き出すことができるか．

　これまで取材してきたなかで，それらを見事に達成していたチームがいくつかあった．まず，ある外科医の例を紹介しよう．

　広島市立安佐市民病院(広島県，527床)外科部長(乳腺内分泌外科)の村上茂さんは，九州がんセンターと広島大学病院で2度，業務量と精神的ストレスから限界を感じてしまった．そのつらい時期に学んだことは，次の3点だった．

　①仕事量は自分で調節しなければならない
　②誰も自分の労働環境を整備してくれない
　③人の評価ばかり気にしてもきりがない

　村上医師はこう言う．

　「医師一人で良質の診療はできません．しかも，自分だけでできる仕事量には限界があります．それを超えると，仕事のクオリティが一気に低下していくものです．そこで，乳腺外科における全部の業務を書き出し，乳腺腫瘍外科医として自分にしかできないこと，他科の医師や他職種でもできることを振り分けました」

　広島大学病院勤務時，医局の壁や職種間の対立を壊して，垣根の低い多職種連携チーム医療の基盤作りに尽力した．ブレストチームを発足させ，患者情報を共有化して問題点に迅速に対応するだけでなく，毎月，他科のメディカルスタッフとミーティングや勉強会の時間をもった．外科を臓器別に再編し，標準的治療方針作成にも関与

した．広島大学病院の臨床力の向上は，すなわち広島県の臨床力向上につながった．

　だが，大学病院で働く者の使命は臨床だけではない．教育や研究にも携わらなくてはならない．村上医師は日常で行き詰まってしまった．大学病院勤務の医師にとっては，共通の悩みだろう．

　心機一転して赴任した広島市立安佐市民病院は，広島県北西部の地域がん診療拠点病院だった．同じ地域に病院は5施設あるが，乳腺認定医は2人，乳腺専門医は村上医師だけだった．

　同病院における乳腺内分泌外科の業務は，▷二次精密検査 ▷良性の乳腺腫瘍フォローアップ（乳腺症，乳腺線維腺腫など）▷周術期治療 ▷術後フォローアップ ▷内分泌療法 ▷化学療法 ▷抗体療法 ▷再発乳がん治療 ▷緩和医療 ▷甲状腺疾患診断治療の10種類だった．しかも，外来は初診と再診を合わせて1時間に10人の予約が設定してあった．赴任当初は前任者が予約を入れた患者を順に診ていったが，外来が終わるのが夜8時になってしまい，待ち時間の長さで苦情の嵐となった．

　そこで，村上医師は10種類の業務から，自分以外にもできる仕事は他の人にお願いすることにした．まず，良性の乳腺腫瘍フォローアップを地域の病院に依頼した．良性腫瘍は途中で悪性に変わることはない．だが，検診で良性と言われても100％間違いないとは言い切れないのが実状である．定期的にリスク管理をしなければならない．お願いした地域病院は，マンモグラフィーとエコー検査が可能で，大学病院と遜色ない診療の実力がある．地域病院側も特色ある医療という点で受諾した．約2年間で578人を紹介することができた．村上医師はビジネスマナーとして，「双方win-winの関係」を心がける．

　次に，術後治療や再発患者のなかで，長期的に予後が良好な患者のトラスツズマブ（ハーセプチン®）投与を他施設と連携した．トラスツズマブはがん細胞の増殖を阻害する分子標的薬で，がん細胞の表面の蛋白質（HER2）だけに作用する．乳がん患者の2〜3割が，この薬の適応になる．主な副作用は，発熱，頭痛，悪寒，倦怠感だが，患者のなかには心臓機能の低下や呼吸器障害がみられることもある．そこで，村上医師は実力で信頼を寄せていて，心臓の超音波検査ができる循環器系のクリニックでフォローしてもらうことにした．約2年間で20人を紹介した．

業務絞り込みで外来受診者3割減，でも収入増に

　院内でも，悪性が疑われる患者の二次精密検査の超音波診断を4人の女性臨床検査技師に担当してもらった．臨床検査技師には，それぞれ頸動脈や心臓，腹部の超音波の経験はあったが，乳房はなかった．そこで，まず臨床検査技師は検査部で勉強を重ね，3か月後から外来に出た．村上医師がカンファレンスにも出席するよう依頼したため，業務時間外でも出る．副技師長の森田益子さんは言う．

　「カンファレンスでは画像の説明もしていくため，スキルアップにつながっています．乳腺超音波に関する学会や研究会に積極的に参加するようになりました」

　このように臨床検査技師が外来で超音波検査をするようになり，村上医師は患者を診察する時間が長くとれるようになった．チームの診療能力の向上にもつながった．

さらに，化学療法はがん薬物療法専門医に，甲状腺疾患の診断・治療は耳鼻科医にお願いした．術後フォローアップのCTと骨シンチ検査は，乳がんの場合は「予後を改善しない」というエビデンスがあり，ガイドラインでも推奨されていないので中止した．

その結果，村上医師の業務は，▷周術期治療 ▷再発乳がん治療 ▷内分泌療法 ▷緩和医療の4つに絞り込まれた．外来の人数は1時間に6人になった．外来受診者数は約3割減少，乳腺良性患者は約9割減少し，外来売上高は約4割減少した．ここまで外来の収入が減ったので，当然，上司からは説明を求められたという．

だが，時間に余裕ができ，その分，村上医師が最も得意な乳がんの手術に当てられるようになった．12年にはDPC制度で，赴任前の2倍にあたる4,300万円の収入をあげることができた．

今は，さらに，乳がんの手術数を増やせるよう乳がん地域連携パスを導入し，地域のかかりつけ医に術後のフォローアップ（ホルモン剤の処方，血液検査など）を依頼する仕組みを構築している．患者にとっても通院の負担がなく，切れ目のない診療ができる．がん診療拠点病院としての地域連携も可能となる．

村上医師の取り組みは，病院の考え方によっては，実験的ではある．だが，チーム医療や地域医療の観点から見れば，お互いの専門性や得意なスキルを生かし，実力の底上げになる．きわめて，チーム医療の概念にかなっている．

各職種が専門性を発揮し，効率的なチームを作るには

「業務の効率化」や「医師の業務負担軽減」を達成していたチームの考え方には，次のような3つの共通点を見出した．

①各職種の業務を専門に特化させる
②医学的知識を教育で付加し，各職種の視点で判断させる
③システム化して通常業務に入れてしまう

システム化するということは，同じ職種のあるレベル以上の教育基盤と経験値があれば，誰がやっても一定の結果を出せるような組織の体制をいう．

たとえば，近森病院（高知県，452床）院長の近森正幸さんの発想は企業の経営者と同じで，「病院で雇用する各職種の能力を，いかに現場でうまく生かし，売り上げをあげるか」を追求していた．スタッフも得意なことを任されるので，やる気になり活性化する．現場スタッフの表情が生き生きとしているのが印象的だった．このやり方を続けて，数々のアウトカムを出してきた（第2章事例4・近森病院参照）．

近森院長は20年以上のチーム医療実践の経験から，その目的を「メディカルスタッフの専門性を高めることで，医療の質を向上させ，労働生産性を上げること」と言う．労働生産性とは，スタッフ1人当たりがどれだけの付加価値を生み出すかである．

近森院長は「チーム作りのポイント」として，前述の3つの共通点について，次のように詳しく話す．

図1 情報共有の仕方でチーム医療を分類

もたれあい型—重なりの大きいタイプ

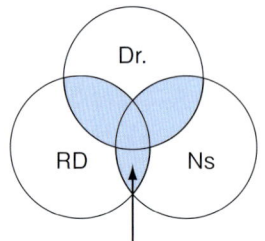

医師にもたれてすり合わせして情報を共有

- 多職種がカンファレンスですり合わせして情報を共有するため，チーム医療の質は高いが処理能力には限りがある．
- リスクの高い，数少ない患者に対する質の高いチーム医療に適している．
- ER〜手術室，心カテ室〜ICUでの医師中心の根本治療に対応するチーム医療が主体になる．

レゴ®型—重なりの小さいタイプ

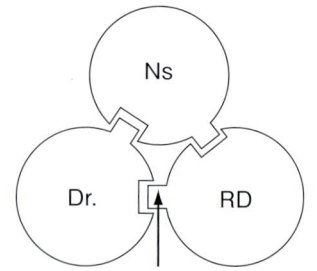

レゴ®ブロック同士が情報交換のみで情報を共有

- 電子カルテによる情報交換で情報を共有し，業務の標準化で質を保ち，多くの患者を処理できる．
- リスクの低い，数多くの患者に対する効率的なチーム医療に適している．
- 一般病棟での多職種による患者の状態をよくするチーム医療が主体になる．

RD：Registered Dietitiau；管理栄養士

（資料提供：近森正幸氏）

1. チーム医療では，各職種の業務を絞り込む

これまで，「医師は医師の業務を行う」といわれていた．だが，近森院長は一歩進めて，「医師にしかできないことをする」「薬剤師にしかできないことをする」と言う．専門性やスキルを発揮できるように役割を明確にする．

2. メディカルスタッフ各職種に「医療人の常識（医療用語の共通理解，検査値の読み方，画像検査の読み方，病態理解など）」の知識を付加し，それぞれ専門職の視点で，アプローチする

特に病棟ではベッドサイドで患者を診るため，医師以外の職種にも「医療人の常識」を徹底的に教え込む．そのうえで，医師の医学的なアプローチだけでなく，多職種がそれぞれの視点で患者を診て判断し介入する．

3. 業務を標準化して，ルーティン（繰り返しの単純作業）に落とし込む

医師以外の専門職の業務を標準化してルーティンにすることで，業務が効率化し，トラブルが少なくなる．

近森院長は，チーム医療を情報共有の仕方で，次の2つのタイプに分ける（図1）．
①もたれあい型：情報共有の重なりが大きいタイプ

②レゴ®型：情報共有の重なりが小さいタイプ

①は医師中心のチーム医療．カンファレンスで，多職種が医師にもたれて（医師に情報を集約して）すり合わせをして情報を共有する．ERから手術室，心臓カテーテル室からICUなど，リスクの高い患者に対して，医師が根本的な治療をするときに行う．医療の質は高くなるが，処理能力には限りがある．

②の「レゴ®」とはおもちゃのレゴ®ブロックから取った呼称．医師以外の多職種によるチーム医療．電子カルテや直接的なコミュニケーションによって情報を共有する．リスクの低い患者に，効率的な医療を実践する．業務の標準化によって質を保ち，多くの患者に対応できる．

この2つのタイプは，「心臓手術後1日目と2日目はもたれあい型のチーム医療．3日目以降はレゴ®型で対応する」などと，シームレスに連動していくという．

この近森院長の考え方は，「病院の機能（急性期，慢性期，療養など）や病床数規模には左右されることなく取り入れることができる」と現場のメディカルスタッフは口を揃える．つまり，メディカルスタッフに医学的教育を付加し，「個々をいかに生かすか」という話だからである．ある地域の中規模病院の院長は「チーム医療は病床数規模ではなく，『目的意識とそれに対する信念をもつリーダーの存在に依る』と話していた．病院の機能別，疾病別に必要な自律した人材を育てることが，チーム医療では要となる．

ただし，「優秀なメディカルスタッフを育てたら，今度は人材が流出しないように病院側もマグネットホスピタル的要素（職場環境や賃金など）を整備しなければなりませんね」と高崎健康福祉大学准教授の児玉直樹さんは助言する．いずれにしても，優秀な人材が育成されて，日本の病院全体のレベルアップにつながることを期待する．

■ チームは年単位でゆるやかに進化する

今回，本書を執筆する過程で，いくつかの病院のチーム医療における「チームビルディング」を時系列で追ってみたところ，うまく機能しているチームは年単位でゆるやかに成熟し，進化していることがわかった．前述の近森院長の取材時，この話をしたところ，近森病院では次のようにチームが変遷したという．

Ver.1：医師の指示のもと，メディカルスタッフが各部署だけで業務を行う．医師は多忙で，診断と治療行為を行っている．
Ver.2：メディカルスタッフが増え，病棟で働きだす．半自律（自律：独立してそれぞれの視点で患者を診て判断する）・半自動（自動：その判断に基づいて独自に介入する）だが，カンファレンスですり合わせをして情報を共有するため，チームが回り始めて看護師の業務が軽減される．
Ver.3：さまざまなメディカルスタッフが増え，病棟に常駐する．専門職は自律・自動し，電子カルテなどで情報を共有し，医師・看護師はコア業務に特化できるようになる．専門職が生き生きと働きだす．

このVer.1〜3の違いは，①どこで働いているか ②どのように働くか ③どんなふうに情報共有するかにある．今後，チーム医療を実施していくために，病棟に各職種を配置していく傾向が強まるだろう．チーム医療では同じ場と時間を共有してこそ，情報が正確に伝わるからだ．

　そこで，著者がこれまで全国の病院のチーム医療の取材を通して，①②③を中心に，どのような紆余曲折を経てチームが進化してきたか，丁寧に聞き取った結果，著者が気づいた「チームを成功に導く10の共通点」を心得として第2章で提案する．

　第3章では「チーム医療を実施するための卒前教育の実際」を，第4章では「チーム医療はどのように評価できるか」を取り上げ，事例を紹介する．

　さらに第5章では，業務負担感なく効率的にチーム医療を実践できるよう，どのように病棟スタッフの人員を増やすことができるか，いくつかのデータを紹介しながら，「人件費が増えても，人件費率を上げない方策」について，提案したい．あわせて，「患者はどんなことをチーム医療に期待し，どうしたら参画できるか」についても考察する．

第2章

チーム医療を成功させる10か条
―現場に学ぶチームメンバーの心得―

心得① チームの方向性やビジョン（あるべき姿）を明確にし，メンバーに徹底させよう……14

心得② チームメンバーの専門性やスキルについて明確に知ろう……15

心得③ メンバー同士のコミュニケーションスキルを高めよう
- 事例1　亀田総合病院（総合周産期母子医療センター）……16

心得④ メンバー同士の相互理解を深め，信頼感を高めよう
- 事例2　公立陶生病院（呼吸療法サポートチーム）……24
- 事例3　川崎幸病院（救急医療チーム）……32

心得⑤ メンバーに裁量権をもたせ，最初の判断を任せよう
- 事例4　近森病院（栄養サポートチーム）……40

心得⑥ 現場 vs チームにならないようにしよう
- 事例5　新潟大学医歯学総合病院（感染防止対策チーム）……50

心得⑦ 院内にチームの存在意義を認めてもらおう
- 事例6　岩手医科大学附属病院（乳腺外科チーム）……58

心得⑧ 院内のスタッフ教育を充実させ，組織全体のレベルアップを図ろう
- 事例7　初台リハビリテーション病院……66

心得⑨ 地域の診療所と連携を図り，地域医療に貢献しよう
- 事例8　岩手県立胆沢病院（医科歯科連携）……74
- 事例9　千葉県 ACT-J（精神疾患チーム）……84

心得⑩ チーム医療を ICT で変えよう
- 事例10　千葉県立東金病院（糖尿病チーム）……94

> 病院にチームが発足しても，それを「有機的に動かしたり，継続させていったりすることが難しい」と現場のスタッフからよく聞く．そこで，チームがどのように進化し成熟していくか，「チームビルディング」に焦点を当てた．全国10病院の特徴と共通点を「知っておきたい心得」として紹介する．特に【心得1】と【心得2】は，＜チームアプローチの基盤＞といえる．ところが，チーム医療のシンポジウム等を開くと，いつも話はここに戻る．つまり，成功するかどうかの原点はここにあるといってよい．

心得 ① チームの方向性やビジョン（あるべき姿）を明確にし，メンバーに徹底させよう

チーム医療が機能している病院では，病院やチームの方向性，大切にしていることについて聞くと，職種を問わず驚くほど，同じ答えが返ってくる．院内やチームメンバー間で，共通認識が根づいているからだ．

①このチームは何のために（何を目的に）稼働するのか
②どんなアウトカムを期待するのか
③そのためには，いつ何をしたらいいのか
④そのとき，大切にしたいことは何か

人は思いのほか忘れやすいので，この4点を，折に触れて何度も何度もメンバー間で確認しあったほうがよい．チーム医療が機能していない病院の話を聞くと，ゴールが①のように何のために（目的）と決まっているにも関わらず，その手前の「チームで活動すること」に設定されていて，そこで息切れしてしまっている．次のアクションに結びつかず，「これ以上はできない」という悲鳴が聞こえる．

②のアウトカムは先行する論文を参考に，やってみたいこと，課題となっていることをあげてみたらどうか．多職種で話し合うことで，アウトカムのテーマの幅が大きく広がり，楽しさが倍増するだろう．

③の「いつ何をしたらいいのか」のスケジュールやプランは会議などで複数が集まり，話し合いながら立てていくと，一人が負荷を背負わずに済む．

④の「チームで動くときに大切にしたいこと」は，2病院の例を紹介する．初台リハビリテーション病院では，「業務で迷ったり，職種間で意見が対立したりしたとき，病院の基本理念の一つ『人間の尊厳の保持』を思い出す」というスタッフが多かった．これには「患者さんにとって，何が大事なのか」という意味が込められている．このカードを名札の裏に入れて常備し，何かあるとそれを取り出し，考え直すのが習慣という．

亀田総合病院の場合は，徹底的に患者（顧客）のニーズに応えるという病院のスローガン「Always Say Yes」を話のなかに織り混ぜるスタッフが多かった．その通り，どの方もお忙しいにも関わらずいつも笑顔で取材に応じてくださった．

心得 2　チームメンバーの専門性やスキルについて明確に知ろう

　メディカルスタッフは，「職業教育」として学生時代から特定の国家資格を取得するための知識や技能を学ぶ．卒業後も卒後教育（「生涯教育」ともいう）を受けながら，専門職の特徴と強みである専門性とスキルをさらに高める．チーム医療では，チームメンバーの専門性を補うために連携していくので，<u>専門職としての能力が高くなければチームに貢献できない</u>．

　さらに，チームではメンバー同士の専門性やスキルを明確に知っておく必要がある．

　前著『がん闘病とコメディカル』（講談社）を書き終えて気づいたことは，病院では「チーム医療を実践しています」と公表していても，メンバー同士お互いの具体的な役割や仕事内容を知らない人が実はとても多かった．薬剤師は薬のこと，診療放射線技師は放射線のことに詳しい，というだけではあまりにも漠然としていてリスクが高く，とてもチームは組めないはずである．

　私はサッカーの取材をしていたこともある．サッカーで「FW はシュートして点を取る人，DF は攻撃選手の動きを封じ込めて自陣を守る人」という認識程度では，チームメイトは絶対にその選手にパスを出さない．

　そう考えると，形だけのチーム医療にすぎなかった病院もあったのではないか．患者の立場から言えば，偶然（病気に）勝ってきたチームに自分や家族の体を預ける気持ちにはなれない．ぜひ，チームメンバーの役割や仕事内容に大きく関心をもってほしい．こんな取り組みをしている病院を紹介しよう．

　浅井病院（千葉県，461 床）では，チーム医療を円滑に進めるため，「院内研修」を実施したことがある．1 か月半，各部署の代表が 9 つの部署（外来，病棟，看護部，薬剤部，栄養科，放射線科，理学療法室，心理室，医事科）を見学した．半日～1 日，他部署の仕事を見ることで，他職種の役割や仕事内容をあらためて知ることができたという．得られた情報を持ち帰り，部署内で共有したところ，他職種から学ぶことは多かったそうだ．

　たとえば，外来看護師は薬剤部の見学後，「内視鏡検査時，患者への説明が不十分だった」と気づいた．患者によっては，外来後，薬剤部で同じ内容の質問をして不安を解消している様子を見たからだ．また，栄養科は病院食の配膳間違い対策を検討していた．そんなとき薬剤部を見学し，薬剤師の調剤のダブルチェックの方法を病院食の配膳時に取り入れたそうだ．

　薬剤部長で，チーム医療推進特別委員会委員の松田公子さんはこう言う．

　「意外に，隣の部署の様子や業務内容を知らなかったことを自覚しました．その後は，病院内のさまざまな課題に対して，どの部署が抱えるか押し付け合うのではなく，協働で実施していきましょうという考え方ができるようになりました」

　最初は「難しいかもしれない」と思ったことでも，工夫して乗り越えられるだけのチーム力が養えたという．松田薬剤部長は「チーム医療を実践するためには，各職種の高い専門性とスキルが前提になる．チームはそのうえで初めて成立する」とも強調している．

心得 ③ メンバー同士のコミュニケーションスキルを高めよう

事例 1 医療の質と安全をシステムで高める

亀田総合病院　総合周産期母子医療センター

> 病院で働くさまざまな職種には，独自の言葉・教育・文化がある．それは地続きのヨーロッパ大陸に国々が集まる「EUのようなもの」．日頃から，お互いに思っていることを，できるだけ言葉に出していかなければ到底わかりあえない．亀田総合病院では，米国生まれの「チームSTEPPS®」というルールを院内に導入した．現場がどのように変わったか，新しい取り組みを導入するときには，どのようにしたらうまくいくか紹介する．

　医療現場では，「想定外の事態」が日常的に起こる．そのとき，チームワークで安全と質の高さを守り切れるだろうか．米国では「医療事故の根本原因のほとんどはチームワークに課題がある」とわかり，チーム医療の実践に役立つ「チームSTEPPS®」*が盛んに導入されている．日本でもいくつかの医療機関が取り組む．

　「チームSTEPPS®(Team Strategies and Tools to Enhance Performance and Patient Safety)」とは，チーム医療を実践するときに必要な4つのスキル(①リーダーシップ　②状況モニター　③相互支援　④コミュニケーション)において，個々のパフォーマンスを改善していくためのルールを集めたものだ．2006年，医療安全の向上を目的に米国で開発された．米国内の24の医療機関で試験的に導入したところ，さまざまな効果が明らかになった．

　亀田総合病院(千葉県鴨川市，925床)では，09年10月から「チームSTEPPS®」に取り組む．病院全体に導入するに当たって，まず，「総合周産期母子医療センター」をモデル病棟とした．総合周産期母子医療センターには，▷母体・胎児集中管理室(MFICU)　▷新生児集中管理室(NICU)　▷LDR室　▷発育支援室(GCU)などがあり，母体・胎児・新生児の異常に対して高度専門医療・救急医療をする．そのためには，産科・小児科・小児外科を中心に関連する診療各科のメディカルスタッフが緊密な連携を取らなければならない．

　医師でセンター長の鈴木真さんは，導入した当時をこう振り返る．

　「チームSTEPPS®は，これまで皆が実践してきたことも多く，決して新しい考え方ではない．でも，医療は常に予測通りにいかないもの．みんなが同じ方向を向いてやっていくためには，共通認識を基盤にすることが重要になると取り組みました」

■ ルールを導入すると，医療現場はどう変わるか

　総合周産期母子医療センターでは，チームSTEPPS®から，たとえば次のような

＊：チームSTEPPS®
　AHRQ　http://teamstepps.ahrq.gov/
　DoD　http://health.mil/dodpatientsafety/productsandservices/teamsteps/tstrainingmaterials.aspx

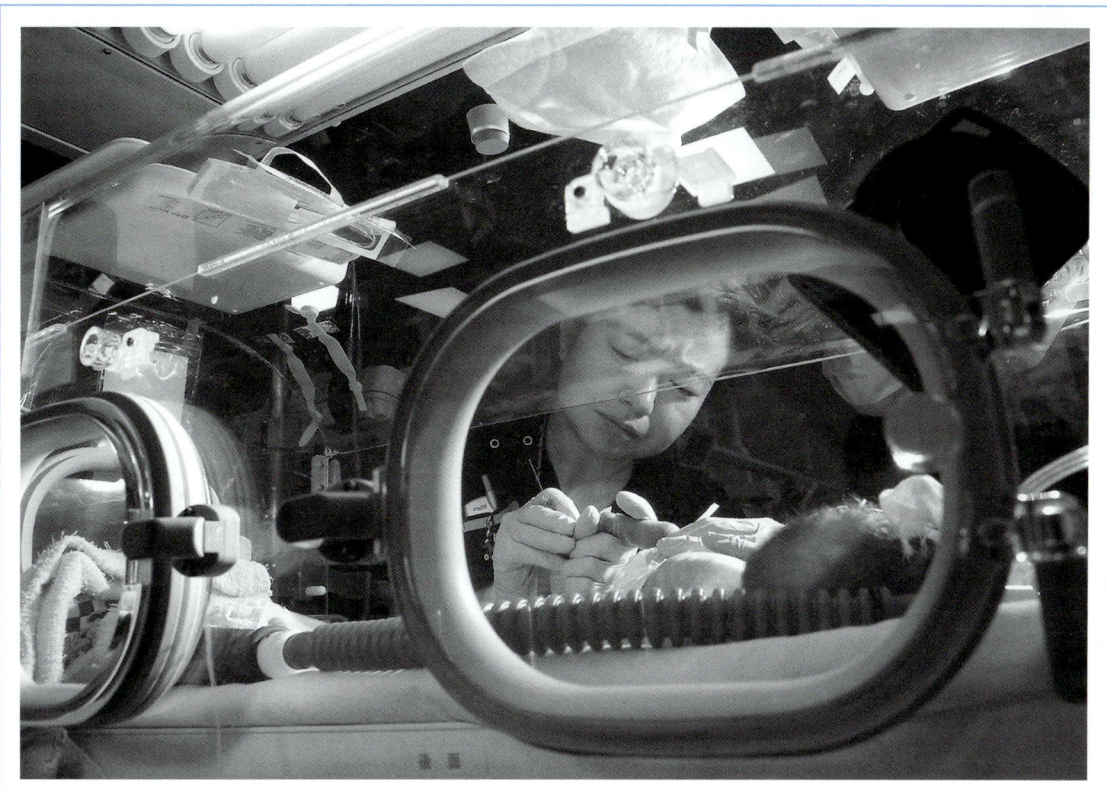
NICUで新生児の治療をする医師

ルールを取り入れた.

① **SBAR(エスバー)**:緊急時のコミュニケーション法.患者の状態について伝えるとき,次の4点に留意することで情報が明確になる.
  1. Situation(状況):患者に何が起こっているか
  2. Background(背景):その病態の背景や経緯はどうか
  3. Assessment(評価):問題は何か
  4. Recommendation(提案と依頼):問題を解決するためには,どうしたらよいか,どうしてほしいか

例)患者の状況が変わり,即座の対応を必要とするため,看護師から医師に重要な情報を「SBAR」を用いて伝達する場合

S:私は110号室の○○さんの件で電話をしました.彼女は呼吸困難の状態にあります.
B:彼女は45歳,女性.2日前に大腿静脈バイパス術を行った患者です.彼女は急な呼吸困難の状態です.酸素を毎分2リットルで流していますが,O_2Sat(血中の酸素飽和度)75,呼吸数32で腹式,意識は不明瞭です.BP(血圧)

> 140/80，HR（心拍数）130，発汗しています．
> A：肺血栓症の合併かどうかはわかりませんが，彼女の状態は緊急です．
> R：今すぐ来てください．先生が来るまでに，しておくことや準備しておくことがあれば指示してください．

　伝えるときのポイントは，自分は何を心配して，相手にどういったアクションを取ってもらいたいかを明確にすること．SBAR の効果について，NICU 看護師長の阿部征子さんは「特に夜中の異変時，看護師が医師に電話するとき『SBAR にのっとって説明させて頂きます』と話し始めると，確実に伝えられ，医師にも受け入れてもらいやすくなります」と言う．

　② 2 回挑戦ルール：自分の言葉が相手にうまく伝わらなかったとき，患者のために必要なことであれば，少なくとも 2 回ははっきりと表明すること．2 回チャレンジすることが，あなたの責任となる．

> 例）患者の血圧が下がった．このまま放置できないので医師に連絡する場合
>
> 看護師：「先生，この患者さんですが……」
> 医師：「今，忙しいから」（患者の様子が見えていない）
> 看護師：「先生，緊急です！　患者さんの血圧が下がっています」（大きな声で言う）

　このようなルールにしておけば，2 回目の言葉で聞いてもらうことができる．言われた人も一度，手を止めなければならない．

　③ コールアウト：重要なとき，危機的な状況のとき，メンバー全員に伝わるよう声を出して確認すること．
　総合周産期母子医療センターでは，緊急対応時，メンバーが自分の次の行動を声に出すようになった．その結果，全員がお互いの動きを把握できるようになり，作業が重なったり抜けが起こったりしなくなったという．
　助産師歴 9 年目の福留聡子さんは，「導入前は"あうんの呼吸"と言えば聞こえはいいですが，各自，憶測で行動することもありました．今では，積極的に声を出すことで，チーム全体が方向づけや意思統一を明確に図れるようになりました」と言う．
　つまり，それぞれのメンバーが十分注意していたとはいえ，これまで事故がなかったのは「偶然」だったかもしれない．「ヒヤリハットがなかったとは言い切れない」と話す医師もいた．

　④ デブリーフィング：短時間の反省会．術後や検査後，チームのパフォーマンスと有効性について関わったメンバーがそれぞれの視点で振り返る非公式な打ち合わせ，情報交換．

院内コミュニケーション改善のために

SBARの普及 Situational briefing	緊急時のコミュニケーション（状況・背景・評価・推奨） 「〇〇が起こっているから、〇〇をしてほしい」自分は何を心配して相手にどういったアクションを起こしてもらいたいのか明確にすること。
二回挑戦ルール	うまく伝わらなかったとき、違った方法で情報伝達すること。 薬剤で「こんなに多い量でいいのか？本当に連日投与で間違っていない？この患者に使っていいのか？通常は〇mgですが」など
タイムアウト・ブリーフィング	手術や侵襲のある処置の前に、関係者全員で手を止め確認。 複数の書類や手がかりで確認を行う。同時に予測されるリスクや危険なことが起こったときの対応方法の周知も同時に行う。
デブリーフィング 事後省察	術後や検査後、関わったメンバーで短時間の反省会を行う。 チームの観点でうまくいかなかった点を抽出し、次に役立つ言葉を残す。
短時間でわかりやすく教える	院内のコミュニケーションは「教える」「教わる」関係で行われる。 相手の理解度や能力を推察し、必要に応じて短時間で教育的な言い方で伝える。どんなリスクがあるのか、どんな間違いが起こりやすいのかを含める。
わからないことを尋ねる	わからないことがすぐに聞ける雰囲気を作り上げる。 これだけで、多くのエラーは予防できる。さらに確認のプロセスは、『メモ』『復唱』を遵守する。「わからないことは聞いてください」と質問を促す。
導入の言葉	「忙しいのにすみません」「いま相談して大丈夫ですか？」
感謝	コミュニケーションを取るのに行動を起こすには多大な労力を伴うことを自覚し、相手に感謝の言葉を述べる。「ありがとう」

2010.12 医療安全管理室　出典：患者安全推進ジャーナル

NICUで使っているコミュニケーション・ツール。医療安全管理室が作成し、いつでも持ち運べるように、クリアケースに入れて置いてある

　以前は、緊急時に考えの食い違いが起こると、分娩が問題なく終わっても「あいつは何を考えているのかわからない」と、なりがちだったという。だが、「デブリーフィング」によって、「医師と助産師が立場の壁を越えて話し合えるようになったことが最大の収穫」と鈴木センター長は言う。

　「反省会のときに、誰が悪かったではなく、何が悪かったと課題解決に向けた話し合いができるようになりました。『あのとき、もう少しこうすればよかった』『今度、こうしてもらえれば、こちらでもこんなことができる』と言い合う。メンバー個々が自立し、チームが成熟していることを感じます」

　チームワークが改善しただけではなく、このほかにも効果はあった。当時、看護管理部の教育担当だった渡辺八重子さん（現在は鉄蕉館亀田医療大学講師）が「チームSTEPPS®」導入の前後半年、計1年間の経過を追ったところ、次のような変化が認められた。

* インシデント報告数の増加：患者に対する影響度が低い"ヒヤリハット"が積極的に報告されるようになり、むしろ導入後のほうが数は増えた。医療安全への意識が高まったからだ。
* 患者影響度レベルの高い事故の減少、インシデント関連の負のアウトカムと経済的負担の減少：導入後はインシデント発生時の「予定外の治療」や「入院日数の延長」が減った。予定外の治療費用（検査・投薬・処置・手術などの技術料、治療材料など）や入院延長に伴う費用（室料、賠償金、雑費）は74%減、約100万円の減少だった。
* 看護師の離職率の低下：導入前2年間は助産師の退職者が07年5人、08年9人と他病棟に比べて多かった。導入後は09年2人、10年3人と減った。

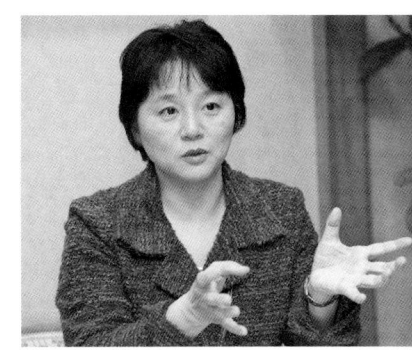

渡辺八重子さん

その後,辞めた助産師はいない.助産師から「『辞めたい』という声を聞かなくなった」「働きやすくなった」と言われた.

渡辺さんは「特に看護師は,チームの調整役と患者の権利の擁護を担う場面が増えてくる.そんなとき,他職種とのトラブルを多く抱えがちになるので,このようなスキルをぜひ身に着けてほしい」と期待する.

組織で新しいことをするときは変革の8ステップで進める

同院で「チームSTEPPS®」を導入したきっかけは,渡辺さんが08年夏,米国プロビデンス病院(ワシントンD.C.)の研修で学んだことからだった.

渡辺さんは,「チームSTEPPS®」を学んだときの衝撃を,こう振り返る.

「医療の現場には優秀な人材が集まっているのに,どうしてコミュニケーションのトラブルが起こるんだろう,と思っていました.しかも,それが引き金となって人間関係が悪くなったり,やる気をなくして退職したりすることもある.そんなとき,チームSTEPPS®を学び,『私たちに必要なのは,これかもしれない』と直感しました」

帰国後すぐ病院内で「チームSTEPPS®」について話した.周囲からは「とてもいいアイデア!」と賛同を得たものの「看護部だけでなく,診療部を巻き込んだほうがいい」と助言を受けた.そこで,病院のメディカルディレクターで,当時,医療安全管理室の室長だった医師の夏目隆史さん(現在はメディカルディレクター兼品質管理部部長)に話して,推進役の一人になってもらった.夏目医師はこう言う.

「組織の品質管理と医療安全は両輪の関係です.そのためには,チーム医療を徹底していく必要がある.そのとき,これらのスキルを用いればコミュニケーションのズレが起こらなくなると考えました」

院長の亀田信介さんも「これは,病院のチーム医療を推進する道具となる,すばらしいものだ」と賛同し,病院全体で導入することになった.

「チームSTEPPS®」には,病院など人数の多い組織に導入するときの戦略が用意されている.ハーバード大学ビジネススクールのジョン・コッター教授が提唱する「企業変革の8つのステップ」だ.

Step 1. 現状に対する危機意識を高め,全体で共有する
2. 変革プロジェクトを推進する,強力なチームを作る
3. 明確な変革のビジョンと戦略を立てる
4. 変革の戦略を周知徹底する
5. 戦略の推進を妨げる障害を取り除き,環境を整える
6. 早い段階で成果を出す
7. 小さな成果を集め,さらに変革を進める
8. ルーティンワークにして定着させ,新しい文化を築く

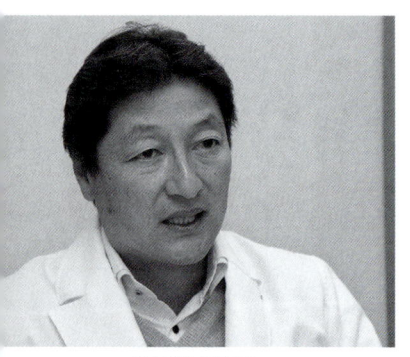

亀田信介院長

09年10月,渡辺さんは「チームSTEPPS®」導入のキックオフミーティングを開き,「チームSTEPPS®推進委員会」を発足させた.前述の8ステップを時系列で示して,毎月プロジェクト会議を開催した.このとき一番大切にしたのは,Step 1の「現状に対する危機意識を高

チームSTEPPS®導入の進行予定表

◎:改正・変更・追加

年月 変革の8段階	2009 10　11　12	2010 1　2　3　4　5　6　7　8　9　10　11　12	2011 1　2	2012 8　9
1.危機意識を高める	●チームワーク現状分析と管理層へ導入提案 ●BCT現状分析とチームへの導入提案	●MT現状分析とチームへの導入提案		
2.変革推進チームをつくる	●プロジェクト組織発足→ ●プロジェクト会議1回/月	◎TS推進委員会 （委員会規定作成・予算の確保） ◎合同会議1回/3月 （トレーナーと推進委員会）	◎TS推進委員会 開催1回/2月 ◎1回/6月	導入対象の拡大
3.変革のビジョンと戦略を立てる	●BCTへの導入/変革ビジョンと戦略を立てる ●職員全体への導入/変革ビジョンと戦略を立てる			
4.変革の戦略を周知徹底する	●BCT年間目標・計画の周知 ●職員全体への研修計画立案と実施評価 ◎TS院内Web（適時配信）			
5.行動しやすい環境を整える	●インストラクター研修開催:プロジェクト組織対象 ●BCTの研修開催　●研修開催（新採用者対象）　●研修開催（管理・指導者対象） ◎TSポケットガイド作成　●チームワーク推進者の承認（ストラップ）	●トレーナー研修開催:新チーム対象 ●研修開催（新チーム対象） ◎TS講義ガイド作成		
6.短期的成果を生む	●BCT導入進捗状況の把握　　　→　●BCT導入成果の確認 ◎TS推進活動　●MTの進捗状況 中間報告　　　評価			
7.さらに変革を進める		◎院内活動報告会 TS研究発表 ◎NICU・新チーム（11月研修参加 チーム）の現状分析と導入提案		
8.新しい文化を築く				●TS現場 定着/ チーム医療 の実現

BCT:ビルドコアチーム（産婦人科チーム），MT:モニターチーム（NICU，手術室），TS:チームSTEPPS®

（資料提供:亀田医療大学　渡辺八重子氏）

め，全体で共有する」だった．渡辺さんはこう助言する．

「新しい取り組みを始めようとすると，必ず反対する人が出てきます．そこで，まず自分たちの病院で，どんな問題が起こっているかを明確に認識してもらい，『なるほど，これは必要だ』と思わせる場を作ります」

まず，病院の管理職を対象に「チームSTEPPS®」の概要を伝える会を開いた．だが，特に医師は「もうこの病院では，チーム医療をやっているから」と高をくくったような反応だった．さらに，業務に追われる現場では，新しい取り組みを負担に感じる人もいた．「余計な研修が増える」「どんな意義があるのか」などの声も出た．そこで，鈴木センター長が医師に「コミュニケーションスキルを上げることは，医療安全のため」など，共感を得やすい課題を掲げたところ，多くの人からの賛同を得た．

モデル病棟となった総合周産期母子医療センターでは，鈴木センター長を中心に，分娩ごとに反省会を繰り返した．その結果，「自分たちのチームの強み・弱み」「どうすれば改善するか」「何が障害になっているか」に気づき，危機感をもつことができた．「これまでの自分たちのチームパフォーマンスを振り返るよい機会になった」という．

さらに，「チームSTEPPS®」の実際の指導については，米国人指導者のスティーブ・パウエル氏を招いて2日間の院内研修を行った．このとき，総合周産期母子医療センターからは，推進コアメンバー（医師2人，助産師1人，看護師2人，事務1人の計6人）が出席した．パウエル氏の指導は物静かだが，とても情熱的でわかりやすかっ

たという．受講したメンバーがみな口を揃えて「これだ！」と感じたほどだった．

こうして，1年かけて少しずつ，「チームSTEPPS®」の理念やスキルが浸透していった．総合周産期母子医療センター導入後は，外科系病棟，内科系病棟でも取り入れている．

取り組みを進めていくうえで，もう1つ大切なことはStep 6の「早い段階で成果を出す」，小さな成功（スモールサクセス）を積み重ねていくことだ．総合周産期母子医療センターでみられたスモールサクセスは，「インシデント報告件数は全体的に上がったが，重大な事故がなくなる・減る」という成果だった．

また，ある管理職は「医師が集まる朝のカンファレンスに看護師やリハビリ職が参加するようになり，多くの患者の情報がタイムリーに入手できるようになった」と言う．たとえば，理学療法士から「今日の訓練で，側近介助で安定歩行ができるようになりました」と具体的な報告が入ってくる．それを聞いた病棟の受け持ち看護師は「車椅子でトイレ移動」から「側近介助でトイレ移動」に変更することができ，患者の自立をチームで応援できるようになった．「適切な看護が提供でき，予測と準備対応（先読み）につながっています」とその管理職は成果について話していたという．

メンバーの体験値と比例して，改革のスピードは速まった．

一方，他の病棟では導入後1年経っても状況が変わらないチームもあるという．渡辺さんはその違いを，こう説明する．

「うまく導入できたチームは，批判していた人が柔軟に変わっていきました．ある管理職は『医療の質が変わったことを感じた』と言っています．一方，導入に苦戦しているチームに共通して認められることは，医師・看護師などメンバーが一同に会しても『自分たちのチームに，どのような問題があるか話し合えていない』というものです．メンバー間や職種間に問題意識の差があったと考えます」

これは，リーダーが「うちのチームはうまくいっている」「うちのチームに問題はない」という認識をもつことによる．たとえば，「リーダーは困っていないが，チームは困っている」という状況がみられることがある．ある病棟で，患者の治療方針や退院時期についてチームで情報が共有できず，メンバーの役割分担ができていなかった．そこで，問題意識をもった看護師が，「チームメンバーで役割分担でき，協力し合って遂行できるようになれば」と，部長に週1回の多職種連携カンファレンスの開催を提案した．まだ，狙い通りの話し合いはできていないが，まず集まる場を作ることが一歩につながった．

また，チーム内のコミュニケーションが機能していない場合，医師も看護師も言いやすい人にだけ伝えるので，チーム内で情報の遅れやゆがみが生じる．これは，患者が最良の医療を受けられなくなる危険にさらされていることになる．

ところで，キックオフミーティングで全員が集合写真を撮ったことが，後々，とてもよかったという．「写真を見ると，初心を思い出せるからです」と渡辺さんは言う．

このような活動を重ねて3年目が終わる頃，「ようやくチームSTEPPS®が現場に定着した」と渡辺さんは感じたという．これがStep 8の「新しい文化を築く」となる．

院内には，今でも，「チームSTEPPS®」に抵抗感をもつ人はいるという．しかし，推進派が積極的に日常に取り入れ習慣化させ，そのよさを周囲に体感してもらうようにしている．

チーム STEPPS® 導入 1 年後の安全文化の変化

各項目について ○：＋10%　×：−10%		得点上昇チーム			得点変化なし・下降チーム		
		A	B	C	D	E	F
コミュニケーション	1. 自由なコミュニケーション		○		×	○	×
	2. エラーに関するフィードバックとコミュニケーション	○	○		×		
	3. 部署内のチームワーク					×	×
	4. 部署間のチームワーク			○	○		
	5. 院内の情報伝達			○		○	○
組織の取り組み・理解	6. 患者安全に対する病院の支援体制			○		×	×
	7. 患者安全の促進に係る上司の考え方と行動	○	○				×
	8. 患者安全に対する全体的な認識	○		○		×	○
	9. 人員配置					×	
	10. エラーに対する処罰のない対応	○	○	○		×	×
教育訓練	11. 組織的−継続的な改善		○			×	×
報告数	12. 出来事報告の頻度		○				

（資料提供：亀田医療大学　渡辺八重子氏）

AHRQ（Agency for Healthcare Research and Quality；米国医療研究・品質調査機構）が開発した医療安全文化の評価軸について，各病棟の構成メンバーの主観的な回答を分析した．評価軸の「コミュニケーション」「組織の取り組み・理解」「教育訓練」「報告数」の 4 カテゴリー 12 項目のうち，導入 1 年後，安全文化得点が上昇したチームでは，共通して，「エラーに対する処罰のない対応」が実践されるようになった．「エラーに対する処罰のない対応」とは，①職員は失敗すると，非難されているように感じている　②ある出来事が報告されると，問題点を追及するのではなく，個人の責任が追及されているように感じる　③職員は自分のミスが記録され，人事評価につながることを心配している，の項目をいう．つまり，エラーが生じたとき，個人を責めても安全文化は改善しないことを意味する．

亀田医療大学講師の渡辺八重子さんは「事故の原因は起こした人間ではなく，システム，チームワーク，教育不足による知識の欠如といった病院組織にあります．組織の管理者やリーダーたちは，『自チームにどのような問題があるのか認識する力』『安全文化を高めるために組織を変革していく力』が必要です」と話している．

■ 組織にとって大切なことは志と夢をもって変化し続けること

　　亀田総合病院は「チーム STEPPS®」だけでなく，常に新しいことにチャレンジし続けている．病院の質を管理するために ISO9001，病院機能評価などのほか，09 年には JCI（Joint Commission International；世界標準の医療の質を保証する認定）を国内で初めて認証取得した．人事管理面でも，病院の職員にビジネスコーチングのセミナー（リーダーシップ，マネジメント，コミュニケーション等）を受講させている．

　　亀田院長は「組織にとって大切なことは，変化し続けることです．現状維持は後退を意味します．『Do & Think』，走りながら考える．決まってから走ったら，今の世の中には絶対についていけません」と言う．

　　そして，こうも助言する．

　　「新しいことを導入するときは，『できる，できない』ではなく，『どうすればいいか』に着目し，その方法を探していくことです」

　　いつも柔軟な発想をもっていれば，壁があってもうまくすり抜けられるようになるからだろう．

心得 ④ メンバー同士の相互理解を深め，信頼感を高めよう

事例2 呼吸療法の医療事故を撲滅する

公立陶生病院　呼吸療法サポートチーム

「チーム医療」では，多職種が集まればいいというわけではない．「グループからチームに」変化するため，メンバーはどのように信頼を獲得すればいいか．病院から活動を認めてもらい，時間外手当てを得るためには，どういうことが必要か．公立陶生病院の呼吸療法サポートチーム(respiratory support team：RST)を紹介する．

RSTの目的はそれぞれの病院の機能によって異なるが，おもに「医療安全への貢献」と「治療成績の向上」がある．陶生病院(愛知県瀬戸市，716床)の場合は前者に重きを置き，2005年，医療安全推進委員会の下部組織として発足した．現在は委員会になっている．

チームメンバーは医師(救急部，呼吸器内科，小児科)と，「3学会合同呼吸療法認定士」(日本胸部外科学会，日本呼吸器学会，日本麻酔科学会)の資格を取得した看護師，臨床工学技士，理学療法士，そして事務職の22人．事務職は物品調達や連絡調整をしている．

RSTに小児科医もいる例は，全国的にまだあまり多くない．その利点について，小児科新生児部長の家田訓子さんは「小児で呼吸管理が必要な例はNICU(新生児集中治療室)以外，そう多くありません．でも，小児は呼吸器や回路などのデバイスが年齢，体重，病態，病状によって異なるため，安全性の観点で専門の視点が入る意義は大きい」と言う．

陶生病院では，RSTの活動の目的を「安全に人工呼吸療法を実施し，医療事故を撲滅すること」としている．地道で多様な活動ぶりはRSTのモデルケースとして注目され，全国の病院から見学者が絶えない．

■ RSTの認知度を上げるため，医療機器点検で全病棟を回診

陶生病院の場合，RSTは次のような活動をしている．
①診療支援：病棟や診療科からの相談，人工呼吸器離脱に向けての実践や助言，モニター整備など
②呼吸療法の標準化：院内マニュアルの作成，物品の統一や見直し等
③教育：レベル別の講習，シミュレーション・トレーニングの企画と運用，蓄積データの学会での発表など
④呼吸療法やRSTの周知・実践：病棟回診，リンクナース体制整備など

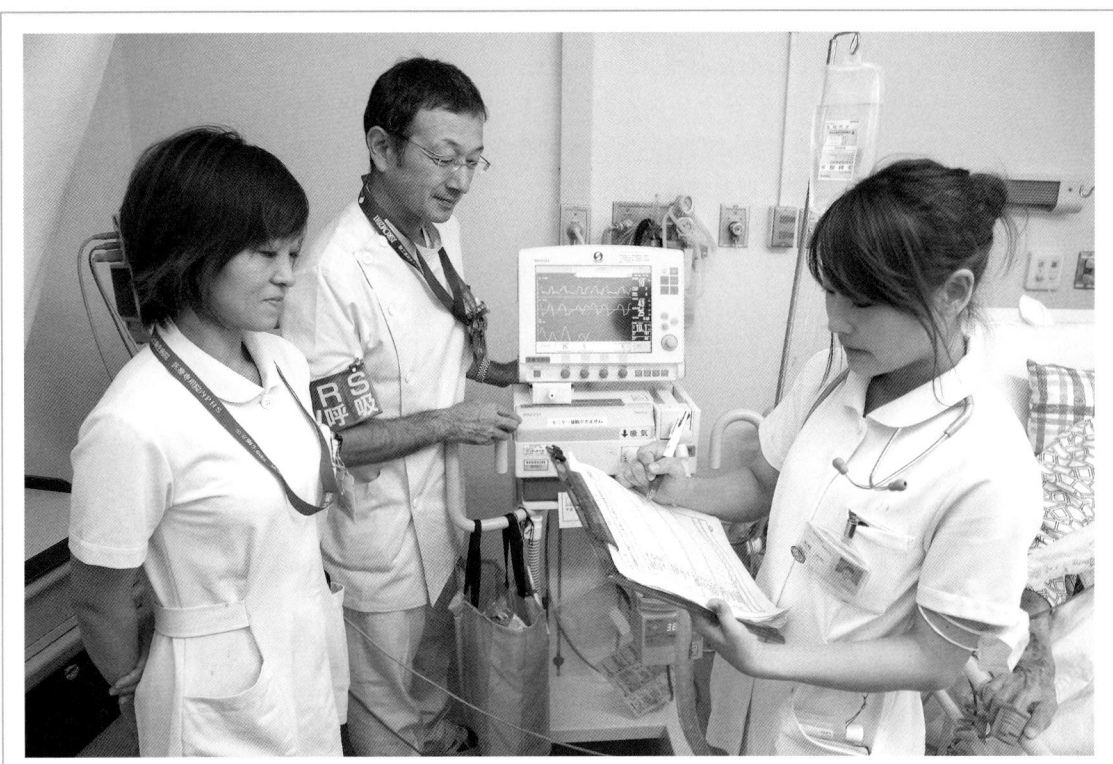
病棟回診中のRST．メンバーの袖には一目でわかるように「RST呼吸隊」と黄色文字で書かれた腕章が着けられる

　　RST発足以前は，院内で人工呼吸器に関する課題が散見されていた．
　　たとえば，▷病棟ごとに人工呼吸管理の方法(吸引操作，機械の点検方法，人工呼吸器の使い方や装備など)が異なる．▷患者に人工呼吸器を装着するための環境が整備されていない(コンセントが非常電源になっていない，呼吸を確保するためのバックバルブマスク等の医療機器が常備されていない等)．人工呼吸器に関する専門知識も乏しかった．
　　これらは，他の病院でも思い当たることだろう．だが，将来，重大な事故につながる可能性がある．陶生病院の病棟看護師も「多忙な業務のなかで，不慣れな医療機器を扱うことに不安とプレッシャーを感じていた」と言う．
　　RSTが活動を始めた結果，現場に呼吸療法に対する強い安心感が出てきたという．特に「臨床工学技士が大勢いると，複雑な医療機器の操作・点検・管理のほか，トラブル時に迅速に駆けつけてくれ，夜間対応も可能になりました」と副院長で医療安全管理部長の山口英明さん(小児科医)は話す．
　　院内全体の危機意識が上がり，「RSTから学ぼう」という雰囲気が生まれてきた．
　　RSTの前身は，02年に呼吸療法認定士の資格を取得した臨床工学技士や看護師の勉強会だった．当時，2つの職種は別々に活動していた．以前は呼吸器内科医で，現在は救急部部長の長谷川隆一さん(集中治療室室長，医療安全管理室主幹も兼任)はこうした臨床工学技士や看護師らの姿勢を評価し，2つのことを考えた．

「自主的に勉強して呼吸療法認定士資格を取得し，さらに研鑽を積んでいる．院内でもっと活躍してもらおう」

「呼吸療法の医療安全をシステマティックに促進したくても，内科医個人では限界がある．チームになったら，もっと何かできるかもしれない」

長谷川部長は東北大学病院勤務時代，医療安全を専門にしていた．そこで臨床工学技士の中心メンバーだった臨床工学室長春田良雄さんと，看護師の中心メンバーだった看護師長（集中ケア認定看護師）濱本実也さんに，「呼吸サポートチームを一緒にやってみないか」と呼びかけた．呼吸療法認定士資格者を含めて，16人のスタッフが集まり，チームが発足した．

初年度は「病棟回診」「呼吸に関する物品の統一」「呼吸療法の院内教育」「人工呼吸療法の標準マニュアル作成」を手がけ，病棟回診以外はメンバーを3チームに分けて役割分担した．

病棟回診は週1回，患者は3人までとし，職種別に全員が当番制で担当することにした．職種によってRST所属の人数が異なるため幅はあるが，たいてい1か月半〜3か月に1度，病棟回診に参加することになった．病棟に入るときは，ひと目でRSTが部屋に入ってきたことをわかってもらうために，事務担当が腕章を用意した．

病棟回診を始めて，6か月後，RSTの認知度は5割弱だった．だが，回診によってアドバイスされたことを約8割が「継続している」と答えた．チームメンバーは手応えを感じた．病棟回診の回数が多いほど，RSTの認知度も高いことがわかった．

そこで，全病棟を回れるように酸素療法の「医療ガス」の器材点検を始めた．1年後の調査ではRSTの認知度は7割弱まで上がった．機材点検に回ることで，病棟で人工呼吸器の取り扱いや機器周辺の環境が変わったと6〜7割が答えた．

病棟回診をしていくうちに，人工呼吸器周辺の環境が病棟ごとに異なることにも気づいた．RSTメンバーが聞いてみると，「病棟の"作法"で行われ，正しいかどうか疑いもせずやっていた」という．

そこで，呼吸に関する物品のチームができ，院内の人工呼吸療法，酸素療法に関わる器材を統一した．

「看護師がA病棟からB病棟に異動しても，何の不自由やストレス負荷なく器材を取り扱えるようにしました．結果的に，それはコスト削減にもなりました」と長谷川部長は言う．

■ 体験型の模擬トレーニングでトラブル処理を体で覚える

呼吸療法についての院内教育では，各病棟で教育的役割を果たす人材を育成することになった．病棟によって，「頻繁に人工呼吸器を使用する」「年に1，2回しか使わない」など知識や経験レベルにバラツキがあるため，初級編・中級編を用意した．

2年目には，研修中級編の修了者や呼吸療法認定士資格取得者を各病棟の「リンクナース」として配置した．各部署の呼吸療法についての問題点を抽出し，RSTへ連絡する．また，RSTの病棟回診のサポートやミーティングに出席して呼吸療法に関する情報を得て，各部署に周知徹底していくという役割だ．リンクナースからあがって

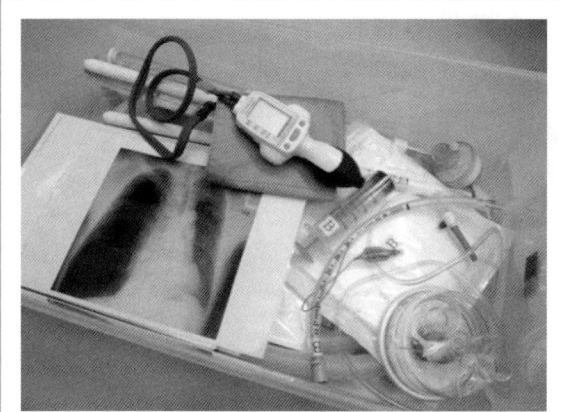

心得4-事例2　公立陶生病院　呼吸療法サポートチーム

シミュレーション・トレーニングで使用する機材 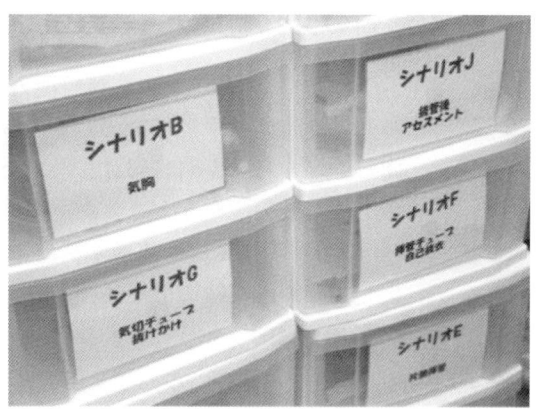　　出張講習が頻繁になり，機材を衣装ケースに詰める

きた病棟での相談内容は，RSTのコンサルテーション担当が迅速に対応する．

4年目からは，院内教育に体験型の「人工呼吸器のシミュレーション・トレーニング」を取り入れた．長谷川部長が導入を切望した．

院内のインシデントレポートをもとに「機械的なトラブル」と「ケア的トラブル」のシナリオを作り，気管挿管された患者に見立てた人形を用意して，人工呼吸器と生体情報モニターを使いながら，トラブルとその解決法を体験してもらう．受講者の動きはビデオで録画し，その場で振り返りながら，誰がどのように動けばいいか考えてもらう．

これは，07年に高知空港で胴体着陸が起きた際，負傷者がゼロだったのは，「機長が何十回もシミュレーション・トレーニングに参加していたから」という事実に習った．長谷川部長はこう言う．

「舞台関係者でも，いきなり，パッといいお芝居ができるわけではありません．何度も練習を重ねた上で，リハーサルもやります．人工呼吸器トラブルも，何回も臨場感を体験することで，その解決法が身についていくものです」

臨床工学技士の視点からも，このトレーニングは効果があったという．「これまで座学では難しいとされていた，胸郭の動きや異常音を教えられるからです」と春田臨床工学室長は言う．

最近は，このトレーニング方法普及のために，学会の依頼でワークショップが組まれることが増えてきた．だが，シミュレーション・トレーニングは，その設定作りに「マンパワーも，お金も時間もかかるのが悩み」という．

たまに，「シミュレーション・トレーニングのシナリオがほしい」というメールが届く．だが，シナリオは施設の現状，使用する医療機器，スタッフの考え方で成り立つ．つまり，施設によって内容は変化するので，シナリオだけあればいいというわけではない．

チーム活動の業務時間外手当てを入念な準備で獲得

この時期からRSTの業務時間外の活動があまりにも多くなった．そこで濱本看護師長は，時間外手当てを認めてもらおうと準備を始めた．メンバーの1年間の活動計画とその内容を克明に記録した．たとえば，勉強会までの打ち合わせ，資料作成，ポスター準備や配布などだった．

「時間外手当ては，組織が活動を認め支給するものであり，その権利は自然には発生しません．実績こそが評価につながります」と濱本看護師長は言う．

まず，院内でもっとも人数の多い看護局に話をした．入念な準備のもとでの話し合いは評価につながり，院内の突破口になった．5年目の冬にはRST活動に関する全員の時間外手当てが出るようになった．ただし，支給されるのは会議や委員会，院内教育の講師などで，1時間までと決められた．院外での講師を依頼された場合は5日分(8時間×5＝40時間)まで出張扱いになり，労災補償もついた．

副院長でもある看護局長の安西由美子さんは，このときのことを局部長会でも看護師長会でも随分ディスカッションし，葛藤した結果だったと振り返る．

「院内教育によって，実際に呼吸器内科病棟では人工呼吸器装着の患者さんが退院できるようになりました．RSTのメンバーには，これまで自分の時間を惜しまず活動してもらいました．この実績と努力は認めざるを得ませんでした」(安西副院長)

その後，院長が許可したRST活動のすべてが公務として認められるようになった．

チームメンバー同士が信頼感を得るには

これだけの実績を積んできたからだろうか．取材時，チームメンバーは，いつも"あうん"の呼吸で動いているようだった．同じ方向を向いて，自分のできることを素早くこなしていく．わからないことは院内PHSで，すぐ他のメンバーに聞く．で

【公立陶生病院のチーム活動の足跡】

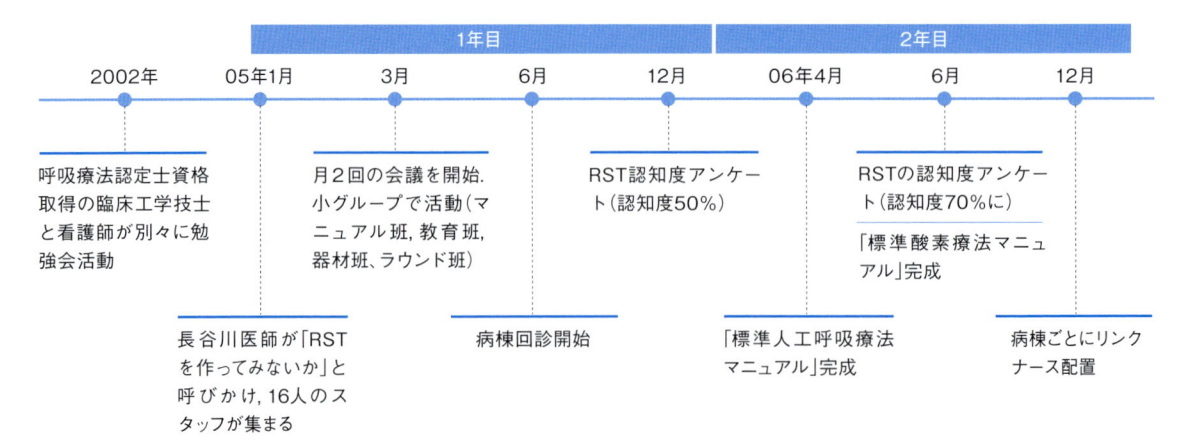

2002年	呼吸療法認定士資格取得の臨床工学技士と看護師が別々に勉強会活動
05年1月	月2回の会議を開始．小グループで活動(マニュアル班，教育班，器材班，ラウンド班)／長谷川医師が「RSTを作ってみないか」と呼びかけ，16人のスタッフが集まる
3月	
6月	病棟回診開始
12月 (1年目)	RST認知度アンケート(認知度50%)
06年4月	「標準人工呼吸療法マニュアル」完成
6月	RSTの認知度アンケート(認知度70%に)／「標準酸素療法マニュアル」完成
12月 (2年目)	病棟ごとにリンクナース配置

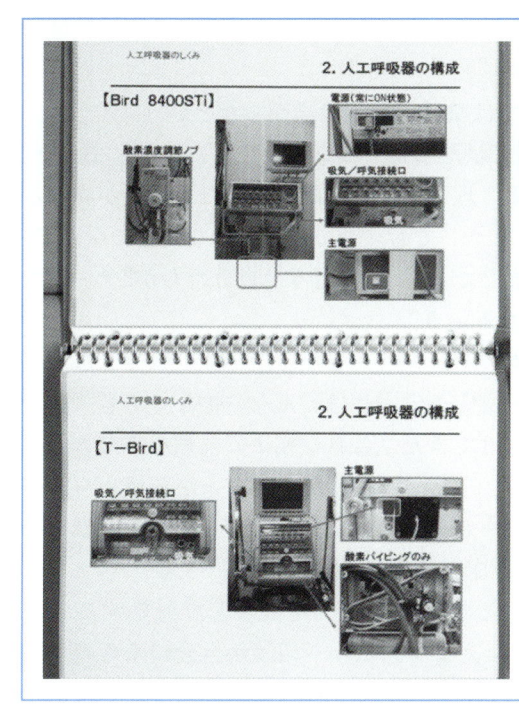

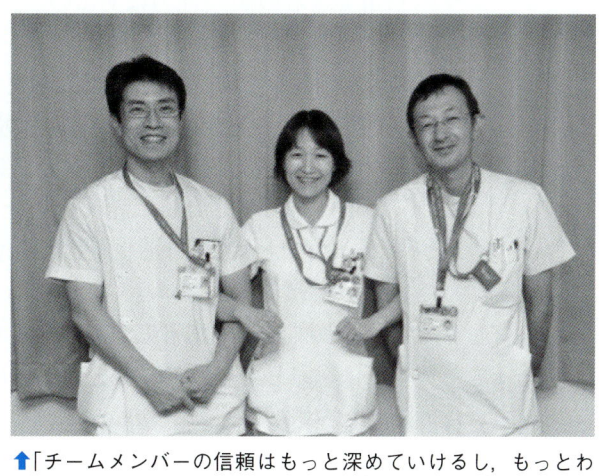

心得4-事例2　公立陶生病院　呼吸療法サポートチーム

↑「チームメンバーの信頼はもっと深めていけるし，もっとわかりあえるし，もっとチームの力は成長し続ける」左から，長谷川隆一医師，濱本実也看護師，春田良雄臨床工学技士

←標準療法マニュアル．院内の標準的な人工呼吸療法を確立し，写真付きで説明．全工程で1年以上かけて作る．手間がかかる労作

きないことは他職種に任せる，という文化も根づいていた．

　だが，こんな陶生RSTでも，最初は人と人が集まっただけのグループだったという．メンバーは「みんなでやっていこう！」という意識はもっていたものの，ミーティング等で発言に躊躇したこともあったそうだ．

　春田臨床工学室長が当時を振り返る．

　「一般的にもそうだと思うんですが，僕たちも最初はお互いのことを『どんな人だろ

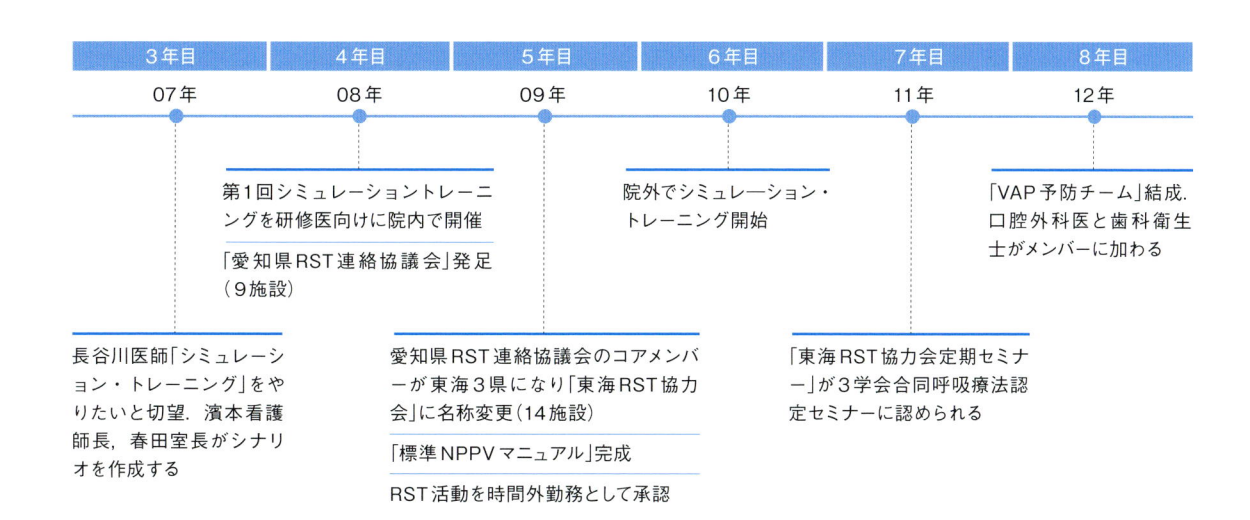

3年目	4年目	5年目	6年目	7年目	8年目
07年	08年	09年	10年	11年	12年
	第1回シミュレーショントレーニングを研修医向けに院内で開催		院外でシミュレーション・トレーニング開始		「VAP予防チーム」結成．口腔外科医と歯科衛生士がメンバーに加わる
	「愛知県RST連絡協議会」発足（9施設）				
長谷川医師「シミュレーション・トレーニング」をやりたいと切望．濱本看護師長，春田室長がシナリオを作成する		愛知県RST連絡協議会のコアメンバーが東海3県になり「東海RST協力会」に名称変更（14施設）		「東海RST協力会定期セミナー」が3学会合同呼吸療法認定セミナーに認められる	
		「標準NPPVマニュアル」完成			
		RST活動を時間外勤務として承認			

う』『信用できるのか』『能力はあるのか』と警戒していたからかもしれません．職域を守ろうという意識も強かったです」

濱本看護師長も，RSTが軌道に乗るまでは職種の垣根は高かったという．

「物が壊れたら，自分でいろいろ考えあぐねた挙句，臨床工学技士に電話しました．リハビリについても，知力を尽くした結果，理学療法士に聞きました．職種が異なるので，垣根は高かったように思います」と言う．でも，「今では日常的な会話のなかで，わからないことはすぐ聞けるようになりました」と笑顔で言う．自分たちが「チームなんだ」と気づいたのは，3年目ぐらいだったという．

だが，それまで春田臨床工学室長も濱本看護師長も，異なる職種間のコミュニケーションでは尽力していた．たとえば，春田臨床工学室長はどんなに忙しくても，誰かに頼まれたら嫌がらずに「いいよ」と引き受けてきた．これが相手の信頼を得てきた．

「疲弊している人は，客観的に見ると協力的でないことが多い．人から認められていないから，疲弊してしまうのです．認められるためには，自分からどんどん職種の枠から外に出て行くといいですよ」と春田臨床工学室長は言う．

濱本看護師長も何か頼まれた時は「NO」と言わず，時間を調整して対応するそうだ．「仕事が手一杯な時は，相手に状況を伝えます．依頼や相談が自分に来るのは理由があるはず．それを断るというのは，自分のキャパシティーの問題で，断れば次は声をかけにくくなると思うからです」

長谷川部長は，「医師」という壁を作らず，相手に遠慮させないよう雰囲気作りに留意する．馴れ合いにならないようにもしている．

「議論するときは電話でなく，フェイス・トゥ・フェイスを心がけます．全然印象が違いますから．メールはあまり好きではありません」

このため，長谷川部長はメディカルスタッフの部屋によく足を運ぶ．

理学療法士の渡邉文子さんは，カンファレンスについて職種間のコミュニケーションを取る上で欠かせない時間と言う．「業務上の大切な情報を得る時間です．チーム医療でカンファに出ない人は熱意の問題．メンバーに入れるべきではないですね」．

最後に，チーム医療のよさを濱本看護師長がこう話してくれた．

「チームで仕事の領域が重なると，ミスが起こりにくくなります．たとえば，同じ看護師同士の場合，もう一人が見ていてくれると思うと気が緩みます．でも，他職種の場合，ちょっとしたライバル心が生まれる．お互い自分の視点で，がっちり見ることができます」

これまで，病院や医療界では，それぞれの職種が「それはうちの仕事」と職域を守ってきた．だが，チームのメンバー間で領域が重なることはチェックシステムが働き，医療ミスや事故が防げる．

column

RST 診療報酬の見直しを現場が期待

　2010年度の診療報酬改定では,「呼吸ケアチーム」に加算が付き話題になった.だが,現場取材を繰り返すうちに,加算が付いたことは誰もが評価するものの,その内容は現場に見合っていないと指摘する声があがっている.

　診療報酬加算は,「一般病棟での人工呼吸器離脱」を目標にしているからだ.

　たとえば,北里大学病院(神奈川県,1,033床)呼吸療法サポートチームでは,10年4月から7月までの4か月のうち,一般病棟の回診対象者は55人で延べ1,198件だった.だが,そのうち,加算対象は40件(3.3%).ICUで人工呼吸管理が長期化し,2週以上装着した加算対象患者を含めても合計80件(6.6%)にしかならなかった.

　医療の質・安全学会でこの発表をしたRST/RRT室専従看護師の森安恵実さん(集中ケア認定看護師)はこう説明する.

　「当院の回診対象は人工呼吸器非装着患者が多い.これは人工呼吸器の装着を回避することを目標にし,呼吸状態が悪化した場合は早期に患者をサポートしているからです.さらに,挿管した場合はICUへ入室してもらい,早期抜管に向けて支援します.抜管後も再挿管を予防できるようアプローチしています」

　診療報酬改定の加算内容は「人工呼吸器装着48時間後から」「病棟で人工呼吸器を装着した場合,ICUに入るまで(入ると加算は取れない)」などが条件になる.だが,森安看護部主任は「人工呼吸器は48時間以内に離脱できたほうがいい.さらに,それ以上装着する場合はICUの手厚い看護のもとでケアしたほうがいい」と言う.

　呼吸療法医学会も同じように考え,「人工呼吸管理はICUで行うことが望ましい」と見解を発表している.

　つまり,厚生労働省の考えるRST活動と現場では目的設定にズレがある.さらに,公立陶生病院RST委員長の長谷川医師は「現行の診療報酬は,病棟の治療にだけ加算が付いている.本来,RSTは医療安全やそのための教育に大きな役割がある.チーム医療の推進と医師の負担軽減を同時並行に考えるのは,RSTに関しては間違い」と指摘する.

　診療報酬改定では現場の声が反映されることを期待する.

事例3　職員が疲弊しない救急体制をつくる

　　川崎幸病院　救急医療チーム

> 川崎幸病院では，2008年から「救急を断らない」を掲げ，救急医療体制を強化している．24時間365日，患者受け入れを維持するため救急救命士を13人雇用し，医師・看護師と院内で協働する．だが，このような体制の確立には10年以上の歳月がかかった．どのように救急部でチームを築いたのか．どのように救急救命士の人数を増やしてきたか．その足跡を追う．

　トゥルルル……．消防局所属の救急隊員から川崎幸病院(神奈川県川崎市，326床)救急・総合診療部のホットラインに連絡が入った．
　「救急患者が発生したのですが，そちらの病院に搬送は可能ですか」
　ER室(emergency room：ER)で，EMT科主任で救急コーディネーターの大橋聖子さんが電話を受けた．大橋さんは救急救命士の資格をもつ．
　「患者さんの状態を教えていただけますか」
　大橋主任は室内の所定の場所に移動し，メモをとる．
　川崎幸病院では救急車を受け入れるかどうか，医師や看護師ではなく，救急救命士が判断する．患者の容態を聞き，ベッドの空き状況，ER室の様子，診療の限界を勘案する．
　「はい，わかりました．受け入れます」
　大橋主任は電話を切るとすぐ，ER室内のスタッフ全員に聞こえるように言った．
　「10分後に患者が到着します」

■ 医師，看護師，救急救命士は，どのように協働しているか

　少し静かになっていたER室の空気が，またピンと張り詰めた．大橋主任はベッドの用意を始めた．運ばれてくる患者は入院の可能性が高かったので，看護師は必要な検査を準備した．
　病院前に救急車のサイレンが鳴り響き，患者が到着．看護師1人と救急救命士2人がストレッチャーの患者を抱えて，ER室のベッドに移した．職種を問わず，近くにいる人がバイタル測定の準備をする．スタッフの一人は大きな声で患者に「わかりますか」と意識を確認した．
　バイタル測定の結果を受けて，医師が必要な検査を判断した．「採血，点滴，レントゲン，オーダーして」
　看護師は患者の腕に針を刺して点滴ルートを確保し，採血したあと，薬剤の準備をする．救急救命士は放射線室に検査の受け入れを確認後，部屋中に聞こえる声で「レ

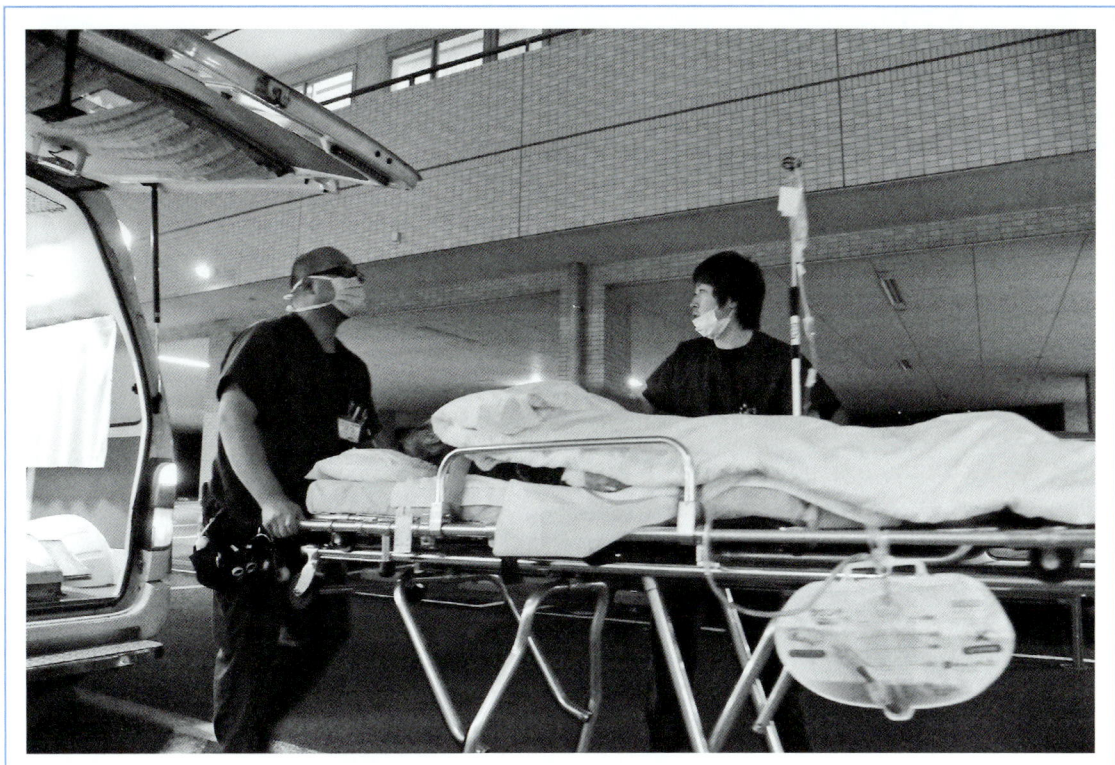

救急車の受け入れは，病院の通常業務が終了する17時以降，深夜0時まで増加する．取材日は救急車22台，徒歩の来院患者51人だった．左から救急救命士の吉田敦さん，石川恭資さん

ントゲン，OKです」と周知した．

　検査オーダー後，看護師は患者の傍に寄り添い，継続的な観察をしていた．救急救命士は経過記録を書き始めた．

　やがて検査の結果，医師は患者の入院が必要と判断した．だが，受け入れ判断時には1ベッドの空きがあったものの，その後，埋まってしまった．大橋主任は転院先の手配を始めた．患者は川崎幸病院以外でも入院歴があったため，2院目で受け入れてもらえ，病院の救急車で大橋主任が搬送した．

　川崎幸病院は川崎市幸区を中心に，川崎市全域および横浜市北部を診療圏とする．1日の救急車受け入れ台数は多い日で40台を超える．2012年度は約8,000台（年間）だった．地域の高齢者の腹痛・呼吸苦・意識消失などが多い．

■ 萎縮する救急医療に歯止めを──総合医から専門医に連携する形へ

　川崎幸病院は「救急に力を入れている」と1980年代から地元では有名だ．石心会理事長で病院長の石井暎禧さんはこう言う．

　「病院は大学病院であっても，地域住民の命を助けるための救急医療を軸にすべきです．一次救急，二次救急，三次救急と重症度に応じた受け入れ医療機関の分類は，意味がないだけでなく弊害がある．診察しなければわからないことがたくさんあるか

らです」

このため，当時から内科，外科，脳外科，循環器科の4科当直体制を敷き，一次から三次までのほとんどの患者を，徒歩で来院しても救急車で運ばれて来ても，すべて当直医が診ていた．

だが，90年代の専門医制度が確立した時期，全国的に専門医の意識が高くなりすぎる風潮があった．看護師が救急患者の初期治療を当直医に頼んでも，「うちの科ではない」と受付に患者が返されてしまうこともあったと聞く．川崎幸病院も例外ではなかった．

当時の救急部長は「患者なら，どの科の医師でもいいので，まず診てもらいたいものだろう」と考え，現在の初期治療をするER体制構築を模索した．だが，全国的に救急医の数は少ない．

「各診療科から，総合医として医師を出してくれないか」

院内で提案したが，うまくいかなかった．それなら，せめて「看護師の業務を減らしつつ，救急受け入れをスムーズにしたらどうか」と救急部医師の後藤学さんが以前勤務していた病院の例を話した．ホットラインの受け入れ時にコーディネーターを置き，各診療科に振り分けたり，緊急処置が必要かどうかを判断したりしていた．米国で救急救命士の研修を受けたことがある男性が担当していた．

川崎幸病院でもコーディネーターを置いてみた．事務職の男性が担当した．だが，救急の知識が乏しく，救急隊員とのやりとりや救急部内への伝達がうまくできなかった．男性は周囲からの重圧に耐えかねて，担当を降りた．その後10年間，どのようにすれば救急患者をスムーズに受け入れることができるか，院内で何度も議論した．

2007年，救急搬送時に複数の病院から受け入れを断られることが問題になった．医療訴訟が多くなり，「萎縮医療」という言葉がメディアに載った．救急を撤退する病院も出てきた．川崎幸病院でも「専門以外の患者を受け入れるのはどうなのか」と救急受け入れに，消極的になった．

後藤医師は思った．「こんな世の中や病院の流れには，ストップをかけなくてはいけない」

石井病院長も同じような思いを抱いていた．院内でこう檄を飛ばした．

「こんなときだからこそ，怯んではいけない．病院は全面的にバックアップする．患者を助けることに専念しなさい」

後藤医師は奮い立った．「もう一度，ER型の導入に取り組んでみよう」

救急部に専従医を置けないので，各診療科から1人ずつ救急部に医師を出してもらおう．だが，その呼びかけに応じたのは外科部長だけだった．

「ほかの科から人が出なくても，外科は救急に医師を出そう」

そこで，後藤医師と外科医の2人で始めた．すべての患者を診るといっても，初めての取り組みとなる．後藤医師は振り返る．

「不安はありました．でも，当直に4科の専門医がいる．難治症例でも6人で相談すれば解決できる．『あまり自分の専門にこだわらず

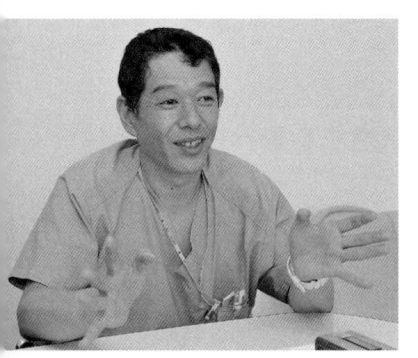

後藤 学医師

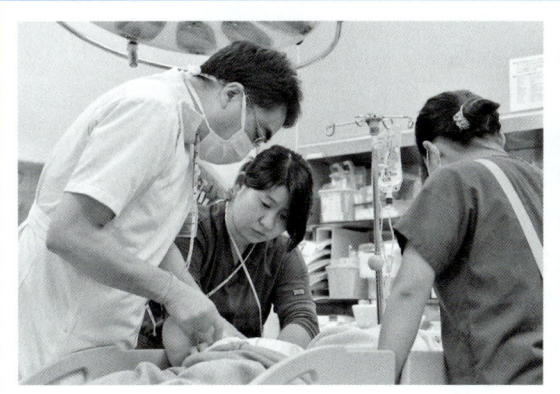

ER室で医師，看護師，救急救命士が初期治療をする．中央が救急救命士でEMT科主任の大橋聖子さん

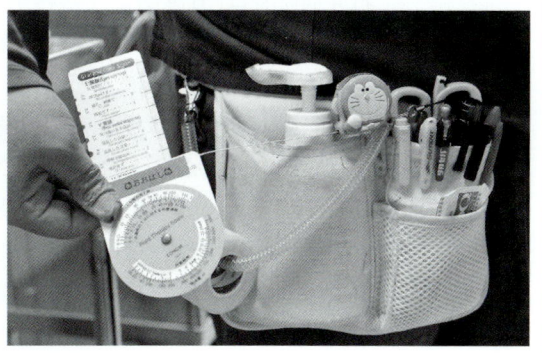

救急救命士の「七つ道具」は，点滴速度表，輸液ゲージ，瞳孔ゲージ，ペンライト，ハサミ，外傷スケール，手指消毒アルコール，ハンドクリーム，体温計の9種類

に，救急医療をやっていこう』という雰囲気ができました」

ER型導入後，2,3か月経ったころ，他科からも医師を出してくれるようになった．確実に当直医の負担が軽減したからだ．現在は各科副部長から医局員まで，救急・総合診療部の総合医として昼間も夜勤も入る．研修医には義務として課している．

副院長で脳血管センター長（脳血管内治療科部長）の津村貢太朗さんは，留意することについて「若い医師の場合，気を遣って上級医を呼ばないことがいちばん危ない．ためらうことなく呼んでもらうよう，すぐ行くようにしている」と言う．

■ 本気で救急に取り組むためには，職員疲弊のない体制を組む

一方，石井病院長は「『断らない救急』をするには，職員が疲弊しないようなシステムを作らなければならない」と考えた．そのとき，統括事務部長の小林和彦さんが救急救命士の雇用に着目した．石井病院長はすぐ賛同した．その理由をこう言う．

「医師は診療に，看護師は看護の仕事に専念したいものです．また救急救命士は救急の知識をもっていても，うまく活用されていないと感じました」

07年12月，救急救命士を2人配置した．このとき，病院で初めて採用された大橋聖子さんは，前職の病院で救急救命士の将来性に限界を感じていた．だが，面接で事務部長や看護部長の話を聞き，救急救命士に対する理解と期待を感じ取り，転職を決意したという．もう一人の女性も大橋さんと同じような想いを抱え，救急救命士を続けることを諦め，看護学校への進学を決めていた．だが，大橋さんの話を聞き，川崎幸病院への転職を申し出た．

この2人の働きぶりがとてもよかったので，病院では24時間365日の救急体制を維持するため，3年間で12人まで増やす計画を立てた．救急救命士の資格を取得するためにアルバイトをしたい人が応募してくることがあったが，「腰を据えて，院内業務に取り組める人」を採用した．08年には「コメディカル部EMT（emergency medical technician）科」と，独立した科も設立された．

石井病院長は「看護師より給料が安いから雇うわけではない」とはっきり言う．

07年から3年間，川崎市は「救急車の現場滞在時間が30分以上かかる都市のランキング」で全国政令都市ワースト1だったことがある．特に，無保険および精神科，小児科，産科の患者は受け入れを避けられやすい．打開策として，08年，川崎幸病院では救急救命士が3人になったことから，救急患者受け入れ時にベッドの空きがなくても，プライマリ・ケアとして積極的に受け入れるようにした．入院の必要性があると診断すれば，救急救命士が転院先を探し搬送する．だが，プライマリ・ケアとしての受け入れシステムを批判する他院の声が出た．

そこで，12年に完成した新病棟では，さらに救急患者を受け入れられるよう，14床のホールディングベッドを用意し，柔軟に対応できるようにした．病院救急車も2台に増やし，ドクターカーとして出動させている．プライマリ・ケアに本気で取り組むため，夜間の人員体制も手厚くする．どんな検査でも投薬でも対応できるよう，複数のスタッフを配置する．救急救命士は14，15人までの増員を予定している．

こうして，川崎幸病院の救急部は地元の救急患者に見合うよう，何度も再編され進化していった．

救急救命士に何ができるの？　新しい職種導入の戸惑い

全国の病院で救急救命士を雇う例は，まだ少ない（p.39参照）．川崎幸病院では救急救命士に，大別して3つの業務を主に担当してもらっている．

①院内業務：救急隊からのホットライン対応・受け入れ判断，待合室の患者のトリアージ，ER室内での診療・処置・検査介助，初期治療後の満床時や専門治療が必要な場合の転院先手配，転院準備

【川崎幸病院で救急救命士が13人に増えるまで】

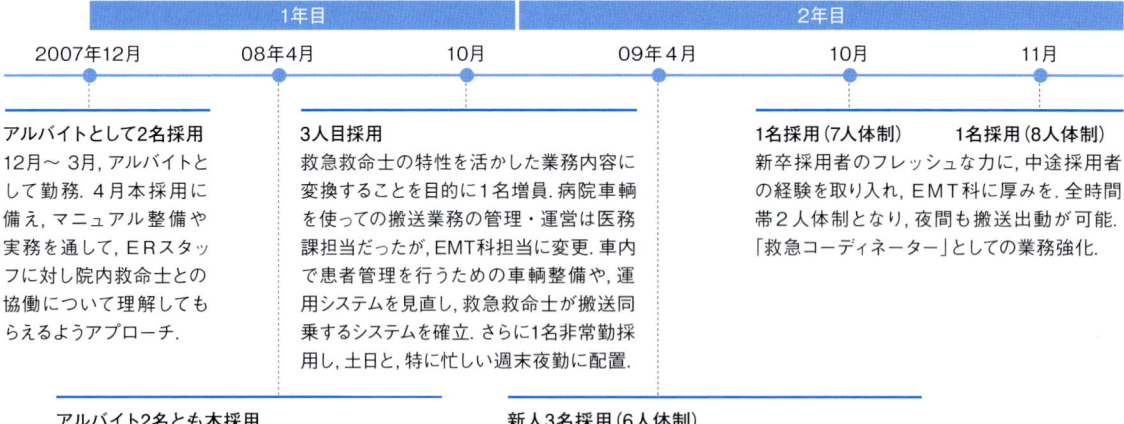

	1年目			2年目		
2007年12月	08年4月	10月	09年4月	10月	11月

2007年12月　アルバイトとして2名採用
12月〜3月，アルバイトとして勤務．4月本採用に備え，マニュアル整備や実務を通して，ERスタッフに対し院内救急士との協働について理解してもらえるようアプローチ．

08年4月　3人目採用
救急救命士の特性を活かした業務内容に変換することを目的に1名増員．病院車輌を使っての搬送業務の管理・運営は医務課担当だったが，EMT科担当に変更．車内で患者管理を行うための車輌整備や，運用システムを見直し，救急救命士が搬送同乗するシステムを確立．さらに1名非常勤採用し，土日と，特に忙しい週末夜勤に配置．

10月　アルバイト2名とも本採用
ERスタッフが院内救命士に慣れた時期．救急救命士の2名は1日おきに8:30〜23:30の勤務を交互に行い，土日は休みというシフトを組む．この時期は救急救命士の資格にこだわらず，「仕事を選ばず，できることをする！」というスタンス．ERでは「人手が増えて助かる」という印象．

09年4月　新人3名採用（6人体制）
2交代制で，全時間帯に院内救命士1人が必ず勤務する体制づくりのため，新卒3名を採用．消防への就職を想定した養成校の教育では足りないため，「新入職員教育プログラム」（p.38詳細）と「評価システム」を構築．さらに，同年10月より念願の2交代制に移行し，全時間帯に院内救命士を配置．

10月　1名採用（7人体制）

11月　1名採用（8人体制）
新卒採用者のフレッシュな力に，中途採用者の経験を取り入れ，EMT科に厚みを．全時間帯2人体制となり，夜間も搬送出動が可能．「救急コーディネーター」としての業務強化．

②搬送業務：病院の救急車による転院先への搬送
③そのほかの業務：地域の防災・災害対策活動，院内外での心肺蘇生や応急手当の普及・啓発活動，イベントでの救護班派遣など

　救急部再編前後を比較すると，救急車の受け入れ台数が2,000台以上増えた．病床稼働率は97.4％（12年11月度実績）．業務が効率的に進み，病床の回転率向上にも役立っている．

　救急部の医師や看護師は，特に救急救命士が院内業務や搬送業務を担当することで，負担が軽減したという．看護部看護科長の吉村まり子さんは「救急救命士の存在は大きい」と言う．

　後藤医師は，08年からは救急部長，13年からは救急・総合診療部長で外科副部長も兼任している．「医師も看護師も，本来の仕事に集中できています．特に夜間の待合室の患者さんのトリアージや転院先の手配・準備をお願いできるのはありがたい」

　だが，救急救命士は最初からこのように認めてもらっていたわけではなかった．院内業務を始めたばかりの頃は，一部の医師や看護師から「救急救命士に何ができるの？」と揶揄された．

　「当初，現場の看護師から『どのように業務を切り分ければいいかわからない』と言われました．手は足りなかったのですが，看護師は自分の業務のテリトリーを守ろうとするので，確かに全員が歓迎していなかったのは事実です」（吉村看護科長）

　そもそも，当初は救急部のマンパワーとしての充実より，看護師不足を補う目的で雇用した側面もあった．二次救急病院の看護師不足は深刻だ．救急救命士は看護師が手薄な勤務時間帯に配属された．仕事も看護助手の業務が多かった．それでも，初年度に入職した2人は，毎日気遣いを忘れず，人の嫌がる仕事ほど率先して取り組んだ．

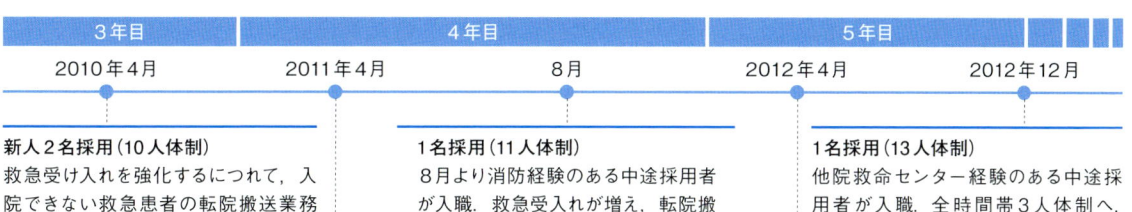

3年目		4年目		5年目	
2010年4月	2011年4月	8月	2012年4月	2012年12月	

2010年4月　新人2名採用（10人体制）
救急受け入れを強化するにつれて，入院できない救急患者の転院搬送業務が多くなり，院内救命士が不在となる時間帯が増加．曜日・時間帯別救急受け入れ状況を分析し，繁忙時は救命士3人体制に．2年後の新病院移転までには全時間帯3人の救命士配置を目標に2名採用．12月，1名が退職．

2011年4月　1名採用（10人体制）
当初の採用計画に基づき3名の採用予定だったが，該当者なく1名のみ採用．

8月　1名採用（11人体制）
8月より消防経験のある中途採用者が入職．救急受入れが増え，転院搬送の多い金・土曜の夜勤帯と日曜の日勤帯を3人体制に．

1名採用（12人体制）
2名の採用予定だったが，1名のみ採用．すべての救急受け入れ判断を院内救命士が行うこととなり，「断らない救急」を実践．また，大動脈疾患患者のドクターカー運用開始を目的に，2台目の病院救急車（高規格救急車）を新規購入．ドライバー育成のため，関係法規を網羅し，段階式実技講習を取り入れた独自の「緊急自動車のドライバー教育マニュアル」とプログラムを作成．30件余の出動要請．全夜勤帯，土日祝日の日勤帯を3人体制に．

2012年4月　1名採用（13人体制）
他院救命センター経験のある中途採用者が入職．全時間帯3人体制へ．今後は大動脈疾患に限らず，他科のドクターカー出動（2台同時出動も視野に）や関連施設・近隣医療機関からの救急受診時の救命士によるお迎え搬送の運用開始予定．年間1万台の救急受け入れを念頭に，全時間帯4人体制へ．

新入職員教育概要・スケジュール（一部抜粋）

月	テーマ	教育内容
4月	業務の概略と基礎知識	看護部新人研修に参加 院内基本情報 EMT業務の概略 BLS（一次救命処置）指導について
5月	EMT業務の理解 患者に接しない院内業務	搬送業務の対応などについて 患者に直接的ではない介助方法など
6月	搬送業務と患者に接する院内業務	患者に直接的な介助方法など
7月	コーディネーター業務の理解	日勤時の電話対応，転送時の注意など
8月	コーディネーター業務の開始 入院時の対応説明	転送先検索・選定開始 ホットライン（救急隊からの問い合わせ）対応について 入院時の対応について
9月	入院時の対応 日勤1人立ちに向けて	日勤1人立ちに向けての総まとめ
10月	最終チェック期間	日勤1人立ちに向けての最終チェック

・6か月を教育期間とする．
・1か月は看護研修に参加，その後コメディカル部EMT科での研修を行う．
・日勤帯→準深夜勤帯と勤務帯の順を追い，研修をする．
・研修後は適宜レポートを提出する．毎月，新人教育スタッフが面談を行い，新入職員教育の進捗状況を確認する．
・面談の内容とEMT科他スタッフの意見をもとに，新人教育スタッフが効果測定を月末に実施．翌月の研修およびその後の研修スケジュールを再検討する．

（資料提供：川崎幸病院 コメディカル部EMT科　大橋聖子氏）

「看護師よりずっと，救急患者に対するモチベーションが高かった．病院内に，いい刺激をもたらしてくれた」（吉村看護科長）

異なる職種が同じ患者をみることで，ミスの予防にも役立っている．ようやく，病院のメンバーとして認めてもらったのは3か月目のことだった．

院内だけではなかった．ホットラインの電話を受けると，同じ資格をもつ救急隊員からも「なんで，病院内で働いているんだ？」「違法行為をしているんじゃないのか？」と敵視された．だが，救急受け入れ時の的確な判断が信頼獲得のきっかけになり，今は風通しのよいネットワークを築いている

column

救急救命士の資格活用に活路を開く
―病院内外でどのように働けるか―

「救急救命士」が誕生して20年が過ぎた．2011年までのデータでは救急救命士の有資格者は約4万2,000人．その6割は消防職員として勤務する．だが，残り4割は，その資格を十分に生かす仕事に就けていない．

理由は現場のニーズと養成数がアンバランスなこと．しかも，養成管轄が総務省消防庁，厚生労働省，文部科学省，防衛省の4省にまたがる．これは仕分けが必要ではないか．

さらに，医師の指示のもとで医療行為ができる場所が，法律上，「救急現場」と「救急車の中」に限られている．

これらの結果，有資格者でも，まったく違う分野の仕事に就く若手が多いと聞く．

11年の日本臨床救急医学会でも相澤病院（長野県，536床）救急救命センター所属の救急救命士・中込悠さんが「病院内に勤務する救急救命士の現状と問題点」を発表した．中込救急救命士は「6年前から，(前述の)課題は指摘されています」と言う．

それでも近年，本文のような病院勤務の救急救命士が増えている．たとえば，相澤病院や宇治徳洲会病院（京都府，400床）でも救急救命士が雇用され，ER・外来でのトリアージ，医師の診察や処置の介助，ドクターカーへの同乗などをする．

宇治徳洲会病院では救急車を年間約7,000台受け入れ，徒歩来院を含めて約5万人の患者を診る．救急総合診療科救急専門医の末吉敦さんは「病棟は7対1看護になっても，手術室や救急は看護師の配置基準がなく，最低人数の看護師しか配置されません．03年から救急救命士がメンバーになりましたが，救急の知識が高く，マンパワー不足を補ってくれています」と言う．

だが，救急救命士が病院で働くことについて疑問視する声もある．昭和大学病院長で，医学部救急医学講座教授の有賀徹さんはこう言う．

「制度成立の過程から考えると，救急救命士が病院に雇用されることは不自然だと思う．この資格を取りたいという人は，医師の指示のもとで医療行為をしたいと思っているのではないか」

日本では救急救命士法制定前，救急隊員は医療行為を行ってはいけないとされていた．このため80年代，心肺停止患者の救命率が欧米諸国より著しく低いことが社会問題となった．そこで91年，病院までの搬送中，生命の危機に至ることのないよう救急救命士法とその制度が創設された．有賀教授はこう続ける．

「病院の外で救急現場になりうる公共の場所で働くほうが有用ではないか」

たとえば，新幹線や飛行機などの交通機関，サッカー場や競技場，デパート，学校などの公共施設にも救急救命士がいたら，救急車が来るまでの時間に応急処置をしてもらえる．

救急救命士は国家資格で国の人的資源である．病院内外でもっと活躍できるよう職場環境を拡充する後押しの必要性を感じる．

心得 5　メンバーに裁量権をもたせ，最初の判断を任せよう

事例4　合併症を予防し，早く退院させる

近森病院　栄養サポートチーム

病院にチームが立ち上がっても「うまく機能しない」原因の一つは，ゴール設定が「多職種でチームを組むこと」にとどまっているからではないか．近森病院では，チームメンバーの機能を絞り込み，アウトカムを出すことを目的にチーム医療を実施することで，病院経営が右肩上がりになり，メディカルスタッフが活性化している．どのようにシステムを構築したのか．

近森病院(高知県高知市，452床)は高知駅から歩いて5分，繁華街にも程近い場所にある．急性期医療を中心とした地域医療支援病院で，救命救急センターにも指定されている．外来は救急，かかりつけ医の紹介，専門外来に特化する．

チーム医療には20年以上前から力を入れる．院長の近森正幸さんはチーム医療成功のポイントは「専門職の仕事をコア業務に絞り込むこと」と言う．しかも，「医師は医師の仕事をするのではなく，『医師にしかできないこと』をしてもらう」．つまり，心臓外科医なら，心臓外科医にしかできない根本的な治療に専念できる環境を作る．周辺業務や雑用をさせないことに尽きるという．

各職種の業務をコアだけに絞り込むと，お互いに助け合わざるを得ない．だから，チームを組むことになる．

近森院長はチーム医療の目的について，「メディカルスタッフの専門性を高めることで，医療の質を向上させ，労働生産性を上げること」と言う．近森病院では，このスタイルで数々のアウトカムを出してきた．2012年度の病床稼働率は97%を超え，患者1人当たりの入院単価は82,780円だった．

■ チーム医療は多数精鋭でプラスの循環──収益も右肩上がり

院長に就任して28年間，質の高い医療を展開するため，「いかに良質な人材を増やすか」に尽力した．病院とは，IT化された現在でも，基本的には機械ではなく，マンパワーで動いていくからだ．

医療に人手が必要不可欠なことを，近森院長は自らの体験から学んだ．1980年代，外科医不足となり，朝7時から夜中の救急まで大奮闘した．寝られるときに寝ておかなければならない生活で，「自分のほうが先に死ぬかと思った」．このとき，「医師一人では医療はできない」と痛感した．

さらに，今後ますます高齢社会になり，重症で障害が残りやすい病気の患者が多くなる．近森病院は全国に先駆ける形で，高齢化率が高く，入院患者の75%が65歳以

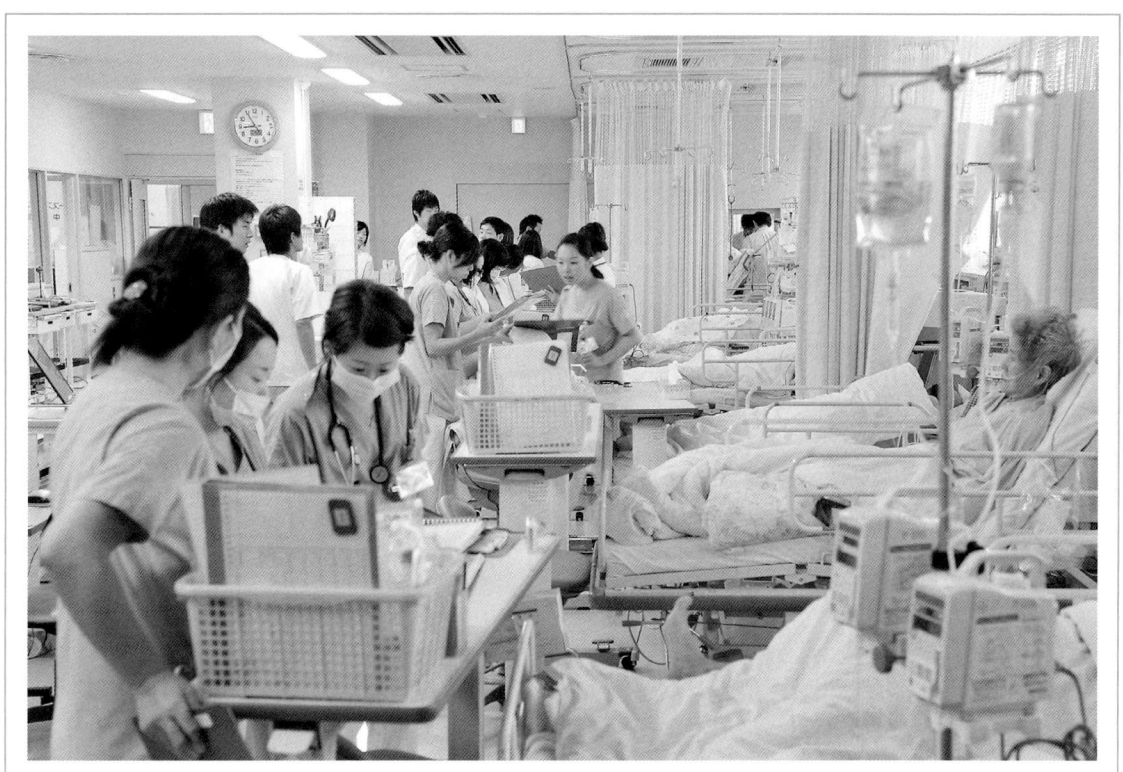

「メディカルスタッフを病棟に配置すると，廊下や病室にもスタッフがあふれる．このように，インフラ整備ができて初めて手をかけた医療が可能になる」(近森院長)

上の高齢者だという．このため，「合併症を予防し，早く治して，自宅に帰す」を目標にする．必然的に手厚いサポートをせざるを得ない．

業務量が増えたときには，＜メディカルスタッフの人数×1人当たりの能力×1人当たりの勤務時間＞で処理する．だが近森院長は，「スタッフの能力は0.8～1.2の幅で，さほど変わらない」と言う．1人当たりの勤務時間にも限界がある．スタッフの人数を増やすしかない．

スタッフの人数を増やすためには，どうやって人件費をカバーするか考えねばならない．そこで，近森院長は売り上げ（単価×患者数）を伸ばして，人件費率を上げないようにした．病院機能を急性期医療に絞り込み，1人当たりの単価を上げた．

時代のニーズに合わせて，病院を変え続けることにも取り組んだ．外来を縮小して入院医療に注力したり，集中治療系病床を増やしたりする等，柔軟に対応した．それでも救急車は断らず，可能な限り受け入れた．病院の医療の質が上がり，地元での評判がよくなるにつれて，地元かかりつけ医からの紹介患者が増えた．

メディカルスタッフには，ベッドサイドで専門性を発揮してもらう．9職種（看護師，薬剤師，管理栄養士，理学療法士，作業療法士，言語聴覚士，臨床工学技士，医療ソーシャルワーカー，歯科衛生士）が病棟に配属され，患者を直接"診る"．そのために，今まで薬や食事の管理をしてきた薬剤師や管理栄養士にはOJT（On-the-Job Training）で「医療人の常識」を教え込んだ．「"武器"をもたせないと，患者を診られ

ない」からだ.

　特に，入院患者の栄養状態と身体機能の低下予防(リハビリ)を徹底的に重視した．重症患者で経口摂取ができなくても，できるだけ経腸栄養を摂取し，免疫力低下を防ぐ．感染症を予防するためだ．その結果，抗生物質や点滴の使用量を大幅に減らすことができた．ジェネリック医薬品導入効果もあり，03年度約1億5,000万円だった抗菌薬の費用は07年度には約5,000万円と3分の1までコストダウンできた．さらに，経口摂取ができるほど改善する患者も増え，出来高払いの給食費は約3,200万円アップした．

　だが，栄養は摂取するだけでは体内でうまく活用されない．身体を動かすことでエネルギー代謝が始まり筋肉となる．そこで，「リハビリテーションチーム」では，元日を含む365日，ベッドサイドや訓練室で患者にリハビリを提供している．理学療法士による移動や歩行の訓練などを，入院翌日からベッドサイドで開始した結果，平均在院日数は約4日間短くなった．

　このように"多数精鋭"で質の高い，効率的な医療を追求した結果，病院の医業収入は右肩上がり．10年間で100床当たりのメディカルスタッフ数は111人増加し，272人になった．現在(2013年3月)，病院職員は919人で，医師は95人．職員824人のうち事務職を122人雇う(そのうち診療情報管理士35人)．医師だけでなく，医師を含む多職種の労働生産性が高いので売り上げが伸び，相対的に人件費率は45%にとどまる．ベッド稼働率は100%近くを推移する(図参照)．

　「世の中では『病院のスタッフを増やすと，人件費が上がり赤字になる』と言われる．でも，それは出来高払い時代の刷り込み(固定観念)です」

　近森院長は経験から，はっきり，そう言う．

臨床教育で即戦力を養い，レベルが上がれば権限を委譲

　チーム医療について，近森院長は「ローマは一日にして成らず」と強調する．

　病院では多職種が連携しやすい風土を作ってきた．院内旅行や忘年会，飲み会，勉強会が多く，他部署との交流が頻繁にある．メディカルスタッフがモチベーションをもって仕事に向かえるよう，管理職は専門性を高める場をつくる．メディカルスタッフ全体のコミュニケーションも大事にしている．具体的には，ほめるようにし，提案が出ても頭ごなしに否定しないようにするという．現場には自立的で前向きに動くことを求める．

　院長が率先して働き，「みんなが平等に汗をかいて，前向きに取り組む人を受け入れる病院」と看護部長の久保田聰美さんは言う．

　具体例として，心臓血管外科のチーム医療を紹介する．年間手術件数は胸部・腹部大動脈手術を含めて，10年度約350件．3人の心臓外科医を多職種がサポートし，医師を手術に専念させているからだ．そのうち，待機手術の死亡はなし．10年間でも死亡率は0.6%だった．

　虚血性心疾患に対する冠動脈大動脈バイパス移植術の場合，近森病院では手術室内で患者の気管内チューブをほぼ全員，抜管する．冠疾患集中治療室(CCU)では理学

職員数の増加と人件費の変化

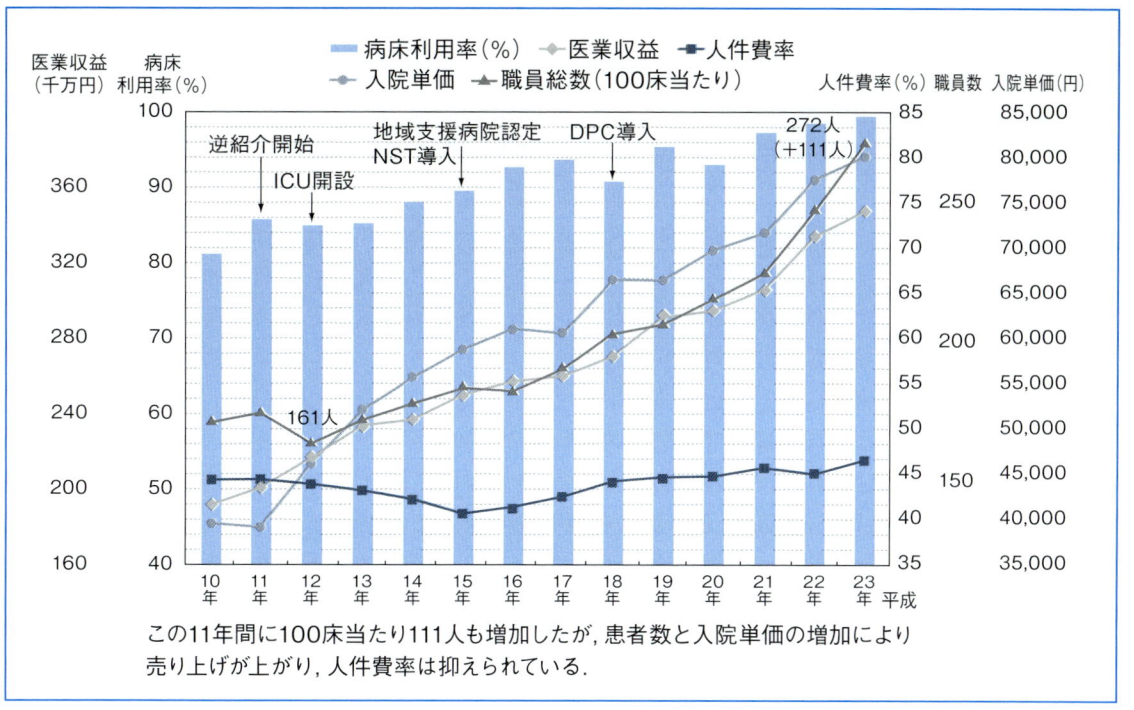

グラフ凡例:
- 病床利用率(%)
- 医業収益
- 人件費率
- 入院単価
- 職員総数(100床当たり)

グラフ中の注記:
- 逆紹介開始
- ICU開設
- 地域支援病院認定 NST導入
- DPC導入
- 161人
- 272人（+111人）

横軸：平成10年〜23年

この11年間に100床当たり111人も増加したが，患者数と入院単価の増加により売り上げが上がり，人件費率は抑えられている．

（資料提供：近森病院）

療法士が手術の2時間後には立位を取り，代謝の改善と合併症を予防している．翌日から8〜9割の患者はCCU室内で歩行のリハビリを始め，ほぼ全員が食事をする．これは，心臓血管外科部長の入江博之さんと関連職種とのチーム医療の成果だ．チームメンバーが，それぞれ専門性を発揮しているからこそ，実現できる．

たとえば，医療機器のスペシャリストである臨床工学技士は，心疾患の手術で人工心肺を操作するとき，無輸血で手術を終えることを目標にする．近森病院の場合，10年度の待機手術の無輸血率はリスクありの患者で6割，リスクなしで98％だった．

入江部長は翌日からのリハビリや食事を視野に入れ，手術室内で気管内チューブを安全かつスムーズに抜管できるよう，あとどれくらいで手術を終えられるか，術中，麻酔科医にタイムスケジュールを伝える．麻酔科医はそれを受けて，十分な覚醒の準備に入る．

術後，CCUに常駐する薬剤師は，投薬チェックと電子カルテの代行入力，複数の薬の相互作用や配合変化，患者の身体にアセスメントして副作用や点滴の血管外漏出などを確認する．服薬時は看護師とダブルチェックし，抗生物質の変更については積極的に医師に提案する．

管理栄養士はカルテを確認後，聴診で腸管の状態を確認し，食事が開始できるか判断する．経口摂取ができないようであれば経腸栄養を選択する．どうしても腸管が使えなければ静脈栄養を検討する．

理学療法士は術後の患者がスムーズにリハビリに入れるよう，術前からDVDを見てもらうなど，早期離床の意義を伝える．患者の循環動態が不安定であれば，血圧や

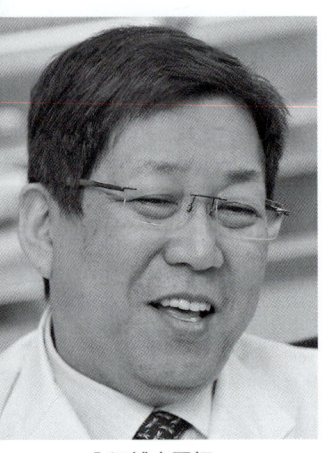

心拍数を確認しながらベッド上に座るよう指導し，合併症を予防する．
　こうして，各職種が手際よく動き，その動作が連動していく．
　入江部長は「チーム医療の根幹は権限の委譲」と言う．各職種に最初の判断を任せるということだ．「そのためには，患者を危険にさらさないよう徹底した教育が必要になる．一定のレベルに達すれば包括的指示で任せていきます」
　病棟回診前には，スタッフステーションに関連多職種が10数人集まり，対象患者の画像検査と血液検査のデータが映る大画面を囲む．入江部長が2つの画面の内容を確認しながら，各職種に質問したり意見を聞いたりする．薬剤師歴5年目の明神有希さんはカンファレンス前に予想される質問の答えを用意し，『治療薬ハンドブック』（じほう）を持ち歩いていた．
　入江部長が信頼できるスタッフの条件とは，次の2点．
①病状把握ができる観察力をもち，その対応に慣れている．
②おかしいと思ったときに，それを知らせることができる．
　コミュニケーション力を底上げするために，入江部長は毎朝，病院に「電話」し，看護師全員から患者の病態報告を受けるという．いかに要領よく説明できるか確認している．
　看護師の教育プログラムは確立され，4段階の「CCUクリニカルラダー」を順次，獲得していく．レベルⅣをクリアすれば，院内資格の「エキスパートナース」として認定され，術後の患者を個別・具体的指示のもとで管理する．現在，CCUに9人いる．業務内容は医師の判断後，CVライン（中心静脈静脈路）や術後のドレーンの抜去，人工呼吸のウイニング（離脱準備），輸液の速度調節，利尿薬の投与などである．米国のPA（physicians assistant；医師助手）に近い存在だ．看護師として平均11.5年勤務し，そのうちCCU所属経験が平均8.5年という．
　10年前，入江部長がこのエキスパートナースを提案した．「医師だけが奮闘するのではなく，パートナーを育てたい」という思いだった．クリニカルパスで対応できる範囲であれば，十分頼りにできるそうだ．待遇面も「優秀な人とそうでない人が同じではおかしい．頑張った人は報われるというモデルにしたい」と入江部長は応援する．
　その結果，心臓血管外科では，医師は医師にしかできない仕事に専念できるようになったほか，チーム全体の臨床力が上がった．エキスパートナース自身も，今まで積み上げて来たものが認められ，モチベーションややりがいにつながるようになった．
　だが一方，看護師としてのジレンマも抱え，「看護の本当に大切なこと，必要なことも忘れないようにしたい」と看護部でよく話し合うという．久保田看護部長は「看護師は，特に患者や家族の生死に関わる意思決定場面で患者のQOLを視野に入れながら，選択すべき判断材料を提供したり支援したりする存在でいたい」と話している．

■ 管理栄養士がメディカルスタッフの仲間になる

　患者の早期回復を下支えする栄養サポートチーム（nutrition support team：NST）では，近森院長が病棟ラウンドでOJTをする．取材日はCCUとICUの一角で，3

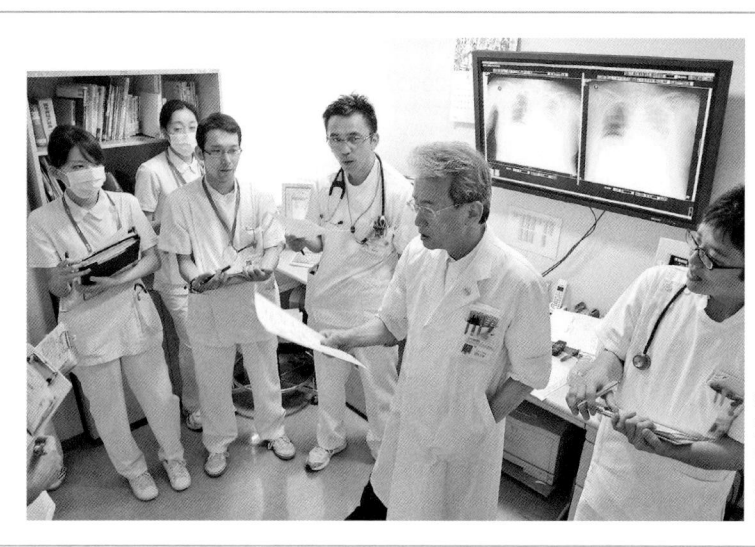

病棟ラウンド中の教育の様子．大画面の検査画像や血液検査データを見ながら，近森正幸院長(右から2人目)が臨床医学を教える

症例について1時間近くかけて指導していた．

　各職種が症例報告を読み上げる．検査画像や血液検査データを見ながら，院長はメディカルスタッフに「この数字は何を意味しているか」「これはどうしてでしょうか」と矢継ぎ早に質問していく．初歩的な画像の読み方，検査データの数字から病態を把握する等だ．年間250症例を検討していくので，新人は半年でOJTを卒業し，病棟で一人前の担当管理栄養士として意見が言えるようになる．

　近森病院では，医師が管理栄養士を大いに頼りにする．医療の質が高くなるからだ．栄養ケアプランの作成，高カロリー輸液の処方設計のほか，経口・経腸・経静脈栄養の栄養剤の選択も提案させる．臨床栄養部長の宮澤靖さんが赴任して，近森病院の管理栄養士の仕事は180度変わった．

　宮澤部長は米国で2年半，臨床栄養を経験したことがあった．帰国後の97年，NSTを始めた．だが当時，国内ではあまりに先進的で，うまくいかなかった．近森病院にもそんな土壌はなかったが，院長は管理栄養士が患者をアセスメントする訓練として褥瘡対策をしてもらった．その結果，院内の評判が高まり，翌年からNSTを始めることになった．宮澤部長はこう思い出す．

　「チーム医療によって，権限を委譲してほしいと思っていたわけではない．『僕たちもメディカルチームの仲間に入れてほしい』という，それだけでした」

　そこで，厨房の管理栄養士からメディカルスタッフになるため，近森院長は「ベッドサイドでの立ち振る舞いのほか，病態の理解や血液検査，X線，CTスキャンの読み方など，医療人としての常識を教えた」と言う．

　宮澤部長は当時36歳で，すでにベテランだった．それでも初心に戻ったように「管理栄養士に対する期待が大きすぎて，嬉しくてたまらなかった．毎朝，病院に来るのが楽しみでした」と振り返る．

　近森院長は「『最終的な責任は医師が取るから，お前がやれ』とお願いしていかないと，現場は回りません」と言う．

【近森病院　チーム医療の足跡】近森院長の教え「チームはゆるやかに進化する」

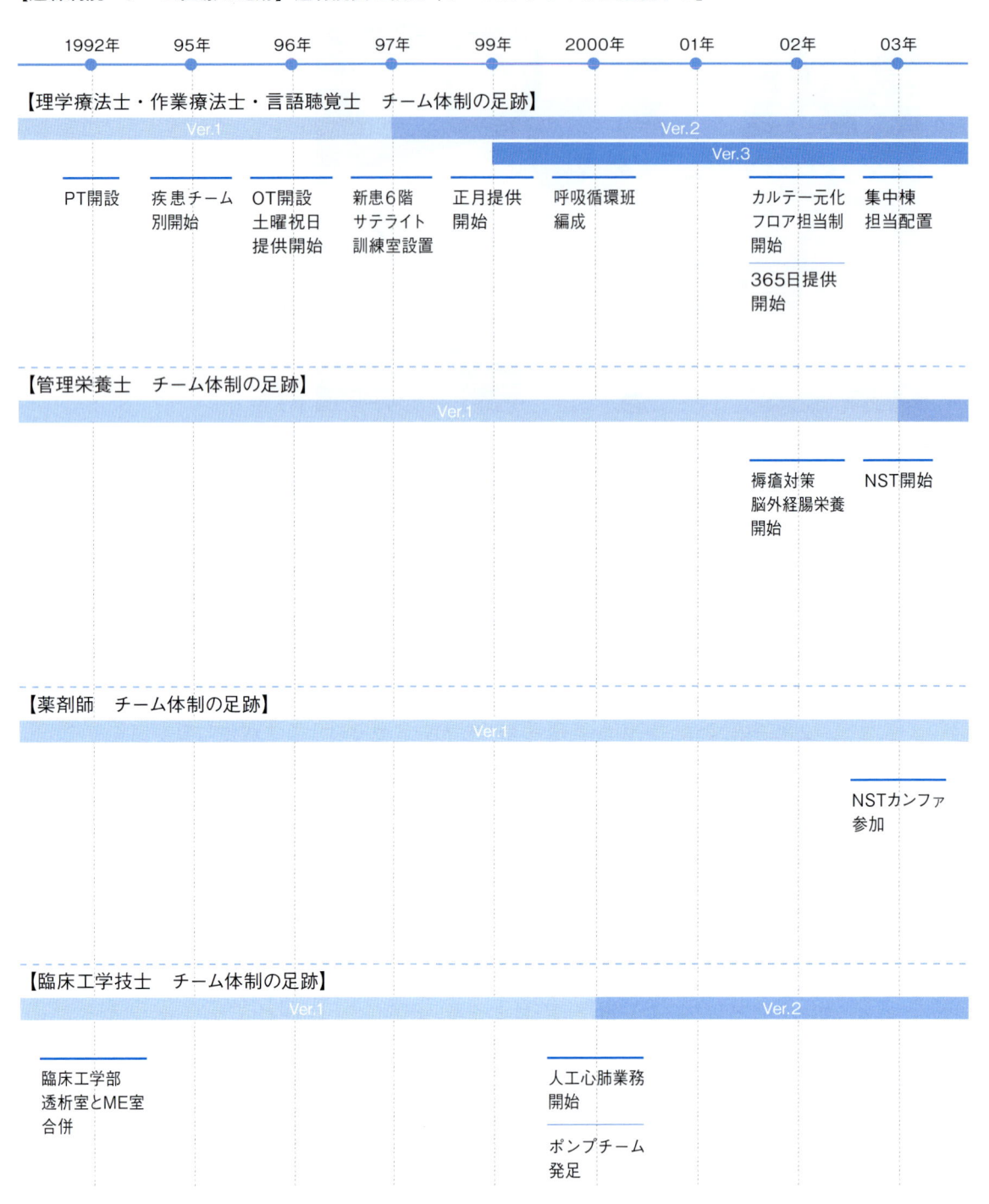

```
1992年    95年    96年    97年    99年    2000年    01年    02年    03年
```

【理学療法士・作業療法士・言語聴覚士　チーム体制の足跡】

Ver.1 ／ Ver.2 ／ Ver.3

- PT開設（1992年）
- 疾患チーム別開始（95年）
- OT開設／土曜祝日提供開始（96年）
- 新患6階サテライト訓練室設置（97年）
- 正月提供開始（99年）
- 呼吸循環班編成（2000年）
- カルテ一元化／フロア担当制開始／365日提供開始（02年）
- 集中棟担当配置（03年）

【管理栄養士　チーム体制の足跡】

Ver.1

- 褥瘡対策／脳外経腸栄養開始（02年）
- NST開始（03年）

【薬剤師　チーム体制の足跡】

Ver.1

- NSTカンファ参加（02年）

【臨床工学技士　チーム体制の足跡】

Ver.1 ／ Ver.2

- 臨床工学部／透析室とME室合併（1992年）
- 人工心肺業務開始（2000年）
- ポンプチーム発足（2000年）

チーム医療 Ver.1：医師の指示のもと，専門職の各部署で業務をする．

チーム医療 Ver.2：専門職が各部署から病棟へ出て（専門部隊型），カンファレンスですりあわせをして情報共有する．専門職は「半自律（自律：それぞれの視点で患者を診て判断する）」「半自動（自動：その判断に基づいて介入する）」の状態（情報共有による医師の指示があるのでチームが回っていく）．

チーム医療 Ver.3：専門職の専門性が高い人材が育ち，業務が標準化し質がより高くなり「スーパーチーム」ができる．専門職は病棟に配属され，情報を共有し，「自律」「自動」で業務をする．

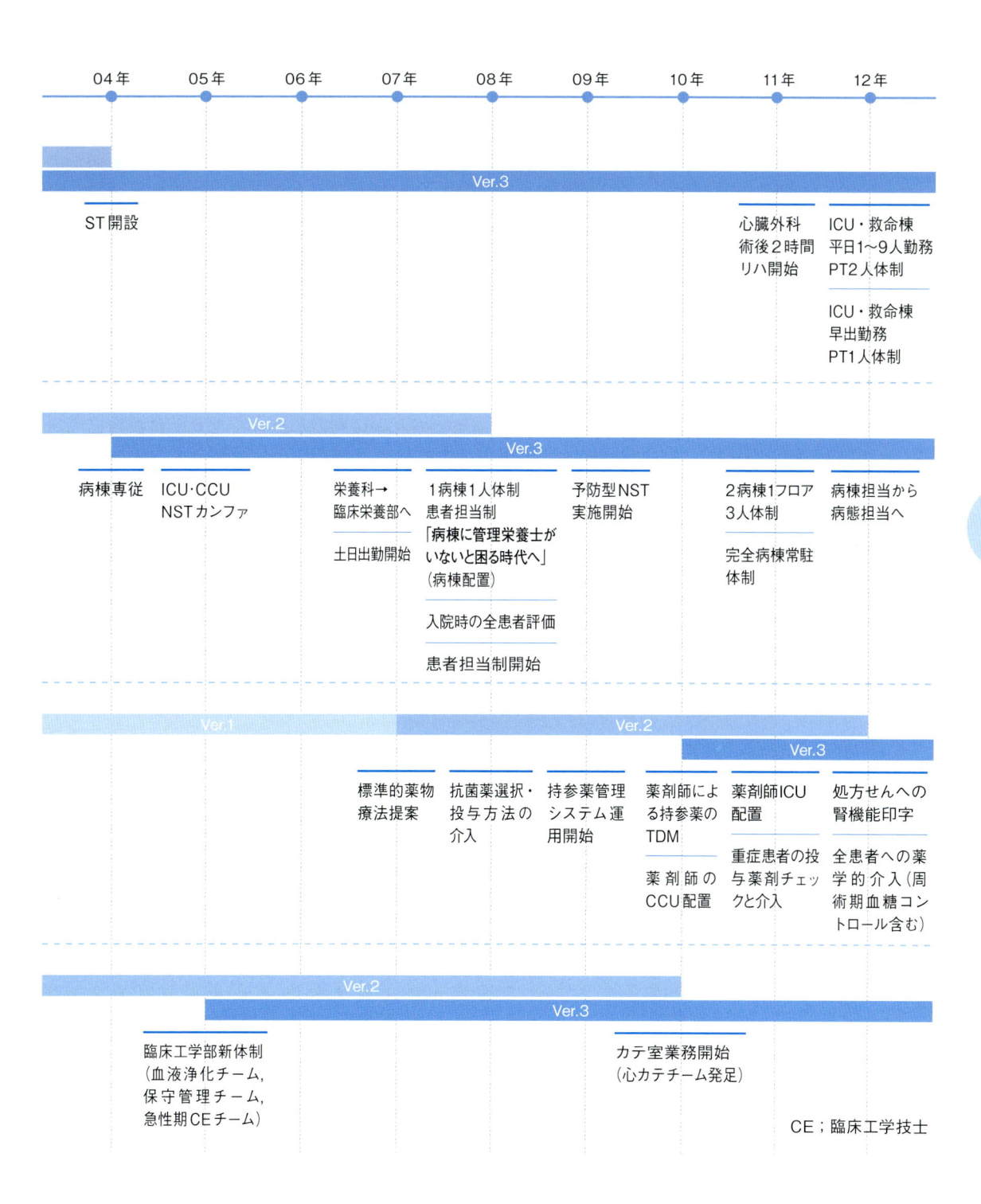

心得 5-事例 4　近森病院　栄養サポートチーム

```
  04年    05年    06年    07年    08年    09年    10年    11年    12年
───●──────●──────●──────●──────●──────●──────●──────●──────●───
```

				Ver.3				

- ST開設

心臓外科術後2時間リハ開始

ICU・救命棟　平日1～9人勤務　PT2人体制

ICU・救命棟　早出勤務　PT1人体制

Ver.2 ── Ver.3

- 病棟専従
- ICU・CCU NSTカンファ
- 栄養科→臨床栄養部へ
- 土日出勤開始
- 1病棟1人体制　患者担当制　「病棟に管理栄養士がいないと困る時代へ」（病棟配置）
- 入院時の全患者評価
- 患者担当制開始
- 予防型NST実施開始
- 2病棟1フロア3人体制
- 完全病棟常駐体制
- 病棟担当から病態担当へ

Ver.1 ── Ver.2 ── Ver.3

- 標準的薬物療法提案
- 抗菌薬選択・投与方法の介入
- 持参薬管理システム運用開始
- 薬剤師による持参薬のTDM
- 薬剤師のCCU配置
- 薬剤師ICU配置
- 重症患者の投与薬剤チェックと介入
- 処方せんへの腎機能印字
- 全患者への薬学的介入（周術期血糖コントロール含む）

Ver.2 ── Ver.3

- 臨床工学部新体制（血液浄化チーム，保守管理チーム，急性期CEチーム）
- カテ室業務開始（心カテチーム発足）

CE；臨床工学技士

12年目の現在，栄養サポートが必要な患者にはすべてNSTが介入し，24時間365日稼動している．管理栄養士22人で1フロア2病棟3人体制を組む．特に，高齢者は予備能力がなく，早く栄養サポートを始める必要があったり，土日2日間で急変したりすることが多い．

　「夜中に呼ばれるのは経腸栄養による下痢や嘔吐の場合で，医師でも管理栄養士でも答えは同じです．私たちがサポートすれば医師を起こさず，翌日の手術に専念してもらえます」と宮澤部長は言う．管理栄養士の手に負えないと判断すれば，迅速に医師の指示を仰ぐ．

　近森院長は「チーム医療とは，全職種が『自律（それぞれの視点で患者を診て判断する）』，『自動（その判断に基づいて介入する）』しているということ．医師と同じようにそれぞれの視点で診断・治療する能力がなければ，真のチーム医療はできない」と言う．

　近森病院では，チーム医療をすることでお互いに刺激しあい，それぞれが自己実現をしている．近森院長は「チーム医療は年単位でらせん状に進化します．うちも今はVer.2～3で，まだまだ変わっていきます」と話している．

column
救急チームに臨床検査技師と薬剤師を配置

チーム医療にどの職種を入れていくか．まだ過渡期で，これからの議論になると感じる．たとえば，第2章事例1の亀田総合病院（千葉県，925床）では，2011年から救命救急センターの救命救急チームに臨床検査技師や薬剤師を加えている．

亀田総合病院では，年間約4,300台以上の救急車，約200例のヘリ搬送によって，合計2万8,000人以上の患者を受け入れる．救命救急チームには医師7人，看護師16人がいるが，メンバーはあまりの忙しさに疲弊していた．そこで，臨床検査技師4人，薬剤師1人を救急外来に配置することにした．

救急外来を担当する臨床検査技師にはラボを出て，外来に常駐してもらい，臨床検査業務のほかに，医師の診療補助として具体的な指示のもと，▷外科処置介助 ▷心肺蘇生介助 ▷留置式尿道カテーテル挿入介助など，さらに看護師の支援業務として ▷バイタルサイン測定 ▷清拭などの患者ケア ▷患者搬送・移動 ▷環境整備・物品補充などをしてもらっている．また，院内資格を設定し，教育による安全性と適正性を確保したうえで，静脈ライン確保もしている．

このような業務について，救命救急科部長の大橋正樹さんはコアメンバーの医師を対象に，▷成人採血 ▷血液培養採取 ▷心電図検査 ▷検体分注・スピッツ準備 ▷外科処置介助 ▷小児処置介助 ▷心肺蘇生介助の7つの業務の満足度と必要性について無記名の調査をした．その結果，外科処置介助，小児処置介助，心肺蘇生介助については臨床検査技師が業務に不慣れなこともあり満足度は低いということだった．だが，全体的に臨床検査技師の業務には満足しており，医師の業務の負担軽減や効率化につながっていた．外科処置介助，小児処置介助，心肺蘇生介助は，教育をしていくことで向上していくと考えられている．13年度は5人増員した．

また，薬剤師については，救急外来常駐前後の1年間の薬剤関連のインシデントの割合を比較したところ，約46％から約36％と10ポイント低くなっていた．薬剤に関連した有害事象の発見や回避が早急にできるようになったためだという．

このような救命救急チームの編成について，大橋部長は「臨床検査技師と薬剤師がチームに加わったことで，検査と薬に関しては専門職に任せられるようになり，詳しく深くアプローチできるようになりました．医師や看護師も本来の業務に集中できています」と言う．「マンパワーの面でも，緊急時に専門職が迅速に対応でき，多くの患者に対応できます」と話している．

第2章　チーム医療を成功させる10か条

心得 6　現場 vs チームにならないようにしよう

事例5　院内感染対策を徹底する

新潟大学医歯学総合病院　感染防止対策チーム

感染防止対策は，全スタッフの日々の小さな習慣の積み重ねが結果に反映される．しかも一人ひとりが自覚をもち徹底しなければ結果は出ない．そんなとき，病院横断的に質を管理する人が必要になる．これがICT(infection control team)の役割だ．現場とチームが対立することなく，活動を進めるにはどうしたらいいか．失敗を乗り越えた例を紹介する．

2003年，新潟大学医歯学総合病院(新潟市中央区，825床)に，病院長直轄の部門として「感染管理部」が発足した．関東・甲信越のエイズ治療ブロック拠点病院に指定されているため，感染管理部は「感染症治療」「エイズ治療ブロック拠点業務」「院内感染対策」の3つのセクションからなる．

院内感染対策は，「感染防止対策チーム(以下，ICT)」の担当．コアメンバーは，感染症専門医，感染管理認定看護師，感染制御専門薬剤師，感染制御認定臨床微生物検査技師の4人．そのほかに，部長を含めて医師が9人，事務担当者が1人いる．感染症専門医と感染管理認定看護師の2人は専従で配置されている．

ICTの主な活動は次の6つになる．
① 日々の薬剤耐性菌検出とデータ作成
② 院内感染対策の徹底(病棟ラウンドによる環境整備を含む)
③ アウトブレイク時の対応
④ 職業感染対策
⑤ 感染管理教育
⑥ 感染管理に関する情報提供，感染症治療の指導・助言(コンサルテーションや抗菌薬の適正指導を含む)

■ 年2回のICTラウンドで小さな習慣を徹底していく

ICTラウンドでは，毎週1回，1部署を1時間程度訪問する．各部署には年2回行くことになる．取材日，脳外科と内科の混合病棟にラウンドする日に同行した．

現場では感染対策担当者(infection control manager：ICM)の医師と看護師が対応する．チームと現場でミーティングをもち，ICTから部署ごとの「薬剤耐性菌検出データ」を伝えながら，感染対策の現状について話し合う．さらに病棟内をICMと一緒に歩き，複数の職種の視点から予防対策状況をチェックする．

ICT作成のオリジナルリストには，▷手洗い　▷流し　▷擦式アルコール製剤　▷治

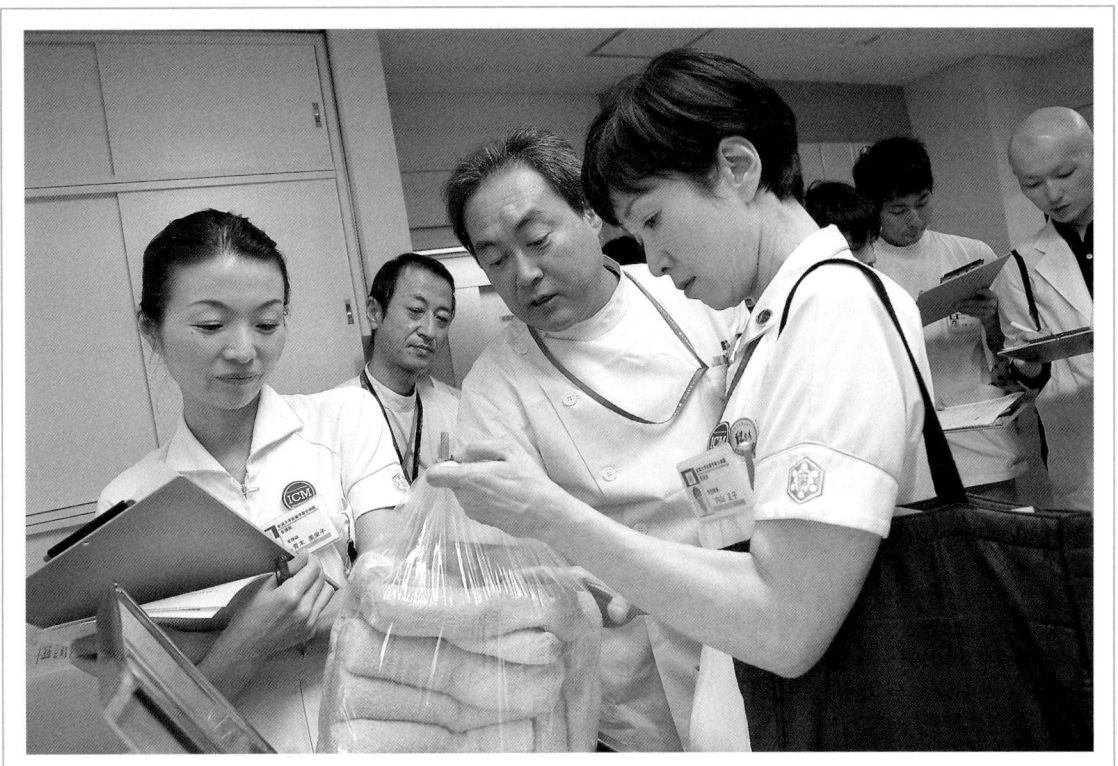

ICT ラウンド中．左から看護師の青木美栄子さん，薬剤師の田村隆さん，臨床検査技師の高野操さん，看護師長の内山正子さん

療車 ▷ワゴン ▷消毒薬 ▷薬剤の保管庫 ▷廃棄物 ▷輸液調整台 ▷汚物処理室 ▷リネン ▷浴室の 12 か所，47 項目が並び，○×で評価することになっている．メンバーはそれらを目視で確認する．

　感染管理認定看護師で，師長の内山正子さんが手洗いシンクの前で立ち止まり，内側をペーパータオルでさっと拭いた．汚れは付かなかった．

　「だいじょうぶ，きれいですね」

　メンバーが廃棄物のゴミ箱をのぞき込むと，使用済みの留置針が入っていた．内山看護師長はその場にいた ICM で看護師の野口暢茂さんに聞いた．

　「いつもはどうなんですか」

　「気づいたときは，注意しているのですが……」

　野口看護師が困り顔で言うと，内山看護師長は励ました．

　「前回も×でしたね．次回はがんばりましょう」

　ナースステーションでは，翌日，使用する清拭用タオルが濡れた状態でセットされていた．感染制御認定臨床微生物検査技師の高野操さんが，「濡れた状態で室温に置いておくと，菌が繁殖しやすい．時間があくなら冷蔵庫に保管したほうがいい」と指摘した．ICT メンバーが集まって，改善策を話し合った．

　感染制御専門薬剤師で薬剤部主任の田村隆さん（抗菌化学療法認定薬剤師兼任）は薬剤の保管庫内を細かくチェックした．

ラウンドの日時は院内で周知する．だが，ICM の野口看護師は「ありのままを見てもらったほうがいい」と思い，当日，意識して片づけはしないという．

院内感染対策を支えるのは，臨床検査技師と薬剤師作成のデータ

ICT の活動によって，院内の薬剤耐性菌発生は 4 年連続 8 期にわたって減少している．病棟ラウンドを始めた 06 年上半期と比べて，3 年後の 09 年下半期は「新規 MRSA の陽性患者が約 4 割減」だった．ラウンドでチームと現場がやりとりするようになり，病院全体の意識が上がったという．

感染管理部副部長として ICT のリーダーを務める，感染症専門医の田邊嘉也さんはこう言う．「部署ごとの数字をもとに説明するので，スタッフも現状を認識しやすいようです」

チェックに使うデータは，メンバーの高野臨床検査技師と田村薬剤部主任が作成する．

高野臨床検査技師は薬剤耐性菌のなかでも，特に①新規 MRSA ②多剤耐性緑膿菌（MDRP）③メタロ β-ラクタマーゼ産生菌 ④基質特異性拡張型 β-ラクタマーゼ（ESBL）産生菌の 4 種類を，毎日，入院患者の検体から調べている．継続的に菌の検出量を記録しているので，病棟ごとの異常を察知できる．

田村薬剤部主任は，①手指衛生製剤（手指消毒剤とハンドソープ）の月平均使用本数 ②抗菌薬の月平均 AUD 値（1,000 人の患者につき，入院 1 日当たりの使用密度）の調査データを作る．病棟ごとの手指衛生製剤の月平均使用量が減少した場合，手洗いや消毒の習慣が緩んできたとみる．

抗菌薬は主治医の選択や使用量が適正かどうか，調査結果を示しながら現場の意見を聞き取る．田村薬剤部主任が気づいたことを田邊副部長とディスカッションし，より適切な抗菌薬の使い方を主治医に伝えることもある．

「抗菌薬選びは，実際に診察した主治医が患者の状態を診て決めた治療方針です．明らかに効果がない薬剤を選択していない限り，感染症専門医や薬剤師の『助言』としています」（田邊副部長）

ラウンド後は，各職種の指摘事項を報告書としてまとめ，現場にフィードバックする．さらに，新たな耐性菌発生の予防策として，検体の血液培養を繰り返し呼びかける．起因菌を確定し，狭い領域の抗菌薬への変更を習慣づけていくためだ．

しかし，ICT 活動開始後も，04 年に NICU（新生児特定集中治療室）で，09 年には消化器外科病棟で，それぞれ MRSA のアウトブレイクが起こった．

感染症対策の意外な盲点とは

04 年の NICU でのアウトブレイク時は，ICT が訪問視察した結果，手袋の着脱と手洗いのタイミングに問題があるとわかった．特に処置やケア後，手袋を着けたまま，他の物品や病院内に触れていた．

手洗いは①患者に触れる前 ②手袋着用前 ③手袋を外したあと，に実施できていな

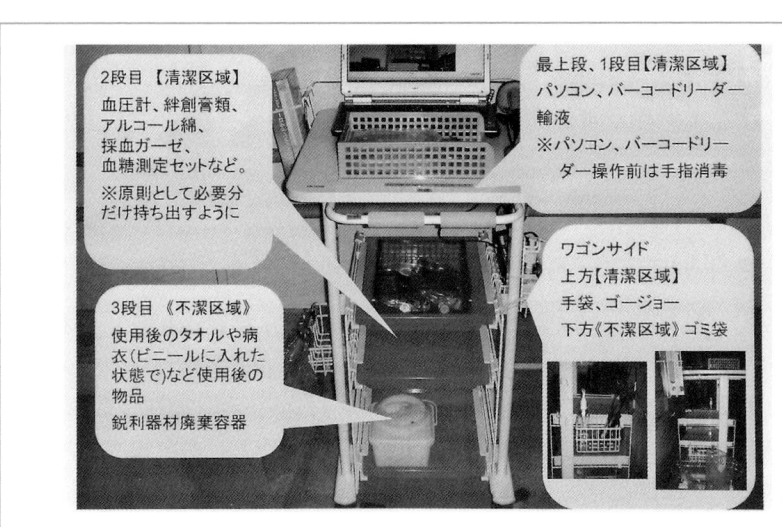

> **2段目【清潔区域】**
> 血圧計、絆創膏類、アルコール綿、採血ガーゼ、血糖測定セットなど。
> ※原則として必要分だけ持ち出すように

> **最上段、1段目【清潔区域】**
> パソコン、バーコードリーダー、輸液
> ※パソコン、バーコードリーダー操作前は手指消毒

> **3段目《不潔区域》**
> 使用後のタオルや病衣（ビニールに入れた状態で）など使用後の物品
> 鋭利器材廃棄容器

> **ワゴンサイド**
> 上方【清潔区域】
> 手袋、ゴージョー
> 下方《不潔区域》ゴミ袋

ワゴンの清潔・不清潔の区別が一目でわかるシート

かった．内山看護師長は「『手袋を着ける前は，手洗いは必要ない』『手袋をしていたから手に菌は付着していない』と思い込んでいたのではないか」と分析する．でも，それは間違い．内山看護師長はこう説明する．

「手袋は強度がそれほど強くないので，使用中に穴が開くことがあります．手袋を着ける前の手に菌が付着していたら，その穴から患者に伝播させてしまう可能性があります．また，手洗いせずに箱の中の手袋を取ったら，着用前に菌が伝播してしまいます．いずれも，手袋は手がきれいな状態で使用しなければ意味がありません」

そこで，NICU の ICM が中心となり，標準予防策に関する部署内の学習会を開催したり，手指消毒徹底のポスターを貼って意識づけを行ったりする等して，スタッフに周知した．そのほかにも取り組んだ結果，3 か月後には新規検出者数は減り始め，翌年には出なくなった．

09 年の消化器外科病棟の場合も，日頃の感染対策で，次のような問題が見つかった．

標準予防策では，①オムツ交換時に手袋しか着用していなかった．ビニルエプロンも必要 ②1 患者 1 手指衛生，1 処置 1 手指衛生の実施が不徹底 ③ワゴンの清潔・不清潔の区別（写真参照）が明確でない．

接触予防策では，①患者のリネンや正常皮膚に触れるときからの手袋着用ができていない ②スタッフが接触予防対策患者を把握していない ③接触予防策を行動レベルで理解していない．

そこで，感染管理認定看護師で ICM の青木美栄子さんはスタッフ全員が徹底して行動できるよう指導を繰り返した．具体的なルールを作り院内に掲示したり，MRSAの検出データを病棟の対策実践の結果としてフィードバックしたりした．医師も手術時の感染対策に関心をもつようになり，積極的に取り組んだ．その結果，消化器外科病棟では 2 年間で検出率 4 割減となった．

病院には常に弱毒性の病原菌が生息し，患者の免疫力が低下したときに悪影響を及ぼす．医師は抗菌薬で菌の繁殖を止めようとする．が，菌は耐性菌に変異する．いっ

たい，菌とはどう付き合えばいいか．
　高野臨床検査技師は「私たちは菌を操ることができます．微生物について知ることで，防御と攻撃，そして共生が可能になる．感染は予防できると知ることが大切です」と言う．

■「現場 vs チーム」にならない——コミュニケーションは現場目線で

　ICTの病棟ラウンドは，感染対策について，日常を振り返るよい機会となる．だが，「ICTは評価する立場，現場は評価される立場」という対立構造になりやすい．たとえば，06年，ICTのラウンド初日，こんなことがあった．チームが病棟に出向き，「耐性菌が検出された患者さんの話を聞きに来ました」と伝えたところ，担当看護師が対応した．そこで，ICTはさまざまな質問をした．
　「患者さんに耐性菌が検出されたことを知っていますか」
　「日頃，どんな対策をされていますか」
　ところが，担当看護師は突然のICTの来訪に緊張が走り，顔が強張ってしまった．「チェックされている」と，拒否感さえもたれたという．たった5分のやりとりだったが，うまくいかなかった．チームの苦い経験になった．
　そこで，田邊副部長と内山看護師長は「現場と問題点を共有し，一緒に考える」スタイルを取ることにした．さらに，コミュニケーションでは現場をねぎらうよう留意する．2人はこう言う．
　「『これはいけない』『ここはダメ』ではなく，『○○はいいですね』から始めるようにしています」（内山看護師長）
　「怒られるのは，誰でも嫌なもの．感染対策をやっていこうという雰囲気を作るようにしました」（田邊副部長）
　ICTが発足したばかりの頃は「感染対策上はこうしたほうがいいので，そうしてく

現場 vs チームにならない院内ラウンド（新潟大学医歯部総合病院の場合）

感染対策の目標
①各部署の感染対策の標準化を図る． ②各部署の感染対策担当者が自部署の現状（薬剤耐性菌検出状況，抗菌薬使用状況）を把握して課題を見出すことができるよう導く．
ラウンドの留意点
①ラウンドの目的・目標・方法を現場と共有し，現場の理解を得る． ②現場の感染対策担当者や管理者とともにラウンドし，一緒に考える． ③ラウンドを情報提供とディスカッションの場として，「落としどころ」を一緒に考える． ④「どうやって改善したか」プロセスや工夫点についても確認し，現場の努力をねぎらう． ⑤現場の意見を取り上げ，院内全体の改善につなげることで，「ICTに伝えてみよう」「ICTに相談してみよう」という意識と信頼関係を構築する． ⑥フィードバック時は評価の理由や根拠を添える．写真も添付する．肯定的なコメントを心がける．ICTも説明をサポートする旨を伝える．

（内山正子．ICTラウンド—現場へのベストアプローチ "現場 VS ICT" にならない院内ラウンド構築の工夫．感染症対策ICTジャーナル 2011；6(3)：304-8 を参考に著者がまとめる）

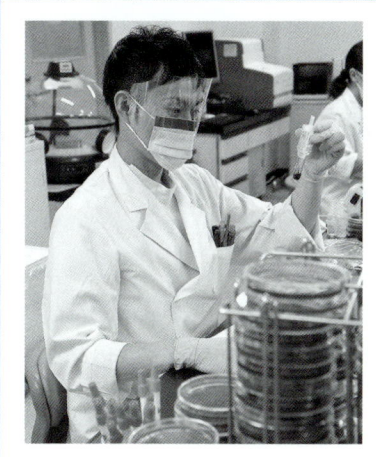

毎日，病棟から検査部に大量の検体が届く．感染対策の基本である

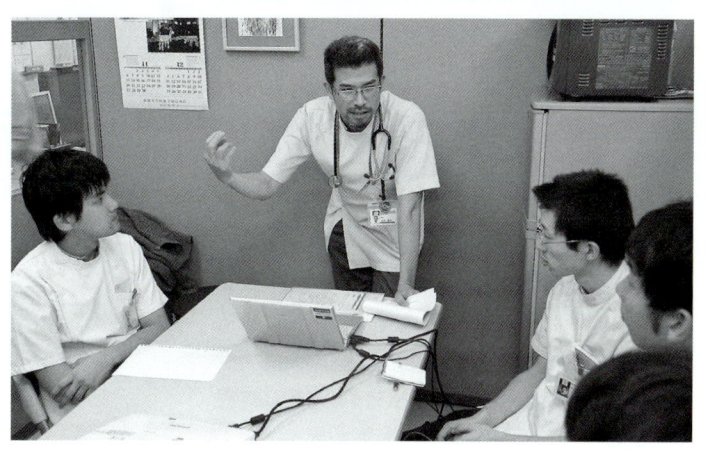

感染管理部副部長で感染症専門医の田邊嘉也さん（写真中央）．医学部5年生に院内感染教育をしている

ださい」と言ってしまった．すると，医師から「これまでの方法でも，大きな問題はなかった」「手袋を変えたところで，どんな意味があるのか」「そんな手順は忙しくてできない」などと言われ，なかなか，習慣を変えてもらえなかった．「看護師が何を言う」と医師と衝突を起こして，別の医師が止めに入ったこともあった．

現場の習慣を「当たり前の文化」に醸成していくための工夫

　現場がなかなか変わらないときは，「実行しにくいことがある」「理由がわからない．納得できない」などの原因がある．内山看護師長はそう思い，院内でさまざまな工夫もした．

　たとえば，02年CDC（米国疾病予防対策センター）のガイドラインで「輸液を中心静脈カテーテルに入れるときは帽子，マスク，滅菌手袋，滅菌ガウン，全身用ドレープ（覆う布）を使用して挿入する」と決まった．だが，院内の会議では「ガウンやドレープは別に準備しなくてはならない」「ガウンや帽子は暑いから着づらい」などと言われ，定着させるのが難しかった．

　そこで，内山看護師長はメーカーに頼んで使用するグッズを一つの袋にパッキングしてもらうことにした．そうすれば，準備し忘れることがない．また，開いたとき，帽子もセットで出てきたら使わざるを得ない．まず，常に清潔を維持している手術部で実施してもらった．次第に病棟でも広がった．その結果，実施前後で血流感染は減少傾向を認めた．パッキングには，コストがかかった．だが，ガウンの値段を落とす等，経費的にも工夫した．

　8年目になり，院内の習慣が「当たり前」に変わっている．それが患者の医療安全と早期退院につながる．

column

チーム医療で意見が対立！その解決方法とは？

> 70代の女性が脳梗塞で入院し，右半身麻痺の症状が出ています．女性はちぎり絵が趣味だったので，「早くできるようになりたい」と望んでいます．作業療法士は，「ちぎり絵の機会を作り，女性患者の満足感の向上と指先の麻痺の改善を図るべき」と主治医に提案しました．
> しかし，主治医は「今の状態なら，理学療法のプログラムを強化することで自立歩行を取り戻せる」と譲らず，1日40分の理学療法を行うことを主張．両者の意見が対立してしまいました．

チーム医療ではお互いの考え方がかみ合わず，やりにくさを感じることが多くある．異なる職種のスタッフ同士が，これまで経験してきた教育や文化が違うにも関わらず，同じ患者のケアにあたるからだ．特に，自分にとっての「当たり前」が相手に通じないときは「どちらの考えが正しいか」と議論になり，人間関係そのものを揺るがすバトルにまで発展してしまう．

このような状況を，早稲田大学大学院商学研究科専門職学位課程（MBA）専任講師の西條剛央さんと，吉備国際大学准教授で作業療法士の京極真さんらは，「信念対立」と呼んでいる．京極准教授は精神科領域の作業療法をしていた．こうした信念対立を起こしている当事者の感情のメカニズムを京極准教授は次のように分析する．

① 「何でわかってくれないんだ」「ムカツクなぁ」と腹が立つ
② 次に不安定な状態になり，さらに怒りを呼び起こす．感情が波のように襲ってきて，精神的に振り回される．怒り→不安→葛藤→ストレス，と悪循環に陥る
③ そのうち失望し，諦めの気持ちに．やる気が失われ，自分のすぐ近くで何かが起こっても見て見ぬふりをするようになる
④ やがて相互批判が起こるようになり，お互いの信頼関係が失われる

京極准教授はこう警鐘を鳴らす．
「チーム医療では，信念対立が起こるとコミュニケーションエラーが起こりやすくなり，パフォーマンスが下がります．さらに，医療過誤・医療事故の発生や医療崩壊につながる恐れがあります」

お互いの「当たり前」に疑いを向ける

コミュニケーションエラーが起こった場合の対策として，京極准教授は「信念対立解明アプローチ」という技法を提案する．問題がどうして起こっているのか要因を一緒に探し出し，お互いに折り合いを付ける方法だ．意見が対立したまま，一定の結論を出して議論を終わらせようとすると，信念やパワーがぶつかり合い，信念対立が悪化しかねない．

「そこで，両者が抱く『当たり前』に疑いを向けることで，各々の視点をずらして視野を広げます」と京極准教授は説明する．

この技法は特に，エビデンスがきわめて乏しい場合や，患者のニーズがくみ取りにくい場合に良い効果を上げるという．信念対立が起こったときには，次の3点を意識するとよいと，京極准教授はアドバイスする．

① あらゆる信念（考え方・感じ方）には，自分の関心・志向が色濃く反映されている
② あらゆる信念（考え方・感じ方）には，間

違いが含まれている可能性がある
③多様性を認め合う．自分と相手は違う

そのうえで京極准教授は，「自分たちが置かれた状況と目的を共有して，共通の目標を設定し，お互いの了解事項を確認し合う（コンセンサスを得る）と目指す方向が一致します」と解説する．このプロセスを踏むと，相手の信念を思い込みと気づかせることもできるという．具体的には，対話のなかで次のようなフレーズを使いながら考えていく．

- 自分たちが置かれた現状を見直す
  →「このチームの『現在の状況』と『目的』は何だろう？」
- 共通の目標を探す
  →「より妥当な目的は何か？」
  「どういう状況なら協働できるか？」
- 相手に「その信念（感じ方，考え方）は思い込み」と気づかせる
  →「本当にそうか？」
  「本当にそれでできるのか？」

信念対立解明アプローチとは，哲学の「構造構成学」がベースになっている．構造構成学とは，人間科学をテーマにした議論の対立（たとえば「科学とは何か」「存在とは何か」）を終わらせるためにできた学問のことだ．

二者択一ではなく，どちらも生かす

冒頭の例の場合，まず「どういう状況と目的を設定すれば，チーム医療ができるのか」，主治医と作業療法士がお互いの認識を確認する．目的は「リハビリによって患者の負担を軽くし，自宅に帰っていただくこと」だ．

このケースの場合の解決策を，京極准教授は次のように提案する．

「理学療法か作業療法かではなく，ちぎり絵に必要な材料や道具を患者さんに用意してもらうときに，歩行訓練を行うのはどうでしょうか．あるいは，立った姿勢でちぎり絵をしてもらってもいいですね．つまり，二者択一ではなく，どちらも生かしていける代替案を考えていくことが，信念対立を終わらせるうえで必要です」

チーム医療の現場では，次のような意見対立もよく見かける．

スタッフＡ：「チーム医療が機能するためには，スタッフ間の緊密なコミュニケーションが欠かせない．カンファレンスは定期的に行い，一緒に酒を飲む"ノミュニケーション"も大切だ」
スタッフＢ：「コミュニケーションは必要かもしれないが，話し合うことが形だけになってしまう」
「ポジションパワーのある人の意見しか通らないから空しいだけ」

この場合は，共通の目標やルール（条件設定）を作る．ここでは，共通の目標を「チーム医療を機能させ，医療の安全を守ること」とする．そのための条件設定とは，「どんな時にスタッフ間の情報共有が必要か」．

そこで「新しい患者が来たとき」「患者の状態が変わったとき」「緊急時」「医師の治療方針が変わったとき」などのルールを作ることで，ポイントを絞った必要最小限の話し合いや情報共有が可能になり，対立関係が解消される．

（初出：上野直人, 福原麻希. メディカルスタッフのためのキャリア・ディベロップメント講座 コミュニケーション力を高めるために知っておきたいこと（3）チーム医療で意見が対立…でも「視点」を変えれば解決！日経メディカルオンライン 2012年8月7日掲載
http://medical.nikkeibp.co.jp/leaf/mem/pub/series/career-d/201208/526175.html）

心得 7　院内にチームの存在意義を認めてもらおう

事例6　乳がん治療を，患者が選べる環境をつくる

岩手医科大学附属病院　乳腺外科チーム

> 大学病院は旧態依然の体質が残ることもあり，新しい取り組みへの一歩がなかなか出にくい．いまだ診療科別・職種別の壁が高く，院内横断的にチーム医療を実践するのが難しいとも聞く．医師と他職種のヒエラルキーも残る．米国で成熟したチーム医療の研修を受けた医師が，日本の環境や文化に合う"自分たちのチーム"を作るまでの模索の道のりを紹介する．

　岩手医科大学附属病院(盛岡市，1,166床)では週2日，乳腺外来を行っている．担当医師は非常勤を含めて5人．その一人の柏葉匡寛(まさひろ)医師(外科学講座講師，腫瘍センター副センター長，外来化学療法室長)は，主に乳がんの術後や再発患者を1日平均30人診る．

　ある日，40代の女性患者が乳がん切除手術の退院後，外来を初受診した．柏葉医師は診察の後半，術後の補助化学療法について説明した．

「(……ということで)外来での抗がん剤治療をお勧めします．どうですか」

　女性患者は不安そうに聞いた．

「もうこれ以上，仕事を休めないんです．治療費もかかりますよね．でも，再発の可能性を少しでも減らすなら必要ですよね……」

「そうですね．いろいろ不安でしょう．看護師さんと少し話してみますか」

　柏葉医師の提案に女性患者が同意したので，乳がん看護認定看護師の三浦一穂(かずほ)さんに面談を依頼した．三浦看護師は外来主任も兼任する．外来中は診察の段取り，検査・点滴の介助，問い合わせ，入院患者のベッド調整などに追われる．このため，午前の外来終了後に時間を設定した．

■ 乳がん看護認定看護師による面談で患者の不安をやわらげる

　面談で2人が向かい合うと，三浦看護師は女性患者に話しかけた．

「診察で抗がん剤治療の話が出ましたが，具体的にはどういうことでお悩みですか」

　女性患者は「これから，どのような経過をたどるのか」「今の仕事は続けていけるのか」など不安や気持ちを吐き出すように話した．だが，患者は三浦看護師とやりとりするうちに，いろいろなことに自分で気づき始めた．「誰かに聞いてもらおう」と心の内を話していくと，患者自身で情報を整理できるようになる．最終的には，相談者自身が解決方法を見出すことも多い．いわゆる「ナラティブ・ベイスド・メディシン(患者の物語に基づく医療)」の手法である．

心得7-事例6　岩手医科大学附属病院　乳腺外科チーム

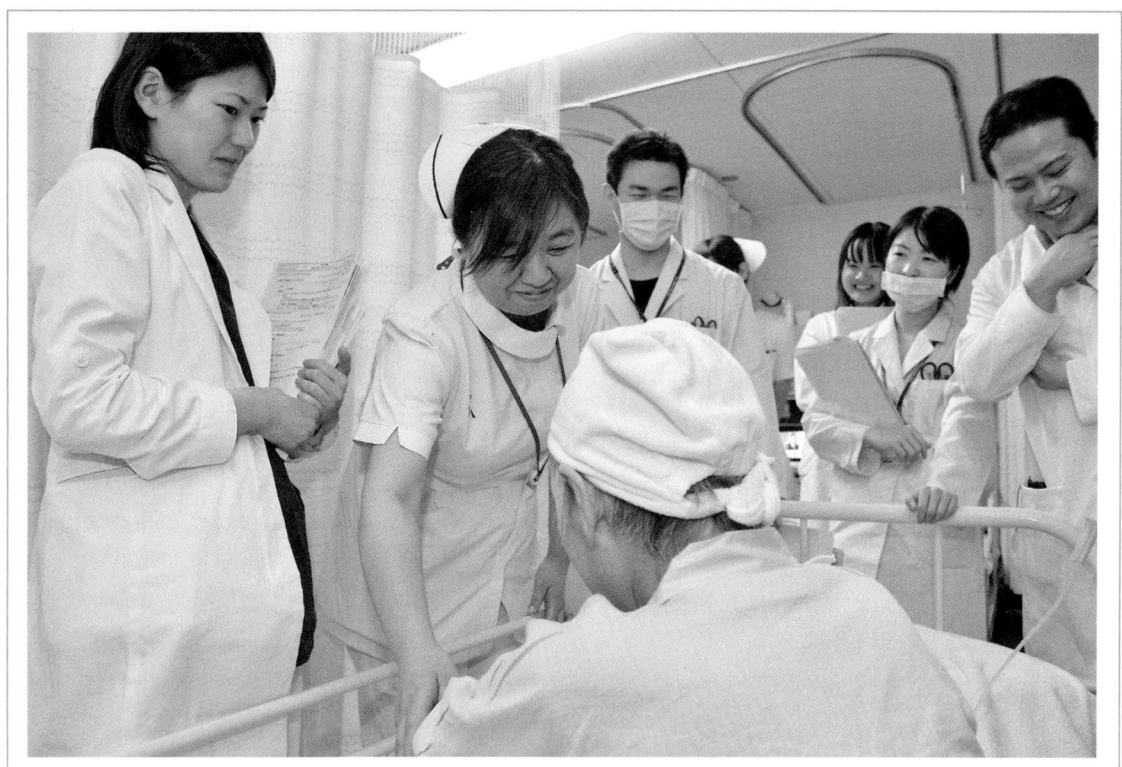

病棟回診中のチームメンバー．左から2人目は乳がん看護認定看護師の三浦一穂さん

　ひとしきり話し終えた頃，三浦看護師は女性患者に声をかけた．「何かあったら，また来てください．お電話でもいいですよ．比較的，夕方のほうがお話しできます」
　この女性だけでなく，がんと診断された患者は「職場には乳がんになったことを話したほうがいいのか」「髪の毛が抜けたときはどうしたらいいのか」「治療費はどのくらいかかるのか」など生活や仕事，医療費などについての不安や悩みは尽きない．三浦看護師は患者が一人で悩みを背負い，追い込まれないよう配慮する．面談時間は5分の時もあれば，30分かかることもある．
　このように乳腺外来で看護師による面談を始めたのは2005年から．柏葉医師と三浦看護師が「チーム医療」について学び，最初に取り組んだことだ．
　2人がチーム医療を始めたきっかけは，一般社団法人オンコロジー教育推進プロジェクトが主催する「The 3rd Educational Seminar in Japan『がん治療の集学的アプローチを学ぶ』」[*1]に参加したことだった．
　このセミナーでは，米国・テキサス大学MDアンダーソンがんセンター（テキサス州ヒューストン）における乳がん治療の実際を，同センターの医師・看護師・薬剤師10人が来日し，講義形式で紹介する．「がんのチーム医療とはどんなものか」「メディカルスタッフには，それぞれどんな役割を期待するか」などを学ぶことができる．
　MDアンダーソンがんセンターでは，60年代からチーム医療による集学的治療を

＊1：現在では，「Team Oncology Workshop」とプログラム名称が変更になった．

取り入れている．患者自身もチームの一員として治療方針の決定に参加できることから，「全米の患者が選ぶベストホスピタル・がん部門」で毎年，上位に選ばれる．このため，来日スタッフの一人で，同センターに勤務する腫瘍内科医の上野直人教授が中心となり，03年から日本にチーム医療を伝えている．

このプログラムの特徴に，「1人でも参加できるが，できる限り同じ施設の医師・看護師・薬剤師のチームで申し込むこと」という参加条件がある．病院内で新しい取り組みをするときには1人でなく，複数人のほうが進めやすいからだ．そこで，三浦看護師は一緒に看護研究をしていた柏葉医師を誘って参加した．

■ MDアンダーソンがんセンターの成功は多人数と能力の高さ

「乳がんのチーム医療」という概念がようやく認識され始めた時代だった．東京で2泊3日の講義を受けた2人は，「チーム医療の必要性と重要性」をしっかりと受け止めながら，帰途についた．

当時，柏葉医師は乳腺外来で患者が増加し，個々に時間をかけられなくなっていたことを懸念していた．

「治療や副作用などの情報を医師は伝えたつもり，患者さんもそれを聞いて治療を選んだつもりだった．でも，治療が始まってから，患者さんが理解していなかったとわかったこともあり，危機感をもっていました」（柏葉医師）

患者が情報を整理できるようサポートし，自主的に治療を選べる環境づくりが急務とも感じた．「MDアンダーソンがんセンターのように看護師や薬剤師と協働できたらありがたい．患者さんも安心できるのではないか」と柏葉医師は思った．

三浦看護師は講義後，「看護師にももっとできることがある」「医師と同じ視点で患者にアプローチできるのはすごい」と衝撃を覚えたという．

「私たちもチームを作りたい」2人は強くそう思い，看護師の原田昭子さんと薬剤師の佐藤誠志さん（現在は病院を退職し，薬局勤務）を誘って，4人で勉強会を始めた．小さなチーム医療の始まりだった．

翌年春には同じ主催の医療者向け教育プログラムで，柏葉医師がMDアンダーソンがんセンターに2か月留学する機会を得た．全国から医師，看護師，薬剤師が2人ずつ選ばれ，現場でチーム医療について研修をした．

MDアンダーソンがんセンターには胃腸がんセンター，泌尿器がんセンター，小児センターと15診療科の医療施設があり，総ベッド数594床．年間の外来受診者数は10万人を超える．職員は総勢約1万8,000人．乳がんに関しては腫瘍外科医14人，腫瘍内科医25人，腫瘍放射線科医8人のほか，医師以外のスタッフが72人．年間約3万5,000人の乳がん患者を診ている．

一方，日本では今でも乳腺外科医が診断，手術，抗がん剤治療，ホルモン治療，緩和医療まで1人で行うことが多い．しかも，医師以外の職種には補助的な役割しかもたせていない．

柏葉医師はこう言う．「米国の入院期間は短いですが，その前の外来時から，患者はいろいろな職種のスタッフと話す機会を多くもっていました．医師以外のスタッフ

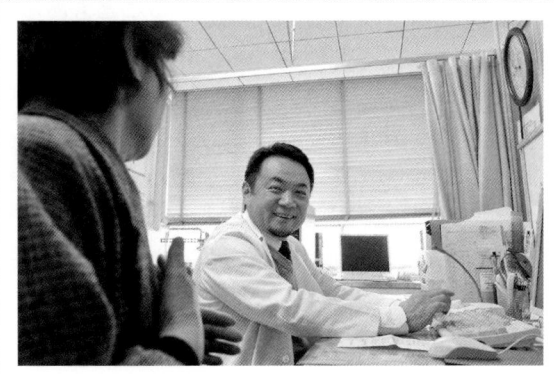

「乳がん再発患者にとって価値があることは，趣味を楽しんだり家族と過ごしたりという生活がうまくできていること」と医師の柏葉匡寛さんは言う

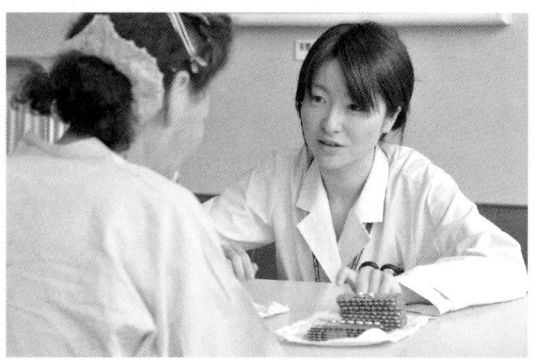

薬剤師の佐々木陽子さん．チーム医療によって多角的思考になったという

の臨床能力が高いことにも驚きました」

　看護師にはいわゆるNP（nurse practitioner），薬剤師には臨床薬剤師という上級職（mid-level practitioner）があり，そのような知識とスキルをもつ人材がチームメンバーとして活躍していた．

　ヒューストン滞在中，同行したメンバーは日米の差に刺激を受けた．毎晩，「日本で，どのようにチーム医療を展開すればいいか」，語り続けた．

■ チーム医療の実践で試行錯誤──小さな取り組みを重ねる大切さ

　だが，帰国後の数か月，柏葉医師は暗中模索の日々を送った．MDアンダーソンがんセンターで学んだことを周囲にやってみせようとしたが，日本は病院の環境もメディカルスタッフの人数も，国民性や文化も異なった．見てきた通り，思った通りにはいかないことばかりだった．

　「みんな，フランクに意見を言って」

　「コミュニケーション，コミュニケーション，コミュニケーション．口に出して伝えることが大事だから」

　柏葉医師がカンファレンスでそう声をかけても，気づいたら自分ばかり話していた．病棟ラウンドでベッドサイドに行き，多職種でディスカッションしようと思っても，狭い大部屋では患者のプライベートな話が筒抜けになりそうだった．大勢のスタッフでベッドを囲んだら，患者が萎縮してしまったこともあった．

　柏葉医師はそんな状況を勘案したうえで，「自分たちに合うチーム医療の形を作ろう」と何度も呼びかけた．他科の医師からは「医療はもっとドライに進めていくもの．柏葉先生は，いろいろなスタッフと仲良く医療をするのが好きなんですね」と揶揄されたこともあった．病院で新しい取り組みをするときは，初めに言い出した人が牽引者になる．本人は自分がいいことをしていると思うから，仲間を引っ張ろうとする意識が高くなる．しかし，そのうち旗手についていけないという人が出てきて距離ができる．

がんばればがんばるほど空回りして，言いだしっぺはバーンアウトすることもある．
　柏葉医師も苦しかった．初めからMDアンダーソンがんセンターのような完成したチーム医療ができるとは思っていなかった．だが，確信はあった．「多職種で関わる医療はスタッフにとっても，患者にとっても，決してマイナスにはならない」
　この時期，米国で「Start small！（小さなことから，最初の一歩を始めよう）」と言われたことを思い出した．カンファレンスで他職種も興味をもてるように，病理写真や画像も見られるような内容を企画した．看護師や薬剤師も発言できるよう，司会に指名したこともあった．
　さらに，形として目に見える業務を少人数で実践することにした．三浦看護師には告知後面談を，佐藤薬剤師には補助化学療法のパンフレット作成を担当してもらった．告知後面談は，患者面談後，3人で話の進め方や内容について評価し合い，修正を繰り返した．
　「先生，話し方が速くて，患者がついてきていません」
　「話すときに英語が多いですよ」
　三浦看護師のこんな指摘に，2人で言い合いになることも，しばしばあった．「まぁ，人に何か言われたら，誰でもカチンと来るものです」（柏葉医師）
　だが，柏葉医師は自分の面談を客観視できるようになったという．人間関係がこじれず，6年間（取材当時）も続けていけるのは「向かう方向が同じだから」と三浦看護師は言う．

■ チーム医療を大学病院で継続する難しさを打破する

　だが，大学病院特有の悩みも多い．
　たとえば，三浦看護師は08年に「乳がん看護認定看護師」の資格を取得し，乳がん看護に関する研鑽を積んだ．だが，優秀がゆえ2年後，外来主任に指名され，いまは現場より管理職業務に追われる．
　チームのコアメンバーだった薬剤師が業務のローテーションで配置転換になったこともあった．立ち上げからいた薬剤師が退職したときは欠員補充もなかった．柏葉医師は薬剤部に「病棟薬剤師がチーム医療でどのように機能し，重要な側面を担っていたか」，何度も直談判に行った．
　現在は佐々木陽子さんがチームの薬剤師として活動する．チーム医療で心がけていることは「検査値だけ等，一つの情報で病態を決めつけない」．食事はどうか，お通じは等，看護師と情報交換しながら全体をイメージする．
　薬剤部副部長の工藤賢三さんは言う．「大学病院は専門家が寄り集まる組織．診療科ごとに薬剤師に求める知識や役割が異なります．そのなかでも乳腺グループは薬剤師を育ててくれます」
　また，病棟ラウンドやカンファレンスは，今でも業務の妨げになるという考えが残っている．業務時間外に行い，手当てもない．このため，柏葉医師は自己満足のグループにみられないよう，できるだけ院内の理解を得ることに尽力する．チームメンバーには院内や学会での発表を奨励し，チームによる活動が病院の医療の質の向上だ

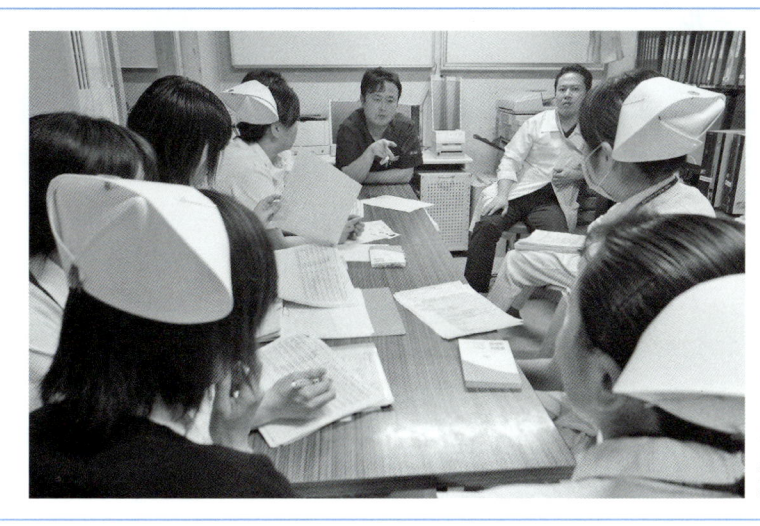

カンファレンスにて．医師の稲葉亨さん（奥中央）は，リーダーの役割として「メンバーの意識を引き込むため，患者に介入せざるを得ない状況をつくります」と言う

けでなく，個人のキャリアにも寄与していることを伝えている．

外科教授の若林剛さんは，「チーム医療に関しては，まったく自由にやってもらっています．口出しをしないことが上司の役割．報告だけはするように言っています」と話す．上司として，部下が院内で動きやすいようにポジションを与えることでサポートしている．

当初4人だったチームは，今では16人になった（医師5人，看護師7人，薬剤師4人）．今後は「それぞれのキャリアにもつながる発表や論文の推進，さらに対外的にも評価を受けられるキャリアラダーを構築したい」と柏葉医師は話している．

■ ジャパン・チームオンコロジープログラム[*2]

ジャパン・チームオンコロジープログラム（J-TOP）とは，一般社団法人オンコロジー教育推進プロジェクト（理事長：福岡正博，近畿大学名誉教授，和泉市立病院がんセンター長・特別顧問）が主催する研修プログラム．がんのチーム医療におけるリーダーを育成するために，02年から，医師，看護師，薬剤師を対象にさまざまな講義を行っている．講師はMDアンダーソンがんセンターの乳がん治療チームの医師，薬剤師，看護師．12年からは「Team Oncology Leadership Academy」と名称とプログラムの一部を変更する形で開催している．

Team Oncology Leadership Academy

目的：多職種によるチーム医療を推進する個々のリーダーシップを育成する

内容：2泊3日の研修期間内に「キャリアアップ形成」「職種を超えた効果的なコミュニケーション」「リーダーシップと役割拡張」「オンコロジープログラムの創出」を学ぶ．ワークショップでは，チームごとに仮のプログラムを作成し，3日目に発表する．

*2：http://www.teamoncology.com/academy/2012/

タイムスケジュール

1日目

	テーマと内容	講師
8:30	イントロダクション	Prescott（薬剤師），向原（医師）
9:00	リーダーシップについて MBTI[*3]とは	Yadiny（看護師）
10:00	オンコロジープログラムとは	橋本（薬剤師）
11:00	ミッションとビジョンとは	Newell（看護師）
13:00	昼食，ランス・アームストロング財団発表	
14:00～15:30	真のリーダーシップとは	Yadiny（看護師），上野（医師）
15:40～17:00	グループワーク1 ①リーダーシップ／コミュニケーション	Szewczyk（看護師），Theriauit（医師），杉山（医師），佐藤（薬剤師），橋本（薬剤師）
17:10～18:20	②効果的なチーム形成／役割拡大	Liao（医師），Bryan（薬剤師），飯原（薬剤師），川添（薬剤師），野木（看護師）
18:30～19:40	③キャリアディベロップメント	Yadiny（看護師），Neumann（看護師），Patel（薬剤師），田口（看護師），佐治（医師），上田（薬剤師）
19:55	キーラーニング	
20:20	夕食，チームの名称を決める	
22:00	1日目の終了の言葉	

＊3：Myers-Briggs Type Indicator

2日目

	テーマと内容	講師
8:00	EBMとSTAT	Shen（生物統計学者）
8:40	リーダーシップ	Yadiny（看護師），上野（医師）
10:10	オンコロジープログラムとは	Theriauit（医師）
10:40	昼食／2012年度にMDA[*4]留学した人の活動発表	
11:50～22:30	グループワーク2 チームA：サバイバーシッププログラム作成	Neumann,（看護師），Patel（薬剤師），川添（薬剤師），杉山（医師）
	チームB：高齢のがん患者をサポートするための理解力プログラム作成	Bryan（薬剤師），Szewczyk（看護師），清水（医師），飯原（薬剤師）
	チームC：副作用マネジメント 予防プログラム作成	Liao（医師），佐藤（薬剤師），田口（看護師），橋本（薬剤師）
	チームD：緩和ケアプログラム作成	Theriauit（医師），野木（看護師），上田（薬剤師）

＊4：MDアンダーソンがんセンター

3日目

	テーマと内容	講師
8:00	発表の準備	
9:00～11:40	チームごとのプログラム作成内容の発表	
12:05	昼食／キャリアディベロップメントに関するディスカッション	
13:45	閉会挨拶	向原（医師），Prescott（薬剤師）
14:55	プログラム終了	

column

「チーム医療」を実践しても教授選には関係ない？
─組織マネジメント力をドラッカーと考える─

　大学病院や国立病院で，とりわけチーム医療が推進されにくい理由として「教授が基礎的な研究を中心としているから」という教授の意向や，「教授選に有利になるわけではないから」という声をよく聞いた．臨床で他職種と多角的な医療をする能力は，キャリアとして評価されにくいという．

　チーム医療に必要な三要素は，①コミュニケーション ②リーダーシップ ③チームマネジメントと言われる．

　さらに，コミュニケーションが難しい理由を米国の「マイヤーズ-ブリッグス・タイプ・インディケーター（MBTI®）」が解き明かす．「私たちは同じテーマや出来事に対する物の見方，判断する方法や考え方，行動するときの心の働きがそれぞれ異なり，その認知スタイルは16種類ある」という．しかも，同じ職種には同じ認知スタイルが集まりやすいそうだ．つまり，縦割りのセクショナリズムでは，いつも同じ文化のなかで，似たような認知スタイルの人と話をすることが多くなる．

　だが，多職種連携のチーム医療では，まったく異なる認知スタイルの人が集まる．メディカルスタッフは，それぞれ職種の成り立ち・足跡・教育背景が異なり，独自の文化や言語（専門用語）が養われてきたからだ．

　だから，話がかみ合わなかったり，コンフリクト（衝突）が起こったりする．チーム医療のリーダーは，同じ職種のスタッフを何十人率いるより，多職種10人のグループをまとめるほうが，よほど骨が折れることだろう．ここにマネジメント力が大いに発揮される．

組織やチームの原動力は人のやりがい

　それでは「組織（チーム）をマネジメントする力」とは具体的にどんなことか．経営学者のピーター・F・ドラッカーの著書『マネジメント エッセンシャル版』（ダイヤモンド社）からは次のように読み取れる．

　ドラッカーは，組織は社会・コミュニティ・個人のニーズを満たすために存在するという．組織は目的ではなく手段なので，「組織は何をすべきか．その機能は何か」を考えるよう，読者に提起する．そして，マネジメントとは，「組織特有の目的を果たすため」および「社会に対応し，その問題解決に貢献するために行う」とある．組織にはビジョン（理想的な将来像）があり，スタッフはそのためのミッション（任務，役割）をもつ．

　さらに，ドラッカーは「個々の強み（性格や専門性など）を生かし，組織の成果に結びつくように人を配置すること」と助言する．「組織は社会の一人ひとりの人間に，何らかの貢献を行わせる．それは自己実現のための手段である．個人の強みは社会のためになる」ともいう．それが人材を生き生きさせ，組織やチームの原動力になる．スタッフの専門性とスキルの範囲で裁量権をもたせるとがんばれる．

　そして，チームを構築するとき，どうしても必要なのはグループとグループ，人と人を「リンク」させる人材だ．縦横無尽に情報を集め分析し，他の人にわかりやすく伝える力のある人が介在していれば，グループはチームへと進化していく．

心得 8 院内のスタッフ教育を充実させ，組織全体のレベルアップを図ろう

事例7 チーム医療も職種の専門性も高める

初台リハビリテーション病院

> 医師以外の職種がチーム医療に期待することは，メディカルスタッフ同士がヒエラルキーからフラットな関係に形を変えること．だが，それがいちばん難しい．初台リハビリテーション病院では，院内でいろいろなルール作り，教育に組み込むことで，スタッフ一人ひとりに「チーム医療」を強く意識づけ，行動変容を促す．病院の力を底上げするためには，どんなことが必要か．

「この病院で自慢できることを教えてください」

初台リハビリテーション病院（以下，初台リハ病院，東京都渋谷区，173床）で取材を始めてすぐ，忙しく動き回るメディカルスタッフに，こんな質問をした．声をかけた5人全員が，さほど考えることなく「医師と他職種，あるいは職種間の壁がないこと」と答えた．その帰り道，「それこそ，この病院の特徴」とわかった．

初台リハ病院は，2002年，理事長の石川誠さんが"理想のチーム医療"を実践するために開院した．医療には，そもそもチームワークが求められる．特に，リハビリテーション（以下，リハビリ）の回復期では，患者の尊厳を守り，リハビリの意欲やモチベーションを引き出していきながら，希望や目標の達成に向かう．各職種エキスパートたちの質の高い協働なくしては，とてもできない．

そこで，石川理事長は「すべてのスタッフを平等に」を方針に掲げ，病院内にいくつかのルールを作った．それは，各フロアの「スタッフステーション」に行けば，すぐ気づく．この病院では全員が各病棟の配属であり，職種や部門ごとの部屋はない．理事長室も院長室も作っていない．

スタッフステーションでは，さまざまな職種の人々が同じ場所で仕事をしている．たとえば，看護師の隣には理学療法士がいて，その後ろのテーブルではソーシャルワーカーと介護福祉士が電子カルテを入力している．仕事中のスタッフは医師を含めて全員が色違い（ピンク，イエロー，グレー，ブルーの4色）で同じデザインのユニフォームを着ている．職種で色が違うわけではなく，朝，更衣室でその日の気分によって色を選べる．左腕に付けたネームタグで職種名と名前を見分ける．

「先生」という言葉も聞かない．院内では，理事長も院長も医師も，全スタッフが「〜さん」と呼び合う．患者の前でも「先生」とは言わない．病室で患者が鳴らすのは「ナースコール」ではなく「スタッフコール」．看護師に限らず，ステーションで気づいた人が誰であっても病室に走る．そのために，全員が新人研修ですべての職種の仕事内容や介助実技を学ぶ．身だしなみ，挨拶，言葉遣いは「患者を大事にするために」，徹底的に教え込まれる．

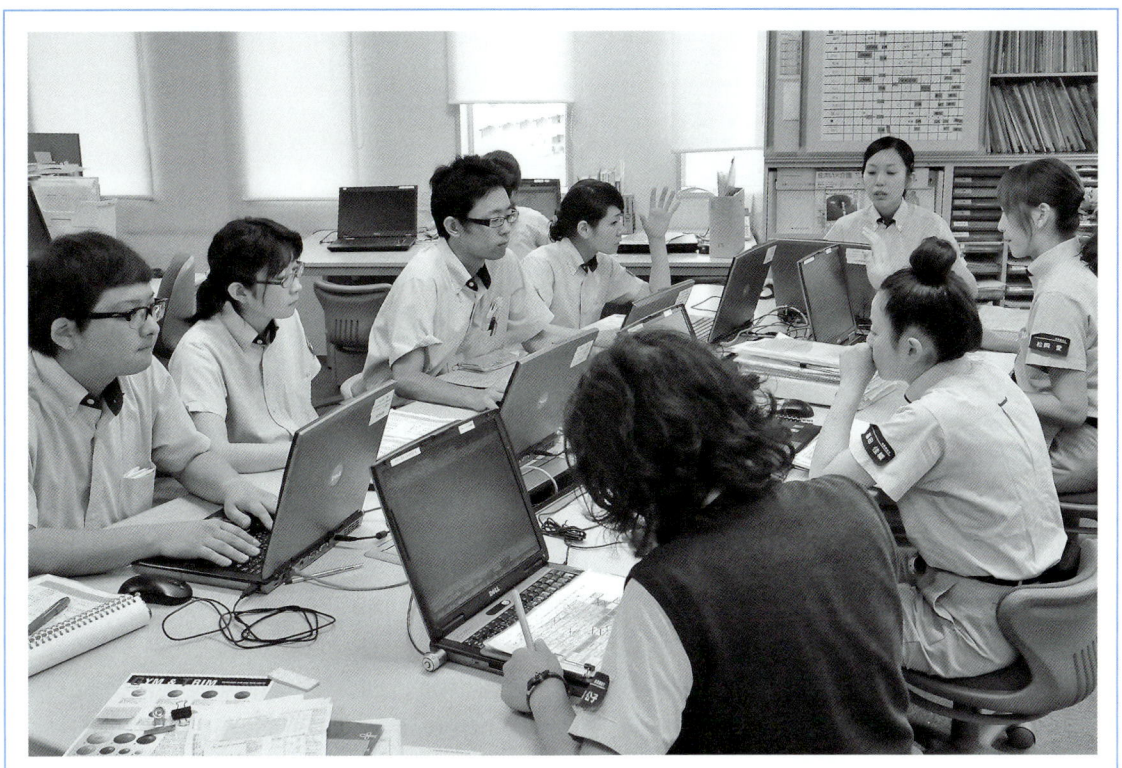

職種や部門ごとの部屋はないので、院内数か所のスタッフルームに集まり、いつでもどこからでもコンピュータに患者記録などを書き込む。医師も含めてユニフォームは同じ

■ チームアプローチの基本は形から「心構え」を作る

　チームで医療をするため、業務面でも多くの工夫をしている。
　たいていの病院のカルテは、職種によって別々の紙やページに書くことが多い。だが、初台リハ病院ではすべての職種の誰もが均等に患者情報を書き込めるよう、オリジナルの電子カルテプログラムを開発し使う。つまり、一人の患者の情報を、関連する全職種で共有できる。院内なら、いつでもどこからでも入力できる。
　会議、委員会、カンファレンスには、該当する職種が「全員参加」する。特にそれぞれの患者について詳細に議論するカンファレンスは業務時間内のスケジュールにあらかじめ組み込まれ、どんなに忙しくても出席しなければならない。「メンバーの誰かが抜けても仕方ない」という考えは、この病院にはない。
　さらに、看護師の365日24時間体制に合わせて、理学療法士、作業療法士、介護福祉士などの他職種のスタッフも早出遅出、土日出勤する。
　初台リハ病院には、このようにルールやスケジュールがたくさんある。人事局長で看護師資格をもつ小林由紀子さんはこう説明する。
　「チームアプローチは茶道や剣道のお作法と同じように、形から入ると揺るぎない基盤ができます」
　石川理事長は、群馬大学医学部時代、日夜ラグビーとともにあった。それで得た教

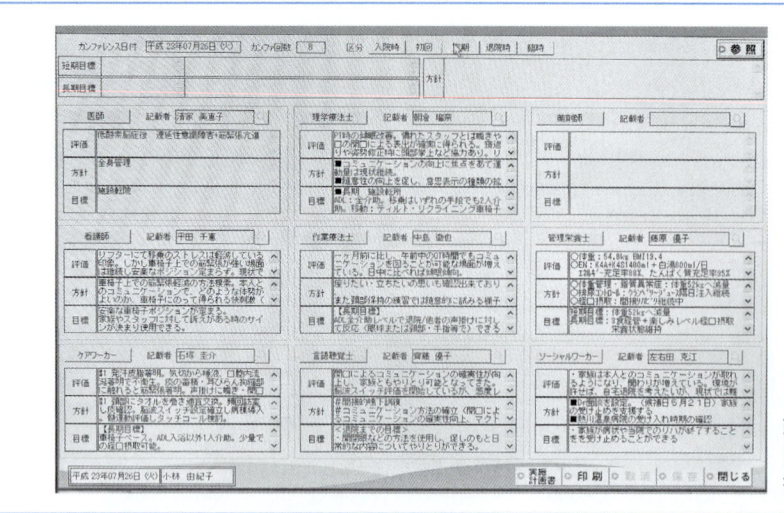

職種別に欄が設定され，「評価」「方針」「目標」を書き込む

訓は「ヒーローは必要ない．勝利は全員で勝ち取る」．このときの体験をもとに，病院ではスタッフにルールを徹底させ，チームメンバーをお互いに尊重し，結束力を高め，サポートし合う文化を醸成している．それが，初台リハ病院の支えになる．

チーム医療「初台モデル」の原点は，70年代後半，石川理事長が虎の門病院分院で脳神経外科医だった時代にある．手術後の患者がうまく動けない様子を目の当たりにし，リハビリを独学で勉強し始めた．まだ医師はリハビリには真剣に取り組んでおらず，理学療法士や作業療法士に術後の患者を丸投げしていた．

「リハビリは複数の職種がチームを組まないとできない．でも当時はメンバーがバラバラの方向を向いていた．リハビリ職種が威張って，看護師が下働きをする等，職種によるヒエラルキーもあった．縦割りでお互いの仲もよくなかった」と石川理事長は振り返る．

85年，石川理事長は外科医のメスを置き，リハビリテーション科専門医の資格を取得した．翌86年，高知市の近森病院にリハビリ専門の分院を作り，虎の門病院で経験したチーム医療をバージョンアップして，基盤作りに取り組んだ．だが，医師の抵抗に遭い，理想を実現できなかった．そこで，初台リハ病院を開設し，初代院長として医師も巻き込んでスタートさせた．石川理事長は「医師一人で，医療はできない．『医師の指示は絶対』は大きな間違い．チーム医療はトップダウンではできないからです」と強調する．

■「チームが機能しているか」は，どこで見分けるか

初台リハ病院では全職種を各病棟に配属した．その結果，「患者の治療や療養の情報をチーム全員が知っている」というシステムができた．「場の共有が時間の共有」になり，「情報の共有」につながったからだ．

たとえば，ソーシャルワーカー(SW)には「医療相談室」という部屋がある．だが，病棟配属になっているため，活動範囲が広い．医療相談室で相談を待つのではなく，

教育研修部と現場のマトリックス組織

		教育研修部（教育・研修）				
		看護・介護	PT	OT	ST	SW
リハ・ケア部（現場）	7・8F	34名	12名	12名	5名	2名
	5F	32名	19名	15名	7名	2名
	4F	33名	19名	16名	7名	2名
	3F	33名	19名	14名	8名	3名
	外来・訪問	4名	20名	18名	8名	3名

（資料提供：初台リハビリテーション病院）

患者に「こういうふうにお手伝いしますが、どうですか」と声をかけて介入し始める。

SW部門チーフの取出涼子さんは「患者さまに声をかけてニーズを聞き出すためには、今、どんな身体状況で、病棟でどのようなことが起こっているか、知っている必要があります。病棟にいるので、スタッフ間のコミュニケーションがこまめに取れます」と言う。こうして、SWが患者満足度をがっちりと下支えしている。

チームが機能しているかどうかは「メンバー間で情報の伝わり具合がいいかどうかで決まる」と石川理事長は言う。初台リハ病院では、「些細なこと」でもフロアスタッフのみんなが知っている。

「たまのカンファレンスは"儀式"のようなもの。チームはメンバーが何をしているか見えないとディスコミュニケーションになり、愚痴が出ます。日々の情報共有が蓄積して、初めてチームになります」

チームの機能が落ちているときは、患者など外部からの話で気づくことが多いという。たとえば、チームで大勢が関わるあまり、「責任の所在がはっきりしない」というクレームが入ることもある。「こういうときは、他のフロアでも同じようなことが起こっている可能性があります」と小林人事局長は言う。

できるだけ、ほころびが起こらないよう、会議のなかで情報共有を図る。

このような一連の仕組みは、リハビリ病院だけではなく、「急性期病院でのチーム医療の基盤作りでも十分通用するはず」と何人もの外部有識者から聞いた。

■ チーム医療も職種の専門性も高める，人事労務管理法とは

さらに、人事労務管理にも工夫が凝らされた。チームメンバーを連携する横軸、各職種の専門性につながる縦軸、そのどちらをも強化する「マトリックス構造」（図参照）を取り入れたのである。チームアプローチばかりに偏ると、専門性に乏しくなるという懸念からだった。

横軸では、従来の職種ごとの縦割りはやめて、チームごとにその全体をマネジメントする「チームマネジャー制」を導入した。1病棟を2つのチームに分け、各チームに

配属されたチームマネジャーは16～22床の患者の管理(入退院の調整を含む)と，40人前後のメディカルスタッフの勤務状況を管理する．同院のチームマネジャーは総勢10人で，主に看護師長を経験した看護師や理学療法士が担当する．

マネジャー像について，石川理事長はこう話す．「マネジャーは，プレーヤーが喜んでプレーでき，能力を思い切り出せるような環境調整や雰囲気作りをする立役者です．スタッフの仕事をちゃんと見ていて，言うべきことを言う人が向いています．医学的知識はもっていたほうがなおいいです」

一方，縦軸では職種ごとに責任者を置いた．だが，病院導入前，このマトリックス構造構想について，現場から戸惑いの声があがった．

「直属の上司が2人になって，指揮系統はどうなるんですか」
「チームマネジャーは，本当に各職種の仕事をわかってくれるんですか」

現場は斬新奇抜な改革をうまくイメージできず，あらゆる職種から不安と反対の声が出た．初台リハ病院は1か月，議論に沸いたという．

石川理事長は毎晩，スタッフを居酒屋に連れて行って主張を繰り返した．

「チームは仲良しクラブではない．馴れ合いではなく，お互いに牽制しながら，ある一定の緊張感をもって前に進んでいくものです」

石川理事長は「結果が出れば，みんな，ついてくる」と信念を貫き通した．リーダーの役目とは「こっちに進むぞと，その方向を明確にすること」と言う．

結局，3か月のトライアルを妥協点に改革は始まった．「やってみてダメなら，元に戻せばいい」「騙されたと思って，まず，やってみよう」

その結果，いちばん，懸念を表明していた医師が「チームを実感できるようになった」と言ってきた．後に，石川理事長はこの医師を2代目の院長に指名する．改革慎重派の人物を，最高のパートナーに迎えたことになる．

■ チーム医療ではコミュニケーションにエネルギーが必要

「マトリックス構造」導入時の議論について，小林人事局長はこう振り返る．

「組織には挑戦や変化する勇気が必要です．でも，いろいろな考え方のスタッフがいた方がいい．『それはおかしくないか』という意見が出ることで，みんなで立ち止まり，慎重に考え込むからです」

現在，チームマネジャー制は，サブマネジャー(看護師，理学療法士，作業療法士)を置いている．スタッフの実際の現場はサブが見ている．

これだけシステムが確立していても，日々，チーム医療をこなしていくのは難しいと現場は言う．リハケア部長で看護師の嶋亜希さんは，チームマネジャーをしていた経験から，こんなことに注意すべきという．

「たとえば，私が『A』と言ったとき，同じ職種の看護師は同じ大文字のAをイメージしてくれます．でも他職種の場合，小文字のaと思っていることがあります．だから，他職種に伝えるときは，伝わるように言葉を加えなければならないのです」

コミュニケーションは難しい．「この病院では話すことにおけるエネルギーが格段に必要」と嶋部長は言う．嶋部長の"バイブル"は，楽しく読んで学べる経営書『ディ

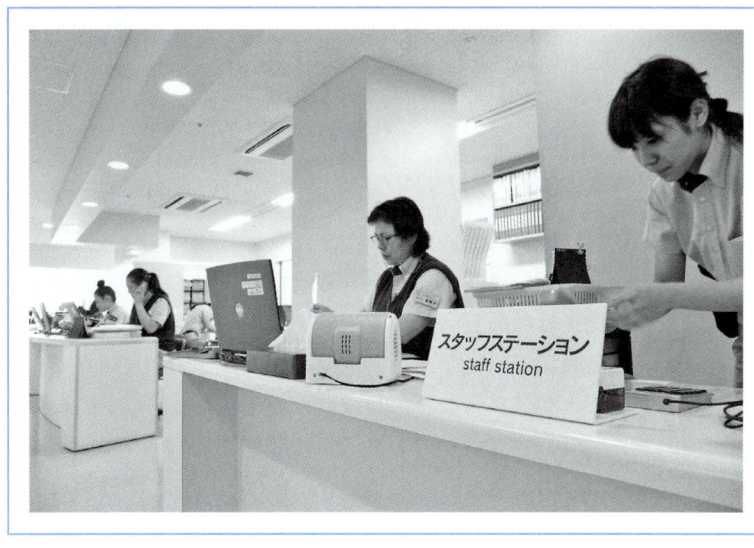

医師にも「先生」と声をかけず，全員が「○○さん」と呼び合う

ズニー7つの法則　奇跡の成功を生み出した「感動」の企業理念』（日経BP社），『リッツ・カールトンが大切にするサービスを超える瞬間』（かんき出版）．これらは顧客がどうすれば感動し，リピーターになってくれるかという視点で書かれた．だが，患者に対するサービスやスタッフが定着するためのヒントがたくさんあるという．

「人間関係をつむぐ大きなカギは，ホスピタリティの心，相手を理解したいという気持ち，言葉のキャッチボールが重要で，その心構えや仕掛けを学べる．どうせやるなら，楽しいほうがいい．患者さんやスタッフと感動を共有したい」と嶋部長は言う．

取出SWチーフは，日本社会事業大学の新津ふみ子教授の助言をいつも思い出す．

「『私はあなたとは違う』という専門性に特化しているのが専門職．専門職はチームアプローチに向いていないのに，チームを組まなければならない．ものすごく大変なことだと理解して，努力してやりなさい」

初台リハ病院でも，職種間で話し合うなか，意見や信念が対立することはよくある．「そんなときは，なぜ意見が違うのか，自分で認識して言語化します．それを気持ちよく相手に伝えないと，ケンカになってしまいます」と取出チーフは助言する．

医師の清家美恵子さんはカンファレンス時，喋りすぎないように，一歩引くよう心がける．医師1年目のとき自分の視点だけで発言し，失敗したことがある．それは言語聴覚士と「経口摂取を始めるタイミング」について意見が異なる場面だった．清家医師はできるだけ安全策を取りたいと思ったが，言語聴覚士は「早期の経口摂取が意識や全身状態をよくする」と提案した．結果的に言語聴覚士の提案が功を奏した．口から食べられるようになったことで，患者の表情が日を追うごとに変わってきたからだ．

「言語聴覚士は患者さんを常に傍で見ているからだと思って以来，カンファレンスは，自分には見えない他職種の視点の意見を聞く場だと思うようになりました」

このようにチームメンバーの思いや考えが交錯しながら，チームは安定期を迎える．石川理事長は「それまでには，少なくても3年はかかるものですよ」と笑った．

column

チーム医療を推進する人材養成「初台モデル」

　チーム医療を実践していくためには，個々の専門性とスキルを高めなければ，組織全体が底上げされない．

　初台リハ病院が属する医療法人社団輝生会では，教育研修局がグループ全職員の研修を開発し実施する．グループ内に入職3年目以下の若いスタッフが多いため（初台リハ病院，船橋市立リハ病院では，入院担当の半数近くを占める），法人全体で教育研修局員17人を配置するほど重点を置く．

　"鉄は熱いうちに打て"を合言葉に，「全国の病院の手本を作るように」と石川理事長は檄を飛ばす．

　研修は全職員を対象にチームアプローチを考える「共通研修」と，専門性を向上させるための職種ごとの「専門研修」の2本の柱を中心に据える（図参照）．

　共通研修は，一般とマネジメントに分かれる．一般はチームアプローチの習得を目的に，マネジメントはリーダーになるための能力を身につけることを目的にプログラムが組まれる．共通研修が行われるのは業務時間内で，リーダーには，自分の職種の専門性だけでなく，他職種に理解がある人を選んでいく．

　専門研修は，職種ごとに必要な知識や技能の研修で，講義，演習，OJT，研究や症例発表を業務時間外に行う．両研修は互いに補完し合い，専門職教育の両輪となる．

　輝生会本部教育研修局ST統括の森田秋子さんは病院内の教育の重要性について，こう

輝生会　教育研修体制の全体概要

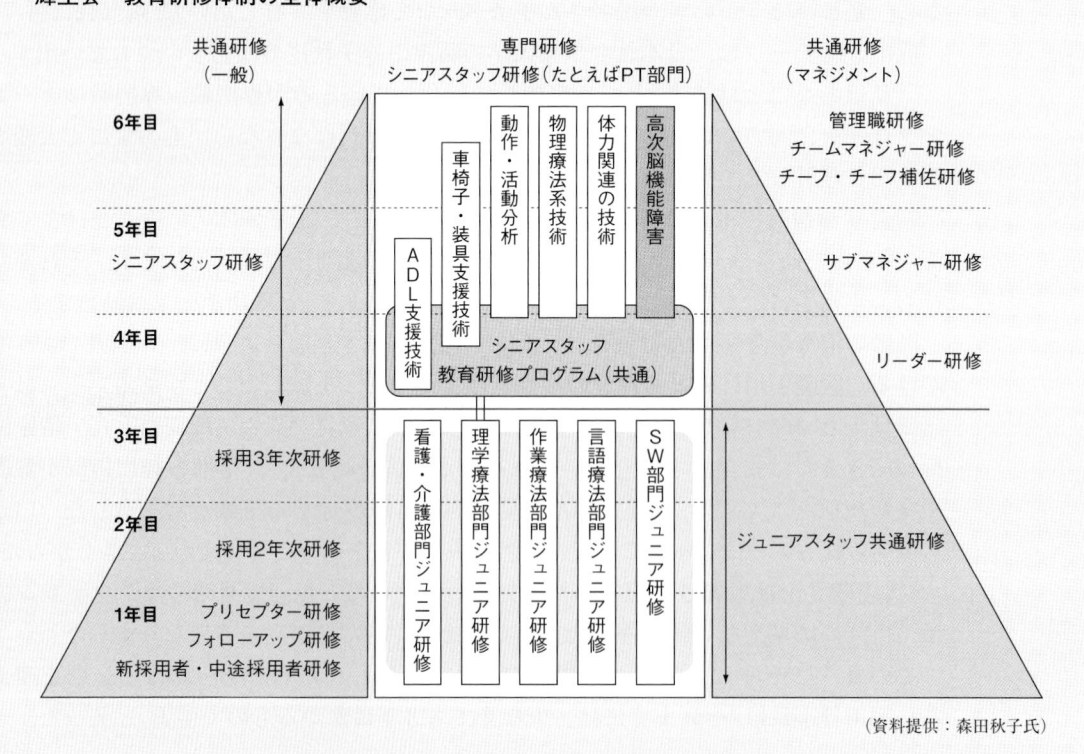

（資料提供：森田秋子氏）

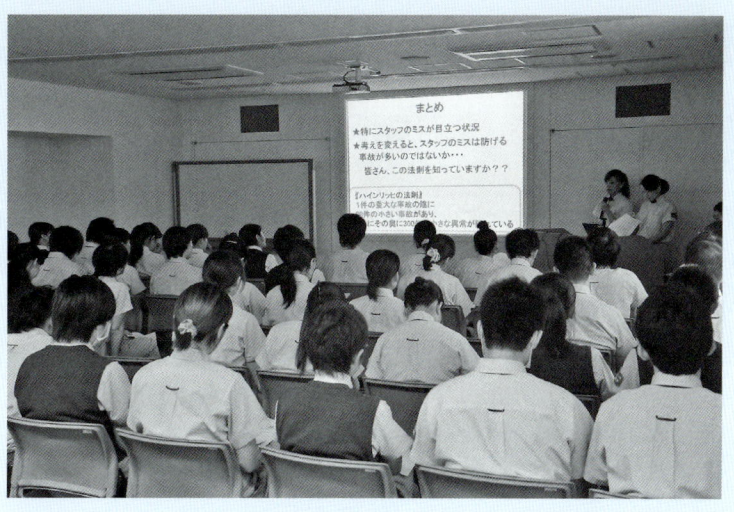

研修会はできるだけ全員が出席できるよう，同じテーマで何回もスケジュールが組まれる．チームアプローチを考えるための「共通研修」と，専門性を向上させるための「専門研修」がある

言う．

「多職種連携は早いうちから経験したほうが人生の財産になります．でもチームアプローチが強くなると，肝心の専門性が弱くなりやすい．チームが"烏合の衆"にならないよう，自分の学ぶ力を身につけ，専門技術を磨くよう専門研修にも力を入れます」

輝生会では勤務するメディカルスタッフの学会や研究会での発表を奨励している．最近では発表数が増加傾向という．さらに，院内で医療倫理の勉強会を開く等，多職種でディスカッションできる場も設定する．2010年度からは，新たに人事考課も取り入れた．年次ごとの到達目標を設定し，自己評価と上司評価を行う．

チームアプローチと専門性の両方を身につけることは時間がかかる．輝生会のように教育研修専従のスタッフを置くことは，経営的にはマイナス面もあるという．だが，長期的にみれば，質が高い医療を提供でき，効率的な病院運営を行うために，その重要性は高いといえる．

心得 9　地域の診療所と連携を図り，地域医療に貢献しよう

事例8　医科歯科連携で口から食べられるようになる

岩手県立胆沢病院　医科歯科連携

> これまで急性期病院では，歯科治療や口腔ケアを「命に関わるわけではない」と後回しにしがちだった．だが，歯を大切にするかどうかは，生死との関わりが深い．栄養状態をよくすることによって，肺炎の発症を予防したり，QOLを維持・改善できたりするからだ．岩手県では，歯科のない地域中核病院が歯科医師会と連携し，ベッドサイドで歯科診療をしている．どのように「医科歯科連携」を構築したか，その道のりを取材した．

　岩手県立胆沢(いさわ)病院(奥州市水沢区，351床)では，毎週1回，病棟の栄養サポートチーム(NST)回診に奥州市歯科医師会所属の歯科医師が参加する．病院と地域の歯科医師会の連携は2006年から始まった．

　この日のラウンド対象者は3人．そのうちの1人，90歳の男性はインフルエンザにかかったことでCOPD(慢性閉塞性肺疾患)が悪化し，入院していた．食事中に誤嚥を繰り返したので，医師は経口摂取をやめて，胃ろうの造設を提案した．だが，家族は「年齢から考えて手術はしなくていい」と断った．

　この場合，栄養を摂るためには，やはり経口摂取しかない．NST回診で誤嚥リスクの軽減方法を検討することになり，医師，歯科医師，看護師，管理栄養士，言語聴覚士，臨床検査技師の11人が集まった．この日は不在だったが，薬剤師や調理師が同行することもある．

　医師の郷右近(ごうこん)祐司さんが患者のベッドサイドでこう言った．

　「今日は歯科の先生がおみえです．口の中を診てもらいましょう」

■ 入院患者の3～5割が低栄養，2割強に緊急の義歯治療が必要

　奥州市国保衣川(ころもがわ)歯科診療所の歯科医師・佐々木勝忠さんが患者の顔をのぞき込みながら言った．

　「歯医者の佐々木です．口の中を見せてもらってよろしいでしょうか」

　男性がモグモグと口を動かすと，いつの間にか，歯科器具が患者の口の中に滑り込んでいた．佐々木歯科医師が患者に声をかける．

　「おいしいもの食って，元気になるべ」

　「食うの楽しみだべな」

　その言葉に患者がうなずいた．

　佐々木歯科医師は口の中の診察を始めた．上顎はほとんど部分入れ歯．下顎は7本

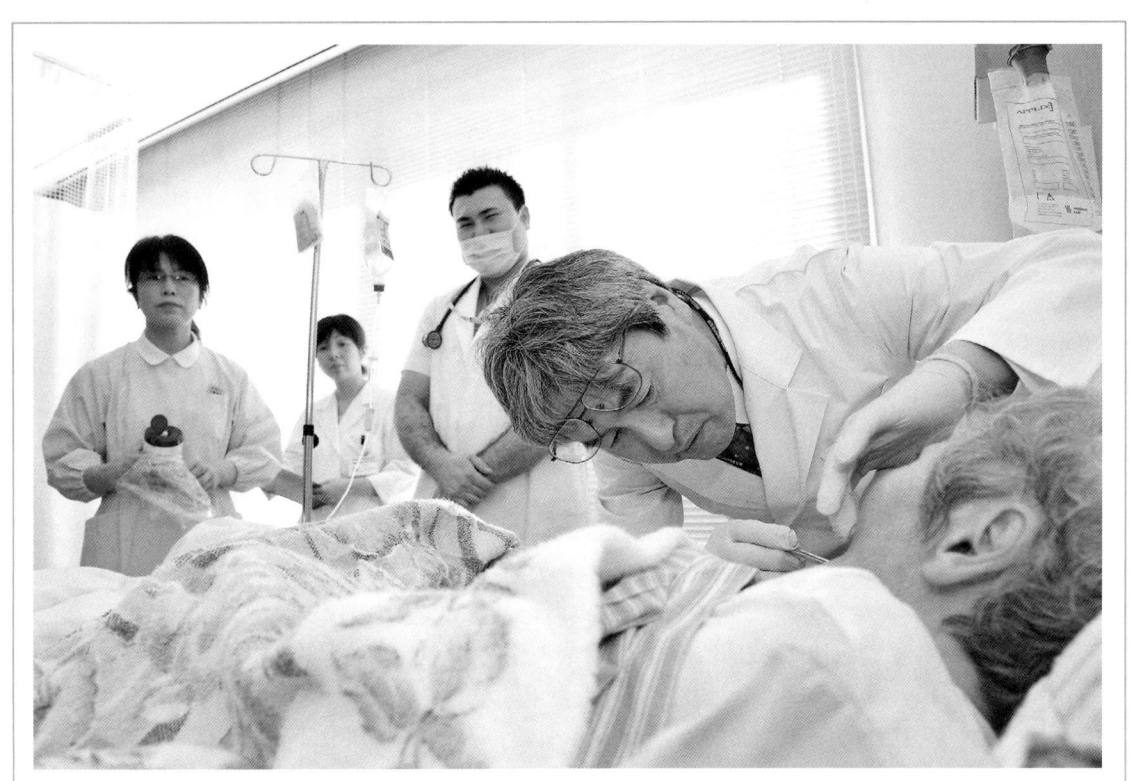

医師と歯科医師が共に NST 回診をする．対象患者は，がん，脳血管性疾患，パーキンソン病，慢性腎不全が多い．特に経管・静脈栄養患者は重度の口腔乾燥，咀嚼運動や舌運動の廃用がみられる

残っていたが，そのうち 1 本は虫歯だった．口腔ケアはあまりうまくできておらず，軽度の乾燥がみられた．

診察後，佐々木歯科医師は「もともと，自宅では口から食べていたようですね．リハビリによって咀嚼・嚥下機能は戻るでしょう」と診断し，郷右近医師に言語聴覚士への処方依頼を提案した．

嚥下のリハビリは言語聴覚士の阿部恒哉さんが指導することになった．阿部言語聴覚士が男性ののどに手を当てて嚥下を誘発させながら，声をかけた．

「ごっくんを早くするよう，練習しましょう」

頬をふくらまし，顎を引いてもらいながら，飲み込む練習を繰り返した．それを見ていた佐々木歯科医師と阿部言語聴覚士は「リハビリで嚥下障害を克服できそうですね」とうなずきあった．この日の回診時間は 15 分だった．

その後，患者は毎日，阿部言語聴覚士とリハビリを繰り返した．ほぼ誤嚥がなくなり，10 日目に退院できた．医科歯科連携診療の成果の一つだ．

■ 歯科医師の回診で咀嚼運動機能や舌運動機能の向上に効果

NST 回診の目的は栄養評価と，歯科医師による口腔内評価．対象となる患者は，管理栄養士の三浦亜矢子さんが抽出する．主に，▷食欲低下 ▷低栄養（アルブミン，

総蛋白，ヘモグロビン，リンパ球数で評価する）▷褥瘡 ▷口腔内の乾燥・炎症・潰瘍，舌苔，味覚異常など．食べることにリスクがみられる患者が該当になる．毎回3～6人だ．

　対象患者の半分以上はがん．そのほか脳血管性疾患，パーキンソン病，慢性腎不全が多い．特に，「意識レベルがいま一つはっきりせず，口腔ケアで介助が必要となる患者」「口から食べることができない患者」はNST回診で歯科診療の対象になりやすい．口腔乾燥が重度になったり，舌苔が全体に厚くなったり，舌や咀嚼の動きが悪化したりする等の廃用萎縮が起こるからだ．

　歯科医師は歯科診察の必要ない患者も含めて，全員の回診に同行する．前日，三浦管理栄養士は当番歯科医に該当患者の診療情報を送る．歯科医師はそれを見て情報を把握しておく．医科歯科連携の診療報酬加算はまだない．病院側は持ち出しで，安価だが報酬を出している．

　歯科医師が介入すると，患者はどのように変わるのか．胆沢病院NST対象患者で，回診を2回以上受けた52人の介入効果を調べたところ，歯科医師の介入効果があったのは約6割（31人，59.6%）だった．▷義歯の修理 ▷義歯の使用に関する指導 ▷義歯の裏面の機械的清掃 ▷保湿剤の使用 ▷ICUブラシ（開口障害のある患者，気管挿管中の患者の狭い口腔内用）の使用，などで介入したところ，3年後には口腔ケアが良好な人が倍近くになった．薬の副作用や酸素吸入によって唾液の分泌が悪くなると口腔乾燥が悪化しがちになるものだが，この点は歯科回診をしても，なかなか改善しなかった．

　さらに，奥州市歯科医師会の歯科医6人と歯科衛生士6人がNST回診時に，がんや脳血管障害などで口腔ケア介助を必要とする患者44人に口腔診査をしたことがある．患者の内訳は，経口摂取ができる人は約6割，そのほかは経管栄養，静脈栄養だった．その結果，経管・静脈栄養患者は重度の口腔乾燥の増加，および咀嚼運動や舌運動の低下が顕著にみられた．次の2つのことがわかった．

①食べ物が咀嚼できるかどうかを診るため，カチカチカチとリズミカルに上下の歯を噛み合わせてもらった．その結果，1か月前から経管・静脈栄養の患者で咀嚼運動機能が低下していた割合は，経口摂取していた人に比べてオッズ比が9.4倍だった．さらに，経管・静脈栄養の時期が3か月続いた場合は12.8倍になった．

②咀嚼嚥下時の舌の運動機能を診るため，舌の突出しができるかをしてもらった．その結果，1か月前から経管・静脈栄養の患者の舌運動機能の低下は，経口摂取していた患者と比べてオッズ比3.1倍だった．さらに，経管・静脈栄養の時期が3か月続いた場合は3.6倍になった．

　つまり，経管・静脈栄養の患者の場合は，口腔内の廃用萎縮が進みやすいことがわかった．その場合，歯科医師の診察のもと，摂食嚥下リハビリが必要になる．

　さらに，5年経過していくなかで，歯科医師の視野が在宅診療にも広がった．誤嚥性肺炎で繰り返し入院する患者を目の当たりにして，在宅での口腔ケアの重要性を認識したという．そこで，中田町歯科医院院長で歯科医師の朴澤弘康さんはケアマネージャーと年3，4回の勉強会を重ねるようになり，口腔内に問題がみられた場合は歯科医師につなぐシステムを作り上げた．

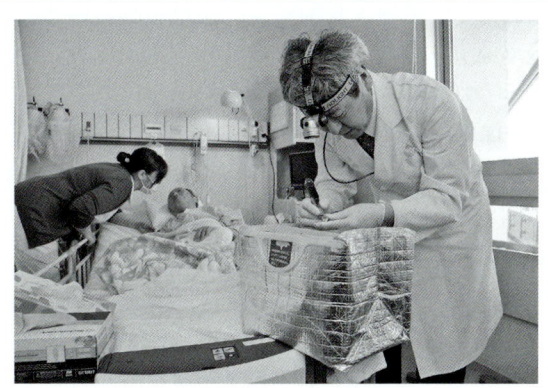

ベッドサイドで義歯を削るときは，登山用のヘッドランプを装着し，ゴミ箱を抱えながらになる

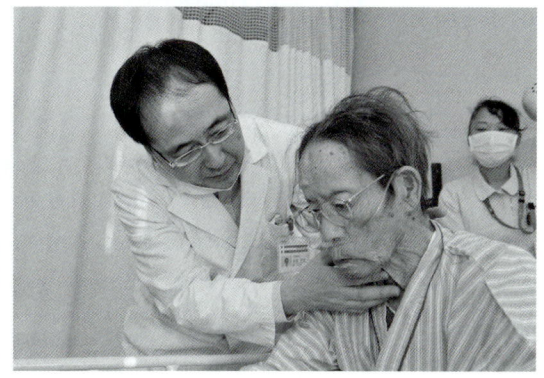

言語聴覚士の阿部恒哉さんが嚥下運動を誘発させて機能を評価する

医科歯科連携で医療レベルを底上げする

　胆沢病院で奥州市歯科医師会と医科歯科連携が始まったのは，病院主催のNSTの勉強会に佐々木歯科医師を講師として招いたことからだった．佐々木歯科医師は地域主催の栄養改善のシンポジウムに登壇したことがあった．

　「国保衣川歯科診療所では，併設の特別養護老人ホームでも歯科診療をしています．口の中の治療とケアに関わり，『歯科は口腔機能について，もっと勉強しなければならない』と考えるようになりました」と佐々木歯科医師は振り返る．

　特別養護老人ホームでは，97年から口腔ケア，01年からは嚥下造影に基づいた口腔リハビリ，摂食・嚥下障害の治療を始めた．胆沢病院の講演で，佐々木歯科医師はそれらの体験による医科歯科連携の必要性を訴えた．

　その後，佐々木歯科医師は胆沢病院で月1回開かれるNSTの勉強会に出席するようになった．仲間のようになった頃，佐々木歯科医師が「NST回診に参加させてほしい」と申し出たところ，病院側に歓迎された．

　月2回，病院で回診するようになり，佐々木歯科医師は，「今まで『全身を診る』という視点に欠けていたことを思い知った」と言う．

　だが，佐々木歯科医師が一人で病院のNST回診に駆けつけることは難しかった．そこで歯科医師会に「組織的に連携しましょう」と呼びかけたが，「まだ，医科と組むのは早い」という声があがり，すぐには実現しなかった．

　翌年，再び胆沢病院が佐々木歯科医師に「低栄養と歯科・口腔ケアの大切さ」の講話を依頼した．その夜の懇親会で「本当に地域で医科歯科連携をしていくなら，組織的でなければ継続できない」と話したところ，翌日，当時の副院長北村道彦さん（現在は岩手県立中部病院院長）が奥州市歯科医師会に連絡し，すぐに連携が決まった．

　このとき，佐々木歯科医師は「医師はかけ離れた存在ではなく，話せば理解してくれるパートナー．医科歯科連携の敷居を高くしているのは歯科医師の自分自身だった」と痛感したと言う．

当時，胆沢病院はNSTを立ち上げるための準備をしていた．北村副院長はメディカルスタッフにさまざまな資格を取らせる等，教育に力を入れていたが，歯科については「まったく考えていなかった」．ところが，佐々木歯科医師の講演を聞いて認識が180度変わった．こんなエピソードを映像で見たからだ．

　国保衣川歯科診療所には医科（内科，呼吸器科，小児科，整形外科，リハビリ科）の診療所も併設されている．80代の男性は誤嚥性肺炎とインフルエンザで入院していた．医師が歯科治療を勧めたので，佐々木歯科医師が診察した．

　上顎のブリッジ（部分入れ歯）がグラグラしてうまく食べられず，食欲低下と低栄養を起こしていた．佐々木歯科医師がブリッジを固定したところ，義歯が使えるようになり，男性は食事ができるようになった．体力も回復し，退院2週後には歩けるようになった．3か月後には，それまでの前傾姿勢が改善され，足取りも軽くなった．

　「歯科領域は病院の課題だと思っていたが，映像には衝撃を受けました」と北村副院長は思い出す．このように義歯が使えず食べられないということは，よくある．そこで，歯科医師会に「私たちは歯科領域に弱い．みなさんはプロなので，全面的に協力してほしい」と頼んだそうだ．シームレスな医療を実現するためには，地域レベルの底上げが必要と思ったからだ．

■ 医科歯科が共通の言葉で話せるようになるまで

　奥州市歯科医師会から推薦された5人の開業歯科医師は，3か月で3回，準備勉強会を開いた．佐々木歯科医師もいた．▷NST ▷栄養評価 ▷栄養と口腔 ▷摂食・嚥下障害 ▷口腔ケアの実際について学び合い，回診表や回診日誌の書き方などを話し合った．

　「医科の検査値の読み方を知らなかったので，臨床検査技師を講師にお呼びしたこともありました．勉強会はいつも飲み会付き．普段顔を合わせているだけでなく，酒

【奥州地域の医科歯科連携ができるまで】

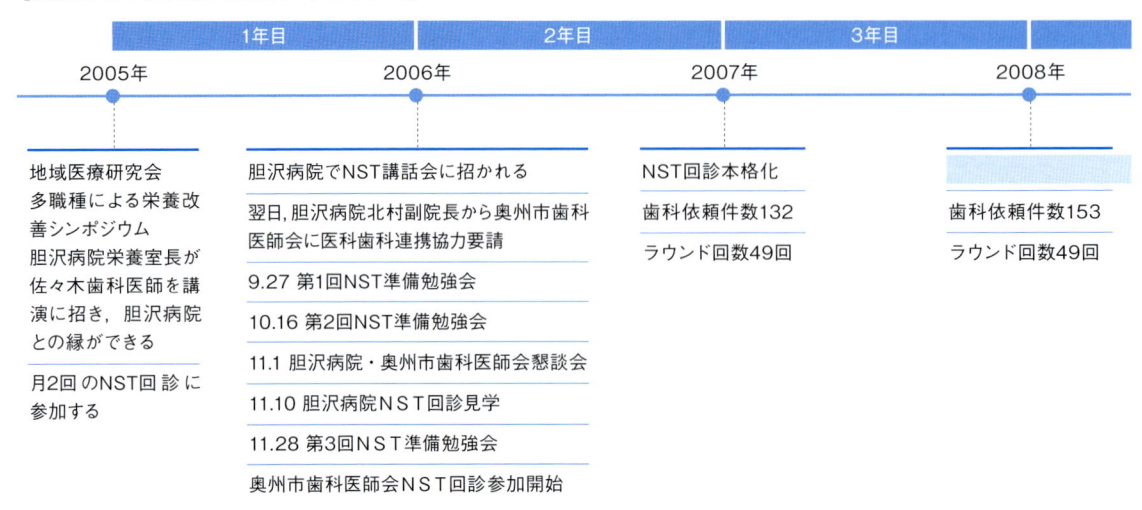

	1年目	2年目	3年目	
2005年	2006年	2007年	2008年	
地域医療研究会 多職種による栄養改善シンポジウム 胆沢病院栄養室長が佐々木歯科医師を講演に招き，胆沢病院との縁ができる 月2回のNST回診に参加する	胆沢病院でNST講話会に招かれる 翌日，胆沢病院北村副院長から奥州市歯科医師会に医科歯科連携協力要請 9.27 第1回NST準備勉強会 10.16 第2回NST準備勉強会 11.1 胆沢病院・奥州市歯科医師会懇談会 11.10 胆沢病院NST回診見学 11.28 第3回NST準備勉強会 奥州市歯科医師会NST回診参加開始	NST回診本格化 歯科依頼件数132 ラウンド回数49回	歯科依頼件数153 ラウンド回数49回	

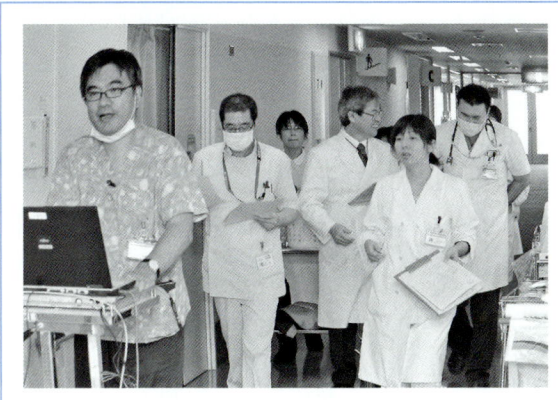

先頭の郷右近祐司医師は「歯科医師は患者さんとのコミュニケーション能力が高く，学ぶことが多いです」と言う

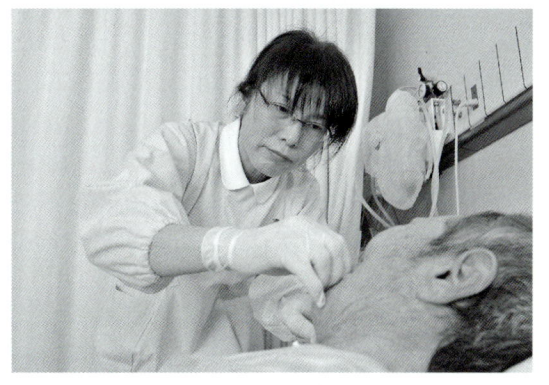

歯科衛生士の千葉道江さんが歯ブラシで口腔ケアをしている

を酌み交わすと心を許し合うことができるようになるからです」と佐々木歯科医師は言う．

だが，初めて病院のNST回診に出たとき，森岡歯科診療所歯科医師の森岡範之さんは居場所のなさを感じた．事前に病院から患者情報を得て準備していたにも関わらず，「NSTメンバーの話す内容についていけなかった」からだ．森岡歯科医師はこう思い出す．

「緊張していただけでなく，一つひとつのことがわからず，すっかり自信を失いました．さらに回診終了後，その場でカルテを書くことになったが，みんながのぞきこむように見ているので動揺して手は震える，字を間違えると冷や汗をかいたものです」

当時は，まだ紙のカルテを使っていた．このときのことを，NSTの三浦管理栄養

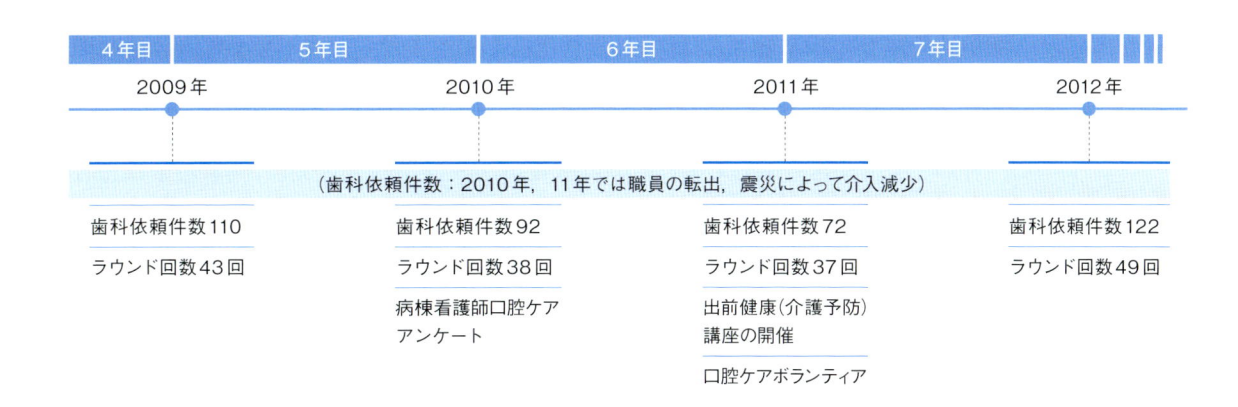

4年目	5年目	6年目	7年目
2009年	2010年	2011年	2012年
	(歯科依頼件数：2010年，11年では職員の転出，震災によって介入減少)		
歯科依頼件数110	歯科依頼件数92	歯科依頼件数72	歯科依頼件数122
ラウンド回数43回	ラウンド回数38回	ラウンド回数37回	ラウンド回数49回
	病棟看護師口腔ケアアンケート	出前健康(介護予防)講座の開催	
		口腔ケアボランティア	

士に聞いたところ，「『あとでカルテを読もう』としても，なかなか順番が回ってこないので，その場で確認してしまおうと凝視していた」そうだ．

また，歯科医師は回診表や日誌を書くことにしていたが，メンバーの話についていけず，メモする時間もない．当初，ICレコーダーで回診の会話を録音していたほどだった．こんなことから，森岡歯科医師は「2回目の回診に行くのは気が重かったですね」と振り返る．回診したほかの歯科医師からも「言葉やデータの読み方がわからなかった」「半日，診療がつぶれるのは困る．経営を考えると難しい」という声が出たという．

森岡歯科医師は「病院回診の歯科医は2人ペアだったのでがんばれた」と言う．

さらに，事前に勉強していたにも関わらず，歯科医師が新たに勉強することは多かった．たとえば，「低栄養の評価をするための最低限の栄養指標の読み方」「酸素投与や人工呼吸器使用の患者を診るときの呼吸状態の観察や酸素飽和度の数値の意味」などを学んだ．また，病院側からは感染対策として「手袋使い回しの禁止」「一処置一手洗い」を厳しく言われた．

この時期は，まだ，病院と歯科医師会の人間関係が構築されておらず，歯科医師がナースステーションに立っていたら，「どのようなご用事ですか」と聞かれたこともあったという．

50代の歯科医師らの初挑戦は苦難と尽力から始まった．一度，回診に参加しただけで，次から来なくなった人もいたほどだった．歯科医師会からは「研究発表するために回診に参加している」と揶揄されたこともあった．

だが，やがて胆沢病院にとって歯科医師は「NSTのコアメンバー」となり，必要不可欠な存在になった．管理栄養士室長の小原恵美さんは歯科医師から「ご飯を食べたら茶碗を洗うでしょう．口の中も洗ってきれいになったら，ご飯がおいしくなるよ」と言われたことが忘れられないと言う．

病院で口腔ケアの意識が高まり，対象を病棟患者全員に広げる

地域との医科歯科連携について，病院側はどう思っているのか．

胆沢病院院長の松本登さんは「医科歯科連携を始めてから回復が早まり，入院期間の短縮につながっています」と言う．

08年から副院長の郷右近医師は「普段からメディカルスタッフが不足しているので，仲間としてサポートしてくれるのはありがたい」と言う．また，「歯科医師は患者さんとのコミュニケーション能力がとても高い．学んでいます」と話す．

病院の看護師が歯科医師の診療所に勤める歯科衛生士から，器具の使い方や手技を指導してもらう機会もできた．だが，奥州市歯科医師会が同病院の看護師に口腔ケアに関するアンケート調査をした結果，7割弱が「口腔ケアは看護業務のなかで後回しになりがち」と答えた．専門性やスキルの点でも「終末期は口を開くことが難しい」「出血している」「気管挿管をしている」「口の中が乾燥している」という患者は，看護師にとって難易度が高いと指摘があった．

そこで，病院では看護師による「口腔ケアチーム」を立ち上げることにした．これま

で歯科診療はNST回診の対象者に限られていたが，さらに病棟の患者全員の口腔ケア状態を標準化することになった．副総看護師長の石川えり子さんはこう言う．

「入院時からの介入を始めました．独自のチェックシートを用いて3段階のレベルで評価し，個別の看護計画を立案します」

歯科診療を始めたことによって，病院全体の口腔ケアの意識が高まった．

歯科がなくても歯科衛生士は雇用できる

病院に歯科がない場合，「歯科医師がいないので，歯科衛生士も雇用できない」と思われやすい．歯科がなく歯科医師がいなくても，歯科衛生士はアセスメント，口腔清掃，摂食機能訓練はできる．「歯科保健指導」に含まれるからだ．

前述の北村元副院長は，09年，岩手県立中部病院院長に就任し，歯科がない病院で歯科衛生士を雇った．胆沢病院の経験を生かしている．

就任に当たって，北村院長は歯科医師にNST回診へ参加してもらおうと，北上歯科医師会に依頼した．すぐに快諾を得て，全面的な協力体制を取っている．11年からは血液内科と緩和ケア科の病棟歯科回診もスタートした．特に血液内科病棟では，抗がん剤治療の副作用(口腔粘膜炎，口腔感染症，歯肉出血など)に対する評価，治療，口腔ケア指導をしている．

12年には歯科のない急性期病院では画期的な取り組みとして，歯科衛生士を採用した．さらに消化器手術を受ける患者の術前歯科受診を開始し，抗がん剤治療や放射線治療の対象者，全科の全身麻酔手術を受ける患者にも，治療前の歯科受診を拡大している．

岩手県奥州・中部地域の医科歯科連携はこうして広がった．今後の課題は回診歯科医師の人数を増やすこと．特に連携の裾野が広がるよう，若手の参加を期待する．

column

病院薬剤師と調剤薬局の薬薬連携
―患者にどういうメリットをもたらすのか―

「薬薬連携」とは,病院の薬剤部と調剤薬局の薬剤師同士が情報を共有し,地域医療の向上を目指す取り組みをいう.

厚生中央病院(東京都,302床)と地域の薬局の例を紹介しよう.

厚生中央病院は駅の近くにあり,外来の院外処方率は97%.薬剤部は11人で,入院患者の調剤や服薬指導をしている.

薬薬連携は,2008年から始まった.きっかけは,病院側が「年末年始,および日曜・祭日の休日の対応をお願いできないか」と相談したことだった.薬局側も院外処方せんに関して,病院側への要望があったことから両者間で積極的に話が進み,月1回の定期的な連絡会が始まった.連絡会では,主に▷病院で新規に採用されたジェネリックを含む薬品名,削除された薬品名と医師の治療方針 ▷疑義照会についての合意 ▷院内で流行している感染症 ▷薬局で困っていること,などの情報を共有する.

連絡会に参加するのは,厚生中央病院の処方せんを扱う近隣4つの薬局(イコマ薬局,恵比寿中央薬局,クオール薬局,ユウ調剤薬局).場所は厚生中央病院で,時間は30分程度.日によって15分に短縮したり,1時間の話し合いになったりしたこともある.数社の薬品メーカーから同一の疾患に関する薬剤の説明を聞いたり,医師を囲んで疾患について学んだりする勉強会ももつ.

この会で顔を合わせるようになり,患者が退院しても,入院時の情報を調剤薬局と確実に共有でき,シームレスな服薬指導を実現している.たとえば,入院中に医師から「1日3回」と処方された痛み止めを,退院時には病状が安定したので「痛い時に飲んでください」と自分で調整するように説明する.だが,薬局で再び処方通り「1日3回飲んでください」と言うと,患者は困ってしまう.

厚生中央病院薬剤部科長の工藤貴弘さんは「薬薬連携のおかげで,入院時の服薬指導の内容が退院時のお薬情報提供書やお薬手帳によって,在宅医療にまでつながるようになりました」と言う.

薬局薬剤師の業務内容が広がった

薬剤部が病院の窓口になってくれるようになり,薬局側では医師との意見や合意事項の調整,情報伝達が大変スムーズになったと喜ぶ.クオール株式会社(クオール薬局恵比寿店・旧薬局長)の長沼未加さんはこう言う.

「病院からの処方せんやお薬手帳による情報共有で,医師の処方意図がわかるようになりました.さらに,医師のコメントによる薬局薬剤師の気づきが患者さまとのコミュニケーションに広がりをもたせます.体調,体質,治療経緯,生活習慣なども含めた一歩進んだ服薬ケアは,患者さまにも,病院や薬局にも安全で有効な医療につながります」

たとえば,医師の治療方針を共有しておくことで,院内での点滴や注射などに院外処方の薬などが加わるとわかれば,病院から自宅への継続した治療が可能となる.疑義照会も単なる記載不備や用法間違い等の単純なものが減り,患者個々の状況を踏まえた有効な内

容へと変わったそうだ．

　また，抗がん剤の処置後に来局した患者に「2クール目ですね．（手足症候群が出やすいので）手のピリピリした感じはないですか．ハンドクリーム等で保湿を心がけましょうね」など処方せんの追記に応じて，声をかけることもできるという．

　病院薬剤師との情報共有は，薬局での薬の在庫管理にも役立つ．特に，東日本大震災時は薬品会社や工場が被害を受け，流通されない薬品が出てきた．工藤科長が薬品に関する流通状況のリストを作成する等して，薬局と密な情報交換をすることで，多くの患者に薬が行き渡るよう対応ができたそうだ．

　連携の合意事項では，医師に手術の実施日，抗がん剤の点滴日，休薬期間などの日付を処方せんに記載してもらうようにした．それだけで，薬局薬剤師は薬袋に目立つように印字できたり，複雑な服薬スケジュールを患者にわかりやすく説明したりすることができる．術前の残薬があることに気づき，使用中止を呼びかけることも可能になった．

　「医師の指示通り」の用法記載による医療事故の可能性があることも共有してもらった．患者は医師からの指示を正確に記憶しているとは限らなかったり，体調が悪くて会話しづらかったりする．薬局薬剤師の指導で，服用間違いを防ぐことができる．

　このような薬局での服薬指導は，薬剤師本来の能力を十分生かすことができる．調剤報酬は発生しないが，薬局薬剤師の仕事のやりがいにもつながるという．

　「門前薬局の処方せん数は減少傾向です．そのような現状のなか，服薬指導によって，説明がわかりやすい，病院と同じ説明で安心できる，親身になって相談できる薬剤師がいることは，リピーターの獲得につながっています」と長沼さんは言う．

　患者に対する説明時間は，多少長くなる．長沼さんの場合，1日40人の対応で，説明に時間がかかる人は5人程度，ちょっと不安な人や相談に乗ってほしいという患者は20人程度．だが，特に，薬局薬剤師の人数を増やすほどではないそうだ．

　商売敵ともいえる近隣の薬局同士が顔の見える関係になっても「困ることはない」と言う．むしろ，困った時に相談しやすくなった．在庫がない場合，取り扱っていない薬剤などが処方せんに書かれている場合は，すぐに別の薬局に電話して，つなぎ役もするという．病気でつらい思いをしている患者には，とてもありがたい連携といえる．

　さらに，工藤科長は薬局との情報交換で得られた内容を，リスクマネジメントとして電子カルテの処方せん内容入力時に生かしている．薬剤の商品名を入れると一般名が自動的に出るようにし，漢方薬の場合はナンバーと薬品名の両方が記載できるようにした．用量の間違いを回避するよう選択事項を設ける等の工夫もする．ヒヤリハットを減少させることにつながった．

薬薬連携が進まない理由は？

　薬薬連携は全国でも，まだあまり進んでいない．その理由は，病院側が薬局薬剤師の困っている現状に気づいていないからではないか．それは，「病院薬剤師が院外処方せんへの関わりが少ないこと」「薬局薬剤師も病院への申し入れや提案に躊躇しているからではないか」という．現状の連携には診療報酬点数（調剤報酬点数）が付いていないことも大きい．

事例9　精神障がい者が地域で暮らす支えになる

千葉県 ACT-J　精神疾患チーム

重度の精神障がい者は病状の悪化に伴い，長年にわたって隔離病室や閉鎖病棟での入退院を繰り返すことが多い．近年，その点に疑問をもつメディカルスタッフが集まり，「ACT(assertive community treatment；包括的地域生活支援プログラム)」が始まった．チームでどのようなサポートをしていけば，自宅や地域で「自分らしく」生活できるか．

　ACTとは，精神障がい者が自宅や地域での生活を継続していくために，医療だけでなく，▷日常生活 ▷社会生活 ▷経済 ▷教育・就労 ▷住居 ▷家族などに対しての支援を受けられるモデル．精神科医，看護師，ソーシャルワーカー(精神保健福祉士，社会福祉士)，作業療法士，臨床心理士などがチームとなり，多職種連携でサービスを提供する．原則的に，「アウトリーチ(メディカルスタッフが利用者の自宅などを訪問する形式)」を取る．
　この取り組みは，1960年代，米国ウィスコンシン州で「脱施設化」の理念のもとに始まった．日本では厚生労働科学研究費補助金の助成を受けた研究プロジェクトとして，02年から国立精神・神経センター精神保健研究所(現在の名称は，国立精神・神経医療研究センター)で開始され，翌年，日本初の組織「ACT-J」が発足した．

■ 一人暮らしの利用者のリカバリーに伴走する

　ACT-Jがカバーする地域は千葉県市川市と松戸市南部．統合失調症，双極性障害，重症うつ病で，日常生活や社会生活が一人でできない状態が6か月以上続いている，などの基準を満たす人が対象になる．IQ50以下の発達障がい者や知的障がい者は除外される．地域の国立国際医療研究センター国府台病院の精神科医師が，患者の退院時，ACT-Jを紹介する．
　スタッフの一人の増子徳幸さん(看護師，保健師，精神保健福祉士)は，10年前に統合失調症と診断された40代男性を担当する．男性は20代の頃はサラリーマンで営業職に就いていた．だが，交通事故により高次脳機能障害が残り，会社を退職することに．その頃から，さまざまなストレスが重なり，統合失調症を発症したのではないかと，医師や増子さんは考える．
　服薬コントロールができず，4回の入退院を繰り返した．一人暮らしなので，退院後は地域の福祉事務所がサポートをしていた．1年前からACT-Jが引き継ぐ．増子さんは，主に医療的な病状確認や服薬コントロール，および病気の症状が安定しているか，困ったことはないかなどの安否確認をしている．

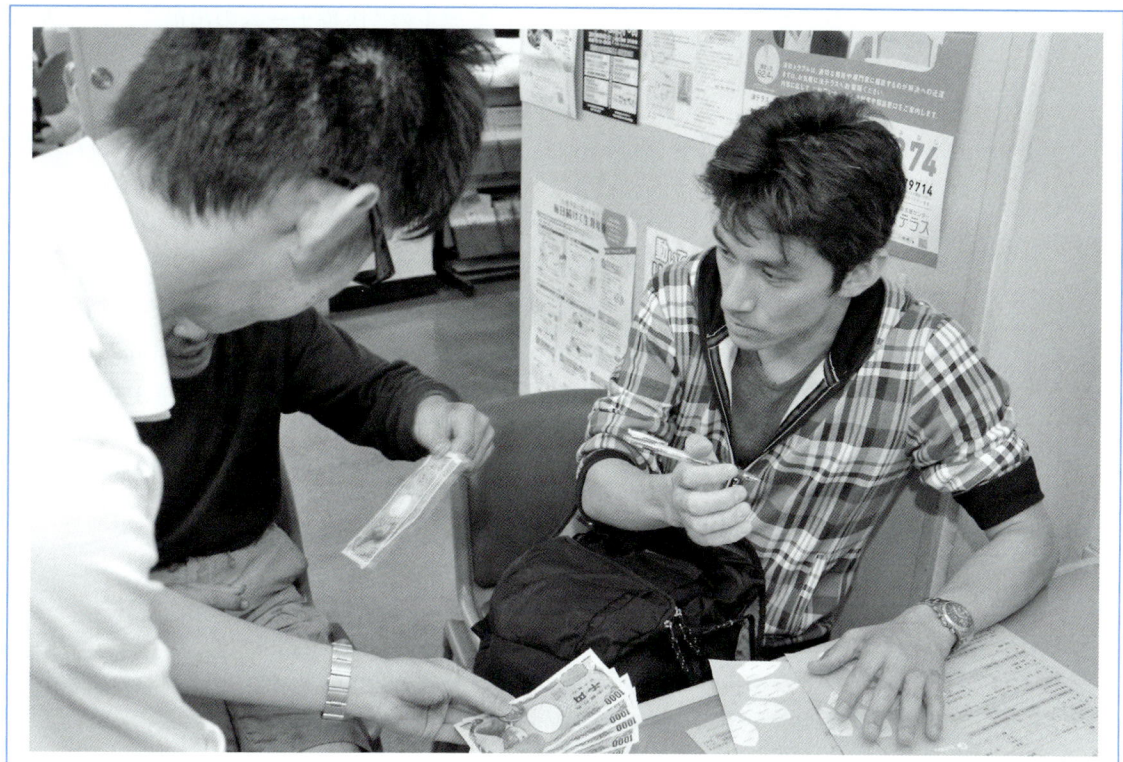

利用者には高次脳機能障害による物忘れや注意障害があるため，市役所で生活保護を受給するとき，増子徳幸さんが同行する．受給されたお金を，その場で1日分ずつ小分けにして封筒に入れる作業をサポートする

　男性は特に服薬が継続できないと，自分の考えが整理できず混乱してしまう．周囲が危険と感じる行動を起こすことがあるため，2週間に1度，増子さんが病院に同行し，治療を受けることで病態が安定している．増子さんが訪問したときに不在の場合は探し回る．このようなとき，地域の協力は欠かせない．

「男性が行きそうな場所には，よく出向いて挨拶しておき，男性が立ち寄ったらすぐ連絡をもらえるようにしています」

　さらに，男性は金銭管理ができないため，生活保護を受給する際には，毎回，増子さんが同行する．週2回の受給とし，その場で1日2,000円ずつ，3，4日分を封筒に小分けし，男性の自宅で所定の位置に置くところまでをサポートする．だが，増子さんは作業の代行はしない．必ず男性とともに行う．ACTのスタッフは，利用者が「リカバリー（自分らしく生きていくことを取り戻す）」のプロセスを歩むための伴走者として傍らにいるからだ．

精神科医療に疑問や葛藤を感じ，全国からスタッフが集まった

　ACTのモデルを日本に導入したのは，国立精神・神経研究センター精神保健研究所社会復帰研究部部長の伊藤順一郎さんだった．「重度の精神障害で長期入院した患者が地域で暮らす」をテーマに，00年から米国内の「コミュニティケアの在り方」を視

察して回った．フィラデルフィアでACTモデルの"医療チームの出前"という方法を知り，「病院中心の日本の精神科医療を変えるためのよいキーワードになる」と直感したという．

当時，日本でも「退院後の地域での暮らし」について試行錯誤する病院はあった．伊藤部長も6年間の研究によって，ACTという一つのモデルの日本版を構築した．日本版では，地域にACTを立ち上げることで，中核病院の精神科病床を減らすことを目的とする．イタリアで精神科病院を解体したような，将来の「脱施設化」を目指す．

たとえば，ACT-Jの場合は，地元の国立国際医療研究センター国府台病院精神科病床の段階的な大幅な削減に貢献した．ACT活動3年目の05年，350床（成人5病棟，児童1病棟）が135床（成人2病棟：スーパー救急病棟・閉鎖病棟，児童1病棟）に縮小された．伊藤部長は言う．

「精神科疾患の入院治療が回復に結び付くというのは幻想です．包括的なケアが必要．まず療養病棟を廃止し，その代わりに地域でACTも含めた多機能の精神科クリニックを増やすことが求められています」

そこで，伊藤部長は研究終了後も活動を継続するため，事業化してNPO法人リカバリーサポートセンター「ACT-IPS」を立ち上げた．ACT-JはそのNPOがもつ訪問看護ステーションを拠点に活動する．運営は健康保険の訪問看護に関する診療報酬や自立支援医療制度によって賄われる．

ACT-Jで活動するスタッフは11人．前職で今の精神科医療に疑問や葛藤を抱え，新しい方向性を見出して全国から集まった．

前述の増子さんも，以前は病院に勤務していた．看護師として日常的に患者の病室に鍵をかけ，身体拘束をした．「患者の安全のため」だった．だが大学時代から，精神科医療の現実には疑問をもっていたので悩んでいた．

医師の吉田衣美さん（国立国際医療研究センター国府台病院精神科）は，以前の勤務先で，入退院を繰り返す患者には生活支援が必要な人が多く，「病院の治療だけでは回復に結びつかない」とジレンマを抱えていた．

「診察室の患者さんが地域で暮らしていたら，どんな表情をしているのだろう．主治医でなく，知人として出会っていたら，仲良くしていたかもしれない．この人は本当に，こういう生き方しかできなかったのだろうか」

吉田医師は「『地域で患者は生活できない』というのは周囲の思い込みではないか」と思っていた．だが，病院でこんな話はできなかった．

上田昌広さん（精神保健福祉士，社会福祉士）も病院のソーシャルワーカーとして，吉田医師と同じようなことを考えていた．入院中から退院後の訪問看護を支援していた．だが，入退院を繰り返す患者と接するうちに「ずっと，入院ばかりしている人生はどうなんだろう」と考え込むようになった．上田さんは言う．「病気を治すために生まれてきたわけじゃないだろう．ご本人にやりたいことがあるから治療する，ならわかりますが，これでは本末転倒ではないかと思うようになったのです」

足立千啓さん（作業療法士，精神保健福祉士）は前職の病院が精神障がい者の共同住居をもち，重度の統合失調症や双極性障害でも，地域で充実感をもって生活していけることを知っていた．「地域でどれだけ手厚いサポートができるかが鍵になる」と気づ

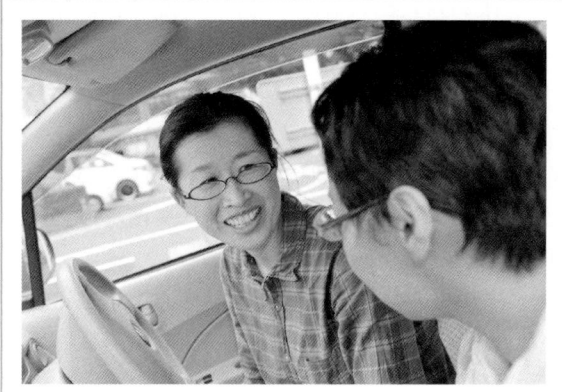

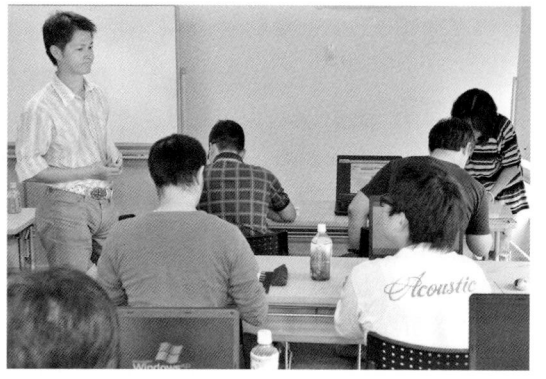

統合失調症で，交通機関利用時に幻聴が聞こえるという不安が強まるため，足立千啓さんが外出に同行する

市川市の障害者就職サポートセンター「ビルド」ではスキルアップや就職活動の個別支援をする

き，ACT-J での活動を希望した．

どのメンバーも，患者を「一人の人間」として何かサポートできないかと強く思った．

ACT モデルでは利用者からの連絡や相談を 24 時間 365 日受ける．訪問は週 1 回平均約 50 分だが，利用者によっては 1 日 2 回のことも．夜間はオンコール体制を組む．密度の濃いサービスが提供できるよう，10 人のスタッフにつき，利用者数は 100 人までにとどめる．

"手厚いサービス"は研究でも表れた．無作為化比較試験（介入群 57 人，対照群 56 人）の結果，退院後 1 年間の再入院日数によると介入群のほうが入院抑制効果は高かった[1,2]．生活機能水準は両群で有意差がなかったが，精神症状のうち「抑うつ気分」は対照群より有意に改善した．医療や福祉サービスにかかったコストは有意差がなかったが，利用者の満足度は介入群のほうが有意に改善し，費用対効果が良かった．

職種による役割分担がない「超職種」で利用者の希望に近づける

ACT モデルでは，職種の専門性やスキルによる役割分担はなく，利用者が必要なサービスを「超職種」で提供する．医師が指示せんで包括的指示を出し，スタッフが現場で判断する．看護師の増子さんが市役所へ生活保護の受給同行をしたり，作業療法士の足立さんが利用者宅で血圧を測ったりする．

各職種の専門性が発揮される場面もある．増子さんは▷全身状態の評価 ▷症状再燃のサイン ▷薬物治療による副作用 ▷服薬管理などの点で，看護師としての視点が生きる．足立さんは▷玄関のチェーンを掛ける ▷手で水をすくって顔を洗う等，生活上の身体動作の評価と支援に関することを作業療法士の視点で助言する．

[1]：Ito J, et al. The effect of Assertive Community Treatment in Japan. Acta Psychiatr Scaud 2011；123：398-401.
[2]：入院抑制効果は，退院前 1 年間と退院後 1 年間を比較して，介入群で 44.5 日→15.3 日，対照群で 22.3 日→24.8 日であった．

医師は医学的なことや薬の処方などを求められたら対応する.「病院では他職種にトップダウンで指示をして動いてもらいます. でも, 実は医師だからできることはあまりないものです. そう気づいてからは謙虚になり, ACT-Jでは横並びを実感しています」と吉田医師は言う.

チームのメンバーも, 病院勤務のときは「困ったら上司に相談でき, 病院が守ってくれる」という安心感があった. 今は利用者の自宅が現場で, スタッフ自身の判断力や責任, 力量が問われる. 最初は心細かったという.

しかも, 利用者がスタッフに心を開き信頼を得ないと, 玄関の扉すら開けてもらえない.「ACTなんて必要ない」と言い放たれたこともあった.「ACTでいちばん大切なのは, 利用者とスタッフの関係性です」とスタッフは皆, 口を揃えて言う.

増子さんは利用者との対話で, 日常的な会話から始めるように心がける.

「病院のように『薬は飲めていますか』ではなく,『今日は天気がいいですね』『おいしいラーメン屋を見つけたんですよ』などから話し始めます」

病気を管理するのではなく, 利用者がいかに楽しく充実した生活を送れるかをサポートするからだ.

利用者は退院し自宅に戻ると, 病気になったことで失った物を取り戻したいという気持ちが強くなる. たとえば,「もう一度大学受験をしたい」「病気が原因で, 家族がバラバラになってしまった. 昔のように仲良く暮らしたい」と話すそうだ. 特に, 精神障害と診断されると, 恋人や友人だけでなく, 家族も離れてしまい, 家で一人ポツンと孤立する人もいるという.

症状は薬物治療で改善に向かうが, 心の寂しさは仲間が埋めるしかない. ACTには, そんな役割もある.

毎日の情報共有や問題解決のミーティングも欠かせない. 少しの変化でも見逃さずメンバーに申し送ることで, 症状悪化を予防するよう努める. 増子さんはこう言う.

「いつもと目つきや雰囲気が違うとき,『薬を飲んでいないかもしれない』と伝え,

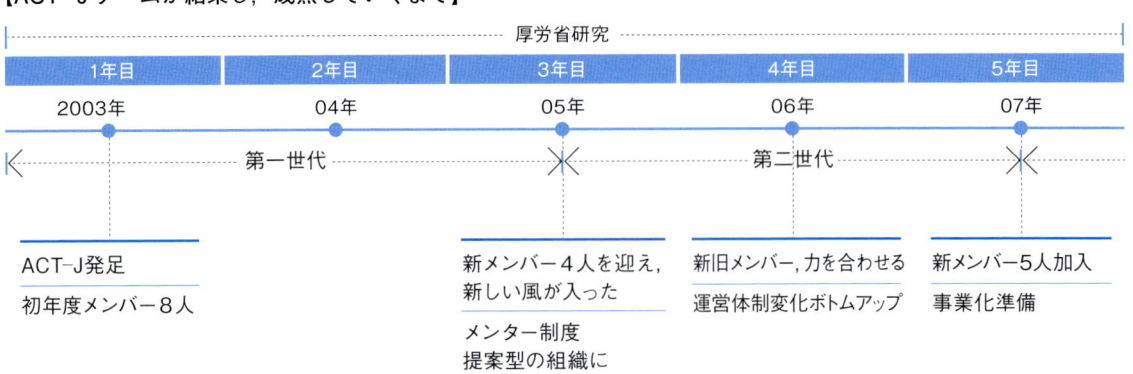

【ACT-Jチームが結束し, 成熟していくまで】

	1年目	2年目	3年目	4年目	5年目
厚労省研究	2003年	04年	05年	06年	07年
	第一世代		第二世代		
	ACT-J発足		新メンバー4人を迎え, 新しい風が入った	新旧メンバー, 力を合わせる	新メンバー5人加入
	初年度メンバー8人		メンター制度 提案型の組織に	運営体制変化ボトムアップ	事業化準備

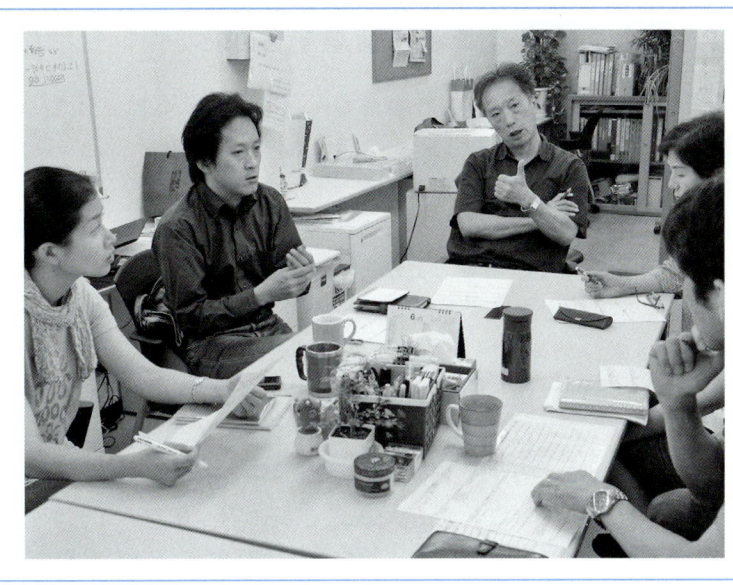

どんなに忙しくても，週1回ミーティングをもつ．困難事例，地域との関わり，ステーションの経営状態を話し合う

確認を促します」

　症状が悪化したことで，警察沙汰になったこともあった．だが，スタッフは利用者の保護者ではないので尻拭いはしない．ACTスタッフが警察に説明に行くところまではするが，行動の責任は本人に取ってもらう．

　週1回，「ストレングス・モデル」の会議も行う．これは，利用者ができないことではなく，できることに注目して支援する方法．利用者がどんなことを克服したか，どう変化したか等を報告し合ったり，問題解決に向けたブレーンストーミングをしたりする．

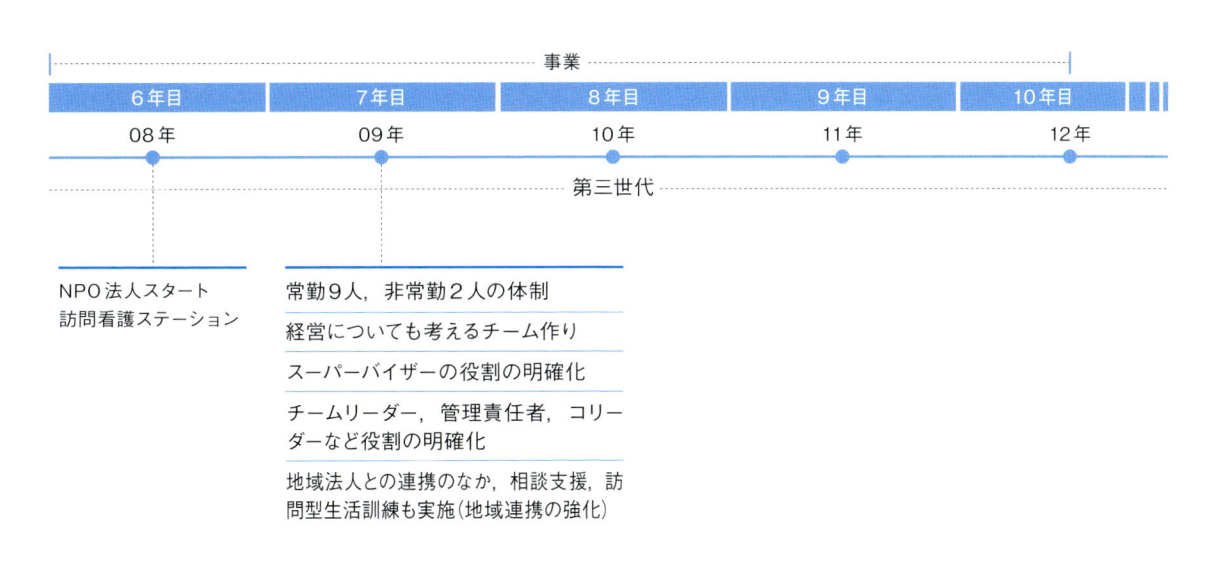

事業				
6年目	7年目	8年目	9年目	10年目
08年	09年	10年	11年	12年

第三世代

- NPO法人スタート 訪問看護ステーション
- 常勤9人，非常勤2人の体制
- 経営についても考えるチーム作り
- スーパーバイザーの役割の明確化
- チームリーダー，管理責任者，コリーダーなど役割の明確化
- 地域法人との連携のなか，相談支援，訪問型生活訓練も実施（地域連携の強化）

■ チームの世代交代のとき，どのようなことに留意するか

　チーム医療の課題として，「チームメンバーが変わったときの対応」というのがある．新しいメンバーが入ったとき，チームはどのように迎え入れればいいか．

　ACT-Jの場合，2003年に発足後，チームスタッフが入れ替わるたびに進化した．その足跡をたどる[*3]と，3年目と5年目にスタッフの大きな交替があり，＜第一世代＞＜第二世代＞＜第三世代＞と区切ることができるという．ACT-Jの様子を3年目に入職した足立さんと振り返った．

　初年度のメンバーは8人．精神科医1人，看護師2人，作業療法士2人，精神科ソーシャルワーカー2人，ケアマネージャー1人だった．日本で初めてACTを立ち上げたことから，初年度メンバーは「何がこのチームに必要だろうか」「このチームでは何を大切にしていけばいいか」など，理念やケースワークの方法を何度も議論し合った．そんな2年間が終わるまでに3人が辞め，3年目の春，新しい4人を迎えた．足立さんもそのとき新しく入った一人だった．そのとき古株のメンバーから，こんな内容の言葉をかけられたという．

　「もうできあがったチームのように思えるかもしれないが，それぞれ，いろいろな経験をもってチームに入ってくれた．その経験はチームの財産としていきたいので，何か感じることがあったら引いたりせず，ぜひ声を出してほしい」

　そうは言われても，入職したばかりの足立さんは「どこで，どういう発言をすればいいか」「どこまで言っていいか」など，最初の数か月は迷ったという．臨床場面では早くから自分なりの仕事ができるようになったが，運営面でも意見が言えるようになったのは，半年過ぎた頃からだった．ケースワークで利用者をアセスメントするように，足立さんもチームメンバーそれぞれの性格や発言内容を知り，自分はどのタイミングで，どんなことを言えばチームに貢献できるか考え続けたという．

　「初年度のメンバーの方々の熱い思いがつまった議事録を見て，自分もそのレベルに近づけるのかと思ったことがありました．温度差はとても埋まらないだろう，とも．でも，目指していることは同じなので，自分はどういう工夫をしていけばいいか，と考えました」

　ACTではヒエラルキーは作らないという前提で動いている．古株メンバーからは「今までこうやってきたから，そのまま引き継いでください」「こういうものだから，こうしなさい」というメッセージはなかった．おかげで，新しいメンバーは，萎縮することなくチームになじむことができた．

　足立さんはこう振り返る．

　「初年度の方が『理念など大事なことは引き継いでほしい．そうはいっても，チームは変化していくもの』と迎えてくれました．チームは常に同じではなく，求められることが変わればチームも合わせて見直していかなければならない．それをチームが自覚したうえで変化していきました」

　どんなに忙しくても，週1回午前中にミーティングをもつことで，チームの結束力

[*3]：厚生労働科学研究費補助金 こころの健康科学研究事業重度精神障害者に対する包括型地域生活支援プログラムの開発に関する研究「ACT-J」臨床チーム形成過程における記述的研究」（分担研究者：英 一也，小川ひかる，西尾雅明，2010年）

が高まった．メーリングリストでも情報は流れているが，顔を合わせて話題にすることでリアルな感覚をもてるという．ミーティングでは，ケースワークの困難事例，地域との関わりや事情の情報共有，ステーションの経営状態などを話し合う．このなかで，必然的にチームの方向性を何度も確認し合うことができる．メンバーで「何を大事にするか」を考える機会がもてないと，右から左へこなすだけの作業になる．足立さんら3年目入職組は，小さな勉強会や飲み会を積み重ねながら，一緒に学ぶ仲間となった．

ACT 5年目には，足立さんも入職者を受け入れる立場に変わった．このとき運営面で留意したのは「わからない，見えづらいことは遠慮せず言ってほしいというメッセージを，事あるごとに伝えた」と言う．伝えたいとは思っていても，伝えきれないことは，どうしても出てくるからだ．

また，普段からコミュニケーションのなかで気にかけ合ったり，声をかけ合ったりすることを心がけた．些細な積み重ねでも，自分が大切にされているというメッセージは伝わるからだ．特に設立当初から，チームスタッフのバーンアウトは課題だった．スタッフはお互いに様子を見ながら，つらそうだな，と思ったら「大丈夫だった？」と声がけをしたり，相手の言葉を引き出せるように雰囲気作りをしたりしてきた．チームメンバーに不満が出てきたら早めに拾うようにした．「大変さがわかってもらえないと，チームは不具合を起こしていくから」と足立さんは言う．

ACTの取り組みは今年で11年目．いまでは全国で20か所になった．統合失調症の患者は日本の全人口の約1％．誰でも精神障がい者になる可能性はある．高学歴の人も多い．障がい者が地域でともに暮らしていくためには，会社や学校で一緒に活動しながら偏見や差別をなくしていくことが第一歩となる．もっと多くの「支え」が必要だ．

column

創立メンバーから第三世代へバトンを渡すとき

　国立精神・神経医療研究センター精神保健研究所の伊藤順一郎部長は，「ACT-J」生みの親であり，創立メンバーだった．その後も三世代にわたって，スーパーバイザー役を務めている．創立メンバーは精神疾患患者に対するアウトリーチ型治療の社会的必要性を感じて，無の状態から組織とシステムを生み出した．厚生労働省の5年間の研究から，事業化する過程でメンバーの入れ替えがあり，第二世代，第三世代へと変わっていった．そこで，本文では「世代間のバトンの渡し方」にもフォーカスした．

　本文に書ききれなかった，伊藤部長の意見や助言も紹介しよう．

——第三世代にもなると，初代メンバーが持ち合わせていた，ほとばしる情熱や意気込みは薄れていかないのでしょうか．どのように伝え続けていったのですか？

　伊藤：新しいメンバーが入ってくるときに，心がけていることがあります．
　「長期間，積極的に関わってもらえるような関係性をつくること」
　「採用面接時には，そのような意欲のあるスタッフを選ぶこと」です．
　特に，次の4点に留意しています．
　①ACTの理念について，ミーティング等で，何度も繰り返し伝える．
　②「すぐ実践できる」というよりも「人を育てる」という意識で関わる．
　③技術習得については，on the jobで学ぶことと，グループによるケースカンファレンスを繰り返すこと．そして，そのための「場」を作る．特に，ケースカンファレンスでは，スタッフの「チームに相談したいこと」に焦点化し，利用者の希望やできていることをアセスメントしながら話し合う．
　④チームリーダーの役割は個々のスタッフの話を聞きながら，チームの動きを把握することと役割を明確化する．チームリーダーの機能については，スーパーバイザーが掌握する．

——第一世代と第三世代には，何か違いがあるのでしょうか？

　伊藤：チームにすべてを任せ，今までを知っている者が何も働きかけないと，第三世代は受け身的になったり，プロジェクトの意味が見えなくなったりしがちです．プロジェクトを継続させるためには，機会あるごとに大切な理念や目的を伝え続けなければなりません．3点，例をあげます．
　①今のプロジェクト（ACT）は何を目指しているのか．今後どのような姿を目指したいか．
　②よい仕事をして，安定した生活もできるよう，必要な収益確保について，たとえば「月間訪問件数がどの程度の活動をしたらよいのか」「新たな収益可能性の開拓

となる活動は何か」などは，常に話し合う機会をもつ．具体的なアクションプランを作り上げる作業も必要．
③仕事上で生じる「葛藤」「苦労」は当然のことなので，一人で抱え込まない，として，「葛藤を抱えることが，上手にできるようになる」とか，「弱さの情報公開ができるようなチームづくり」など，基本的な姿勢としてスタッフが大切にできるようなフレーズを，意識して伝えるようにしている．

特に，今の課題や今後の計画などの情報共有を怠ると，情熱や意気込みが薄れてしまうのは当たり前です．また，ACTは地域社会の精神保健医療福祉の分野で役に立ってこそ存在意義があります．このため，「今後のACTをどんなチームにしたいのか．地域社会（市川市）のなかでチームは何をしていきたいのか」のビジョンを，スーパーバイザーとしてできる限り言葉で伝え，さらに，メンバー一人ひとりの意見を聞き，情報共有をはかることが重要だと思います．

——事業化後は，事業化前とどのように感覚的な違いが出るのでしょうか？

伊藤：「必要な訪問を効率良く行い，自分たちの給料も良くなっていくように」を，一人ひとりの意識に上るようにしています．必要に応じて，各自の訪問数のモニタリングや，訪問数と収益の関係の共有など，データをもとに個別面接してチームや各人の動きを評価しています．

また，地域社会のなかでどのような役割を担っていくことがACT-Jに必要とされているか，具体的な事例を通しながら，より真剣に考えるようになりました．

たとえば，「緊急対応時のチームの具体的な責任のとり方」「保健所や警察との協力方法」「地域にほしい資源として，共同住居や当事者が参加できる事業などの立ち上げ・維持について」を積極的に提案したり，関与したりするようになっています．

心得 10 チーム医療をICTで変えよう

事例10 合併症予防のための治療優先順リストを作る

千葉県立東金病院　糖尿病チーム

医療現場がICT(information and communication technology；情報通信技術)によって変化している．千葉県立東金病院を中心とした糖尿病の地域連携「わかしお医療ネットワーク」では，ICTによる情報共有で，基幹病院と診療所間の循環型診療を構築した．さらに進化させたら，地域の疾病管理も可能になった．どのように地域医療を支えているか，紹介する．

■ **データベースを構築したら，メディカルスタッフが変わった！**

千葉県立東金病院(東金市，191床)の「疾病管理・地域連携室」では，2011年から退院調整などのほかに，地域の糖尿病患者を管理する「疾病管理MAP」を作成している．縦軸に患者のID番号，横軸に個々の検査データ，病歴，治療情報を並べた一覧表で，通院患者を重症度によって層別化(リスト化)したり，合併症への進行がハイリスクな人を抽出したりすることができる．

東金病院ではこのMAPを使って，糖尿病患者の代表的な合併症である「脳梗塞，心筋梗塞，腎透析導入」を減らすための重症化予防プロジェクトに取り組む．

疾病管理MAPの元データは，東金病院と周辺の診療所・調剤薬局を電子カルテでつなぐ＜わかしお医療ネットワーク＞の「診療連携パス」画面に入力されたもの．12の検査項目(体重，血圧，血糖，HbA1c，eGFR，U-Alb，U-pro，LDL-C，HDL-C，TG，max IMT，眼底所見)が登録される．SDM2008(糖尿病の基本マニュアル)に基づき，バリアンス値(異常と判断する数値)があれば自動表示され，一目で把握できる．

このように，医療機関が健康や医療の情報を共同で利用する仕組みは「EHR(electronic health record)」と呼ばれる．院長の平井愛山(ひらいあいざん)さんは厚生労働省の「日本版EHR研究班」の班員で，07年から疾病管理プログラムの開発とシステム構築に取り組んできた．平井院長はこう説明する．

「欧米ではEHRによる慢性疾患の管理は，医療費の適正化や診療の質の向上による治療成績の改善などに役立っていると報告されています」

09年，平井院長は全国に先駆けて「日本版地域連携EHR」を開発し，わかしお医療ネットワークに専用の「慢性疾患管理」画面を組み込んだ．ネットワーク内のメディカルスタッフは，診療連携パスと同じように，誰でも慢性疾患管理画面の情報にアクセスできる．糖尿病診断で用いる12種類の検査数値(ミニマムデータセット)の一覧表では異常値を示す場合は自動的にマーキングされる．キーワードで検索すると，治療介入優先順に患者の識別番号がリスト化される．MAPは，これらの医療情報デー

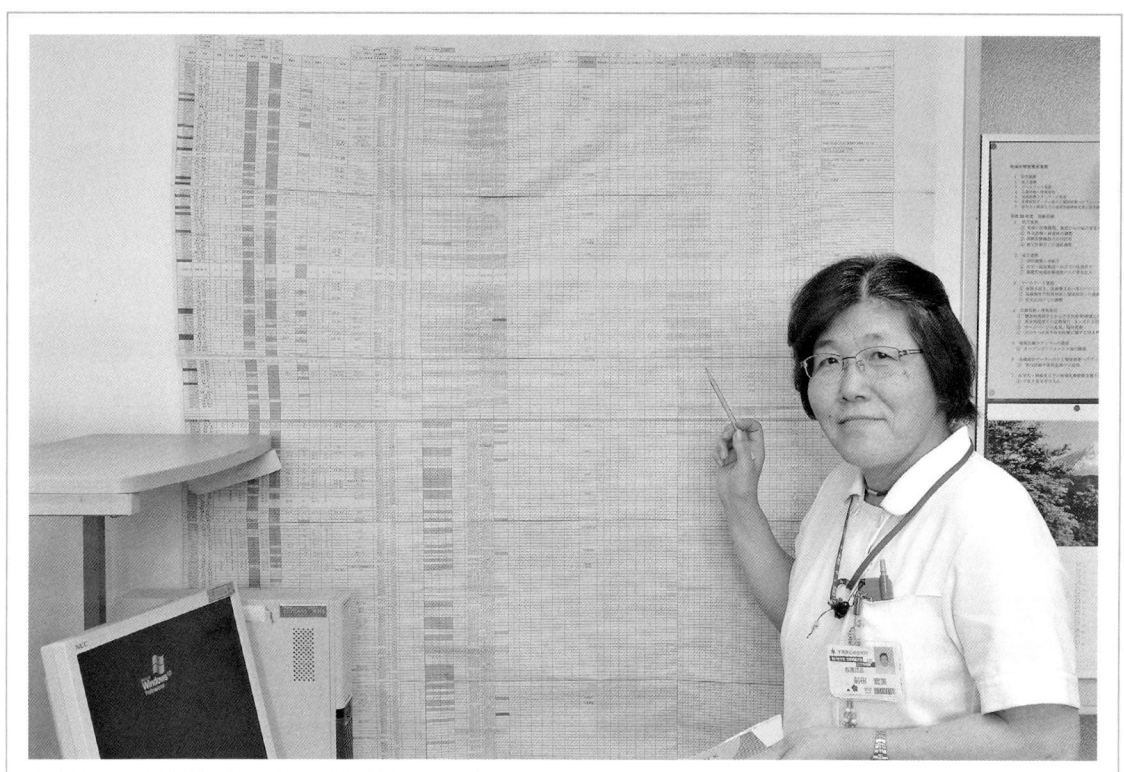

心得10-事例10　千葉県立東金病院　糖尿病チーム

疾病管理・地域連携室の壁には「疾病管理MAP」が壁一面に貼ってある．前田宏美看護師長ほか，医療ソーシャルワーカー，臨床検査技師の資格をもつ事務職の3人が苦労して作成する

タベースを，目的に合わせて加工する．東金病院では1年間の試験期間を経て，11年から本格的な運用が始まった．

　さらに，これから紹介するさまざまな取り組みを経て，現在は ①頸動脈の最大内膜中膜肥厚度（以下，max IMT：頸動脈の内膜中膜にできたプラークの最大径）②収縮期血圧 ③脈波伝播速度（pulse wave velocity：PWV：動脈の硬さを示す）④抗血小板薬処方の有無 ⑤脳MRI実施の履歴なども入力している．

　疾病管理MAPは電子化されたデータベースの一つに過ぎない．だが，組織革命とも言えるほど，チームメンバーの意識と行動を大きく変えたという．MAPを手にしたメディカルスタッフは専門的な視点で「自分たちには何ができるか」を考え，次々とアイデアを提案してきたからだ．

　平井院長はこう言う．

　「これまで各職種は，患者情報を断片的にしか見ていませんでした．しかし疾病管理MAPでは，患者全体を俯瞰しつつ，特定の患者の情報を把握できます．多職種協働のプラットフォーム（活動基盤）になっています」

　各職種は疾病管理MAPを見て，どんなことを発想したか．糖尿病外来に関連する7人のメディカルスタッフの活動を紹介する．

■ MAPを活用して，脳梗塞や心筋梗塞を予防する

放射線科科長で診療放射線技師の景山貴洋さんは，疾病管理MAPによって，頸動脈エコー検査による「脳梗塞の重症化予防プロジェクト」のきっかけをつくった．このプロジェクトでは，糖尿病患者の①脳MRIで脳梗塞の予兆をつかむ ②疾病管理MAPに心電図の所見も書き込み，心房細動による脳梗塞発症リスクを知る ③頸動脈MRIで頸動脈プラークの質的評価をする（詳細後述），の3点をルーチン化している．

発端は11年，『New England Journal of Medicine』誌で「頸動脈のmax IMTが1.5ミリ以上の場合，心血管疾患のリスクファクターとして有用性がある」と発表されたことだった．景山科長は「それなら，脳梗塞発症リスクも高まるだろう」と仮説を立てた．

疾病管理MAPの横軸に脳MRIの画像所見を加え，頸動脈エコー検査によるmax IMTの数値と対比させると相関関係がみられた．max IMT 1.5ミリ以上の患者では，220症例中66例（3割）の脳血管に一過性脳虚血発作，脳梗塞の前病変のラクナ梗塞などの虚血性脳血管障害の発症病変が見つかった．

数か月間データを集積し，解析した結果，max IMT 1.5ミリ以上で，①収縮期血圧131mmHg以上 ②脈波伝播速度が危険因子非保有者の平均値（年代別，性別）より高い値のどちらかの場合，脳梗塞発症リスクが高まることがわかった．そこで，疾病管理MAPのバリアンス自動表示で，定期的に該当患者を抽出し，診療時に医師から脳MRIのオーダーを入れてもらえるよう，ワークフローを作った．

疾病管理MAPについて，景山科長はこう言う．

「自分たちの専門性がMAPに役立てられないか，自分たちの強みを生かそう，という意識が高まりました．これまでは医師からオーダーが来ることで仕事を始めていましたが，自分たちで仕事を創り出し，そのアイデアが役立つことで，手応えと張り合いを感じます」

臨床検査科科長の田口敏さんは，さらに「糖尿病で心房細動の患者も脳梗塞を起こしやすいのでは」と考え，疾病管理MAPの横軸に心電図の所見を入れてみた．心電

MRI MAP

患者ID	脳MRI読影結果				
	IMT右 (mm)	IMT左 (mm)	天幕上	天幕下	脳血管
1	5.5	1.7	grade1-2の陳旧性小梗塞／虚血性病変	grade1の虚血性病変を疑う	異常なし
2	4.5	1.9	左前頭葉皮質下から深部白質まで左前大脳動脈領域に生じた陳旧性梗塞あり	異常なし	左内頸動脈閉塞を疑う
3	4.3	2.7	grade1の虚血性変化	異常なし	異常なし
4	3.6	2.2	grade1-2の陳旧性小梗塞／虚血性病変、左側脳室前角近傍に新鮮な梗塞を疑う	grade1-2程度の虚血性変化	左後大脳動脈に狭窄を疑う

（資料提供：東金病院）

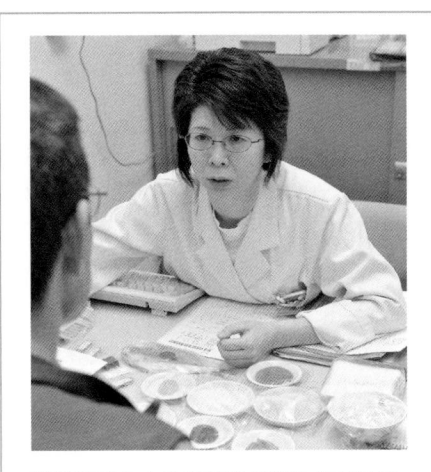

栄養指導をする栄養科の若松貞子科長．「疾病管理MAPで栄養指導と病態の変化がわかると，指導時期や内容を工夫できる」と言う

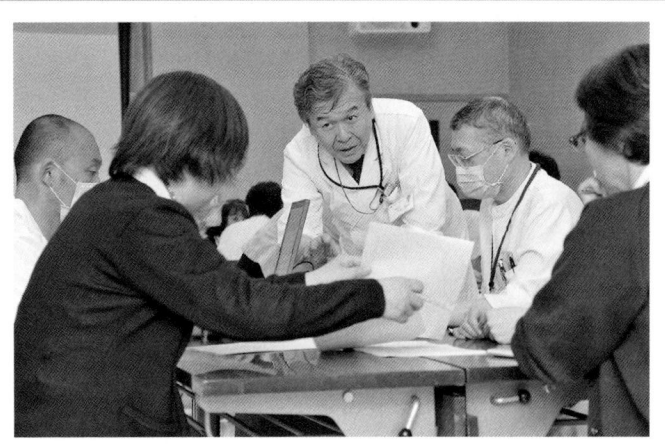

「疾病管理判定会議」では，疾病管理MAPを活用して何ができるかを話し合い，病院の方針を決定する．中央は平井愛山院長

図と脳MRIの検査結果を調べたところ，確かに，心房細動の患者の一部は過去に脳梗塞を発症していた．そこで，疾病管理MAPに心電図と心房細動の所見を書き込んだ「心房細動MAP」が新たにできあがった．田口科長は言う．

「これまでの検査データは，主に医師が個々の患者の治療方針を判断することにとどまっていました．しかし，MAPに書き込んでいくうちに，千葉県から関東一円に広がるようなイメージで，検査データの用途と有用性が広がりました．自分が手掛けたデータが，その後，どのように使われていくかも確認できるようになりました」

さらに，組織横断的に他職種と関わる機会ができ，院内で部門ごとの立ち位置がはっきりしたという．「役割が明確になり，コミュニケーションが取りやすくなりました．以前は医師と『線』でつながる関係でしたが，今はチームによる『面』でのつながりを強く感じます」と田口科長は言う．

診療放射線技師の渡邉裕文さんは疾病管理MAPからヒントを得て，研究を繰り返した結果，「max IMTが厚くなればなるほど，血管壁のプラーク性状は脂質に富み，出血成分が多く不安定になること」を明らかにした．その場合，脳梗塞と冠動脈疾患の発症リスクが高くなる．そこで，max IMT 1.5ミリ以上の患者には，MRIでプラークの性状を分析するワークフローを構築した．ハイリスクと判断される患者の場合は，医師にスタチンや抗血小板薬による治療の必要性を提案している．

max IMTは脳梗塞だけでなく，心筋梗塞の予防にも有用であることがわかった．糖尿病患者の死因の約3割は急性心筋梗塞によると言われるが，無症候性の心筋梗塞や心筋虚血のリスクも高い．そこで，冠動脈CT造影（CCTA）で無症候性心筋虚血を早期診断するため，東金病院は循環器専門施設の千葉西総合病院と病病連携を結んだ．

東金病院では，06年から頸動脈エコー検査によるmax IMTと血液中のコレステロール値の関係に注目してきた．2人の臨床検査技師に超音波検査士（日本超音波医

学会認定)の資格を取得してもらい，11年度は頸動脈専用の超音波自動測定器も購入した．頸動脈エコー検査は首にプローブ(超音波探触子)を当てて観察するだけで，患者にとって侵襲性が低い．

そこで，胸痛発作はないが，頸動脈エコー検査でmax IMT 1.5ミリ以上の糖尿病患者を対象に，千葉西総合病院でCCTAや冠動脈カテーテルなどの精密検査を受けてもらった．12年5月にはCCTAを実施した人は600人以上になった．その結果，心臓カテーテル検査で高率に狭窄病変がみられた．max IMTが無症候性の冠動脈疾患の早期診断と治療に十分役立つことがわかった．

■ 栄養指導が必要な人にされていないことがわかった！

疾病管理MAPは「糖尿病性腎症の患者の重症化防止」にも成果をあげている．平井院長と今村茂樹内科部長は疾病管理MAPで糖尿病性腎症の患者を層別化し，新たな治療法を導入した．その結果は，米国糖尿病学会での発表につながったという．

2型糖尿病腎症患者で血糖コントロール，塩分制限指導，適切な降圧薬療法をしているにも関わらず，尿蛋白が増加している患者がいた．平井院長と今村内科部長は疑問に思い，疾病管理MAPでリスト化してみた．それをもとに，数人の患者に糖尿病治療薬リラグルチドを処方したところ，既知の作用の血糖コントロール改善，体重減少だけでなく，腎臓へ直接作用し蛋白尿を減少させる可能性があるとわかった．

栄養科科長の若松貞子さん(糖尿病療養指導士)も疾病管理MAPによって，大きな発見をした．疾病管理MAPでは「HbA1cや体重」「腎機能とeGFR(推算糸球体濾過量)」の関係がよく見えるので，ある日の会議で「MAPに栄養指導日と内容を入れたい」と提案した．その結果，糖尿病による透析予備軍で，栄養指導が必要な患者をリストアップできるようになった．このとき，驚くべきこともわかった．栄養指導が必要な4分の3の患者に，この1年間，栄養指導がオーダーされていなかった．若松科

心房細動マップ Ver.9

氏名	年齢	性別	afまたは心電図1年以内の欠測			頸動脈肥厚度(IMT):左右頸動脈の1.5mm以上を抽出			脈波伝播速度:1400越える				収縮期血圧130mmHgより高い血圧値を染抜き			抗血小板薬の説明:A－バイアスピリン；C－塩酸チクロピジン；R－リマプロストアルファデクス；S－シロスタゾール；T－トラビジル；W－ワルファリンカリウム；P－プラザキサカプセル	
			IMT検査年月	IMT右検査値	IMT左検査値	脳波伝導速度検査年月	脈波伝播速度右	脈波伝播速度左	血圧測定年月	収縮期血圧	拡張期血圧		過去1年未来1年内のMRI実施状況(未実施は－)	抗血小板剤の投与			
1	64	f	2012/4	1.0	1.2	2012/4	1615	1599	2012/4	132	76		2012/4/6	W			
2	68	m	2012/4	1.3	1.2	2012/4	1917	1853	2012/4	136	80		2012/4/5	－			
3	81	m	－	－	－	2012/3	2365	2363	2012/3	153	83						
4	54	m	2012/2	1.1	1.0	2012/2	1430	1424	2012/2	124	72						
5	72	m	2012/2	1.8	1.5	2012/2	1764	2086	2012/2	108	68		2012/02/10				

長は言う．「栄養指導の対象者が，糖尿病初期の人，透析治療中の人に偏っていることがわかりました．透析導入寸前の高リスク群には医師からのオーダーが出ていなかったのです」

若松科長が医師にオーダーを入れてもらうよう働きかけた結果，10年度210件だった栄養指導は，11年度には2倍の413件まで増えた．栄養指導をした患者のHbA1cは3か月後に改善し，eGFRは3か月後も数値を維持，腎症への重症化の進行を遅らせることができた．

2人の看護師も，疾病管理MAPを手にしたことで，新たな活動を提案した．看護師長の鈴木由加さんは，糖尿病教育入院がより必要な患者の層別化に疾病管理MAPを活用した．鈴木看護師長はこう説明する．

「これまでは，透析導入寸前の人を対象にしていました．今回は糖尿病と診断されたばかりの人など，合併症の進行や発症を抑えられる時期にどんな指導をすれば有効かを検討しました」

その結果，対象者が広くなり，特に「認知症がある」「虫眼鏡を使えば読める」など，集団教育で難しい人は個別教育できるよう対応策を練った．

主任看護師の西原晴美さん（糖尿病看護認定看護師，日本糖尿病療養指導士）は，疾病管理MAPを活用した看護外来の立ち上げを提案した．MAPからHbA1c 10％以上の人を抽出・リスト化し，予約制の面談をしていくことでサポートする．西原主任看護師はこう言う．

「面談でいろいろ話を聞くことで，コントロールが悪い背景の事情を知ることができました」

たとえば，認知症が隠れていたり，会社でリストラになりそうだから病院に来られなかったりしたなどの話を聞くことができ，より患者に寄り添った指導内容を考える機会になったという．

このように，各職種は疾病管理MAPを手にしてから，平井院長の予想を上回るほ

来院予定年月日	担当医	病歴等	心電図検査月（最終）	心電図所見（自〜）	体重	血糖	A1c	eGFR	U-Alb	U-pro	LDL	HDL	MRI読影所見
2012/4/23	並木	DM	2012/4	af	55	97	5.5	72.37	−	0.30	122	48	
	平井	DM	2012/4	af	50	100	5.2	81.54	76.7	0.13	96	51	
2012/5/2	古垣	DM CKD	2012/3	af	66	165	8.6	58.81	49.6	+	−	−	af再検
2012/5/10	平井	DM	2012/2	af	165	73	5.3	94.15	−	−	111	64	
−	平井	DM	2012/2	af	−	−	−	52.80	−	−	114	48	2012/2/10実施 側脳室両側深部白質にT2延長像を認

（資料提供：東金病院）

ど仕事に対するモチベーションと主体性が高まった．

ICTのツールを動かすのは病院のガバナンス機能

　このような資料を正確に作成するためには，きめ細かいデータの集積が必要になる．疾病管理・地域連携室では，看護師長ほか，医療ソーシャルワーカーや臨床検査技師の資格をもつ事務職の3人でデータ整理や欠測対応（抜けた検査を新たにオーダーしてもらうこと）をする．MAP作成の中枢を担う．

　看護師長の前田宏美さんはMAPについて，こう言う．

　「これまで各職種は，医師から指示された業務をこなすだけでした．でも，MAPができたことで，情報が常に把握できるようになり，どこで介入すればいいか見えるようになり，働きぶりが変わりました」

　MAPは疾病管理・地域連携室の壁一面に，日本地図のように吊り下げられ（p95写真参照），誰でもいつでも見られるようになっている．当初，MAPができたばかりのときは，スタッフ全員が使いこなすまで時間がかかったという．しかし，「使えるようになると，手離せなくなる」と前田看護師長は言う．

　MAPは，「個人疾病管理MAP」「地域疾病管理MAP」「DM（糖尿病）・CKD（慢性腎臓病）・CVD（心血管疾患）MAP」「BDHQ（簡易型自記式食事歴法質問票）MAP」「治療困難者MAP（治療が中断していたり，問題が起こったりしている症例）」「MRIMAP」「心房細動MAP」「栄養指導MAP」ができた．

　もちろん，東金病院のチーム医療も，他の病院と同じように，すんなりうまくいったわけではない．日常では何度も課題にぶつかった．

　たとえば，疾病管理MAPを各職種が使いこなせるようになり，医師に栄養指導などの業務を提案しても，指示を入れてもらうまでには時間がかかった．そこで，平井院長は病院としての治療介入方針を包括決定する権限をもたせた「疾病管理判定会議」を立ち上げた．チームのコアメンバーを中心に，月2回，平井院長と各科の管理職（医師，看護師，診療放射線技師，臨床検査技師，管理栄養士，事務職）が20人前後集まる．この会議の決定事項として医師に伝えることで，検査や面談指導の依頼を促進できるようになった．

　具体的には，疾病管理判定会議で各職種が対象患者を絞り込み，会議全体で諮る．必要性が認められれば，会議後，各職種から検査や指導の依頼票を患者のカルテにはさむ形で医師に提案する．診察時に医師がそれを判断し，必要とすれば検査や指導の予約を入れる．予約を入れない場合は，その理由を項目から選び，チェックすることにした．

　平井院長は「疾病管理MAP自体はツールに過ぎない．ツールを導入したらコンピュータがやってくれると思い込んでいると失敗します．使いこなす人，使いこなすためのワークフローとガバナンスがないとうまくいきません」と助言する．

　疾病管理判定会議では，取り組みによってキーマンが決まり，プロジェクトを推進している．キーマンは看護師の場合も，薬剤師や診療放射線技師の場合もある．その経緯は疾病管理判定会議で報告され，全体で情報共有する．このとき，課題だけでな

く，よかったことや成功事例も報告するようにしている．それが，次のアイデアの呼び水になるからだ．

新しいプロジェクトが始まるときの会議では，各職種が日々，ぎりぎりの人数で業務を回しているので，「これ以上は，もうできません」と悲鳴が上がることもある．だが，それで話を終わらせず，「どうしたら，できるか」に話を進めて，各職種ができそうなことを提案しあう．公立病院は年度初めの予算に基づく人数の縛りがあり，途中で業務に応じて人員を増減することが難しい．「事務のように嘱託で雇用できるとよいが……」という声も聞こえる．一方，残業手当てはすべてに対して出るわけではないが，「自分の時間を使っても勉強になるので」と参加している人は多い．

院内のメディカルスタッフから「糖尿病グループと意識や歩調を合わせるのが難しい」と言われたことがある人もいた．そんなときには，できるだけ機会をつくり，院内の人に糖尿病グループの輪の中に入ってもらうような工夫もした．「各人の得意分野で役割をつくり，『教えていただけますか』と言えば，相手も『やってみよう』という気持ちになれるものです」と打ち明けてくれた人もいた．

■ 町の薬局が基幹病院の後方支援的機能をもつ

最後に，疾病管理 MAP の元データになっていた＜わかしお医療ネットワーク＞について紹介する．一人の患者が基幹病院と診療所を時期ごとに回る「循環型診療」の連携だが，さらに薬局も後方支援として加わる．東金病院では町の薬局を「病院のパートナー」として，患者の同意が得られた場合は，薬局とカルテの内容の一部（診察所見，検査データ，処方変更の理由など）を情報共有している．

薬局側は，得られる情報が多くなったので疑義照会の必要が少なくなった．さらに患者に服薬指導のほか，生活指導もできるようになったという．12年度の診療報酬で新設された「糖尿病透析予防指導管理料」にも対応し，糖尿病性腎症患者の血圧コントロールを目的とした薬の飲み忘れ対策に取り組む．

片貝薬局（千葉県山武郡）社長の富田勲さんは言う．

「町の薬局は地域密着型であるべき．しかも，店で患者を待っているだけでなく，表に出ていってできることをするという時代がきました」

町の薬局が地域でどのような機能を付加していくか．それは，まだ個々の医師や薬剤師に左右されているのが現状である．

column

"チーム東金" 世界へ！

2013年6月，シカゴで開催される第73回米国糖尿病学会で，診療放射線技師の景山さんと看護師の西原さんが発表することになった．

景山さんの演題は，「Effect of intensive statin therapy on the instability of carotid artery plaques in diabetic patients determined by a combination of ultrasonography and MR imaging（頸動脈エコー検査とMRI検査によって診断された糖尿病患者で，頸動脈プラークの性状が不安定な場合に対する集中的な脂質低下療法）」．本文で紹介したように，診療放射線技師の渡邉さんは「max IMTが厚くなればなるほど，血管壁のプラーク性状は脂質に富み，出血成分が多く不安定になること」を明らかにした．その場合，脳梗塞と冠動脈疾患の発症リスクが高くなる．そこで，max IMT 1.5ミリ以上の患者には，頸動脈エコーでプラークの肥厚度（厚さ），およびMRI検査でプラークの性状が脂質性かどうかを分析することになった．目的は，ハイリスクと判断される患者の場合，医師にスタチンによる治療の必要性を提案するためだ．

その結果，7，8割の患者はスタチン療法によってプラークが安定することがわかった．一方，残りの一部の患者はプラークが脂質化したままで，コレステロールを下げただけでは脳梗塞と冠動脈疾患の発症リスク回避は十分ではないことが分かった．

西原さんの演題は「Electric Health Record (EHR)-based Intensive Coaching Program "TOGANE" Prevents the Progression of Diabetic Nephropathy in Japanese（糖尿病患者に対する，EHRを基盤にした腎症進行を予防する東金プロジェクトについて）」．東金病院に通院中の糖尿病性腎症II期とIII期の患者約600人に，同意を得たうえで，治療法を2群に分けて実施した．その結果，糖尿病透析予防指導管理料の算定条件に合うように，看護師と管理栄養士が連携して腎症進行を予防する指導をした群は糖尿病性腎症の進行や透析導入を明らかに遅らせることができた．

指導内容は，看護師はハイリスクの患者を本文のMAP機能で絞り込み，患者・家族と腎臓の現状や治療に伴う病態の様子を共有した．さらに，管理栄養士が待合室で減塩のレシピを見せながら5分程度の食事を指導した．その結果，II期の場合は尿中微量アルブミンの増加を阻止することができた．III期・IV期の場合はリラグルチド（腎保護作用のある薬剤）を使用し，管理栄養士が減塩プログラムを指導した結果，eGFRの低下を阻止し，透析の導入を遅らせることができた．

この結果を受けて，多職種連携チーム医療で，糖尿病性腎症の患者を全力で応援するプログラム Team-Oriented Generous Assist for the patients with diabetic Nephropathy=TOGANE を結成したという．

平井院長は，「チーム医療によって，医師以外の職種が切り開いた新たな知見を，その職種自身が国際学会で，英語で発表する機会を得たことはすばらしい」と話す．

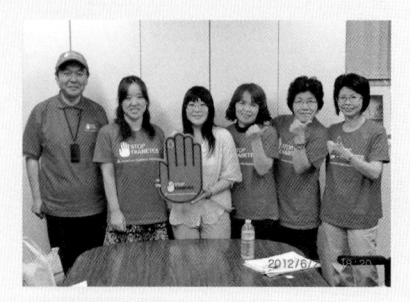

第3章

チーム医療の教育
―卒前教育の実際―

事例11　昭和大学　多職種連携教育

事例11　共に学び育つと，お互いに理解でき信頼しあえる

昭和大学　多職種連携教育

> 欧州を中心に，大学でIPE(interprofessional education；多職種連携教育)の取り組みが進んでいる．2010年には，WHO(世界保健機関)もIPEを推奨する方向性とガイドブックを発表した．どんな教育を受けている学生が医療機関に入ってくるのか．昭和大学の事例を紹介する．

　昭和大学(東京都)の医系学部〔医学部，歯学部，薬学部，保健医療学部(看護・理学療法・作業療法学科)〕では，1年生の毎週月曜の授業を4学部合同カリキュラムで行う．「総合サイエンス臨床入門」「コミュニケーション」「ヒューマニズム」「チーム医療の基盤(4学部合同PBLチュートリアル)」「スポーツ実技」などの科目が並ぶ．

　1学部の学生数は120〜200人．4学部約600人もいるので，講師は午前・午後で同じ講義をする．「コミュニケーション」と「ヒューマニズム」の講義では，各学部・学科の学生1人ずつの計6人(6職種)のグループで座る．4学部が同じ場所で同じ内容を学ぶことに，チームとして意味がある．

　取材日は「ヒューマニズム」で，医学部講師で医学教育推進室の高宮有介さんによる「いのちの授業」だった．テーマは「死から生といのちを考える」．高宮講師は外科医だったが，1988年に英国ホスピスで半年間研修し，「緩和ケア」を一生の仕事に選んだ．緩和ケア医としての臨床経験を経て，07年からは教育者として教壇に立つ．

　この日の講義では，緩和ケアの概念の説明から始まり，「患者のスピリチュアルペイン」についても話が及んだ．

■ 緩和ケアを患者の言葉や映像を通して学ぶ

　高宮講師は10年前，患者からこんなことを言われた．「先生，こんな状態では生きている意味を感じられない．もう，(人生を)終わりにしてくれないか」

　50代の男性患者だった．前立腺がんが見つかり，腰椎にも転移していた．脊髄圧迫による下半身麻痺のため，排尿・排便の感覚がなく，おむつをしていた．しびれや体の痛みより，スピリチュアルペインを訴えた．

　高宮講師は当時，男性患者の話を聞くことしかできなかった．

　ある日，ベッドサイドに1冊の本を持って行った．『夜と霧』(フランクル著)だった．高宮講師は男性患者にこう言った．

　「この本には『人間はどんな状況でも生きる意味をみつけることができる．内面的な成長をすることができる』と書いてあります」

　「理屈ではわかるけど……．いまの自分には生きている意味を感じられないね」

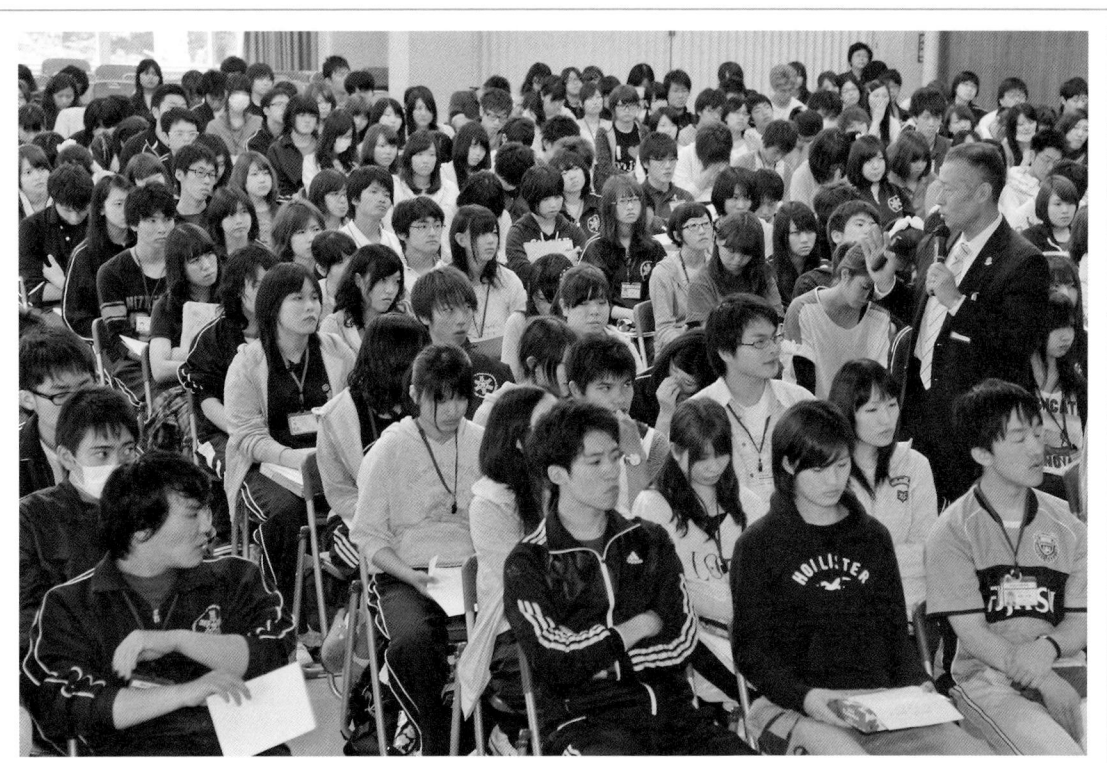

「私たち（メディカルスタッフ）が大切にしていることは，患者さんが歩んでこられた人生，ご自分らしく生きてきた日常生活です」と高宮講師は学生に伝える

　男性患者には高宮講師の言葉が届かなかった．
　ある日，男性患者のもとに，故郷の友人が訪ねてきた．友人はこう言ったそうだ．「お前はそこにいるだけでいい．お前の笑顔を見られるだけでいい」
　「そこに存在するだけでいい」という言葉に，男性患者はようやく生きる意味を見出した．高宮講師にとって，スピリチュアルペインを学ぶきっかけとなる経験だったという．
　スピリチュアルペインとは，「なぜ自分はこの世に生まれて，死んでいくのだろうか」「自分が生きてきたことには，どんな意味があるのだろうか」と悩むことだ．特に，がん患者は死を意識したとき，自分の歩んできた人生を振り返って「意味があったのか」と思い悩んだり，末期の状態で寝たきりになったとき，「排泄まで他人にお願いするのであれば，生きている意味や役割がないのでは」と迷ったりする．「（自分は）家族の迷惑になっているのではないか，早く死んでしまいたい」と言う人もいる．
　そんな時，高宮講師は患者の言葉を否定したり，励ましたりはしない．患者のそばに座り込み，目線を同じにして視線をそらさず，話す言葉に耳を傾ける．患者の問いに正解はないと考え，患者の言葉を「宝石のように」大切に反復する．たとえば，「早く死にたい」と言われたら，「早く死にたい，と思っていらっしゃるのですね」と返す．患者自身が自分の言葉を聞き，その意味を考え始めるからだ．そして，次の言葉を静かに待つ．信頼関係ができていれば，患者の肩や手に自分の手を添えることもある．

■ 大切なものをなくすワークで，患者の抱く喪失体験を感じ取る

　高宮講師は講義で，さらに，著名人のがん患者の声や映像を次々と学生に紹介した．たとえば，▷がん対策基本法制定の牽引力となった山本孝史参議院議員 ▷元キャンディーズ・田中好子さんの最期のスピーチ ▷スティーブ・ジョブズのスタンフォード大学での卒業記念講演の映像 ▷「象の背中　旅立つ日」のDVDアニメ ▷映画「世界の中心で，愛をさけぶ」やドラマ「風のガーデン」のワンシーン ▷金子みすゞさんの詩……．

　3時間の講義だったが，クイズを出したり，ビデオを見せたり，最後列の学生を当てて答えさせたり，選択式の回答を出して手を挙げてもらったり，テキストを声に出して読んでもらったり……と飽きさせない．昼食後すぐの講義だったので，うとうとしていた学生もいたが，最後は皆，高宮講師の声に聞き入っていた．ハンカチを握りしめる女学生もいた．

　この日の講義目標は次の2点だった．
・自分自身の死について考える．死を通して，生といのちを考える．
・自分の生まれてきた意味や役割について考える．

　これらの課題を考えるため，患者の喪失を疑似体験するワークも行った．
①大切にしている，物や場所，人，趣味，息抜き・気分転換，将来の夢を，それぞれ5つずつ書いてください．
②(15分後)それを3つずつ消してください．
③さらに，3つ消してください．
④5つだけ残してください．

　このワークを受けた保健医療学部理学療法学科の杉原百合子さんは言う．
　「大切なものを消すワークはつらかった．患者さんも，そういう気持ちなのか．理学療法士が病態の重い患者と関わることを考えていなかったが，気持ちのうえで覚悟が必要とわかった」
　こんな宿題も出た．
　あなたは末期がんと告知を受けました．残された時間は数か月です．その状況で愛する人(血のつながった家族)に手紙を書いてください．
　講義を受けた，医学部の山荷大貴さんは言う．
　「自分の死を見つめないと，患者の死と向き合えない．自分がまず乗り越えないと，患者を生かすことができないと思った」
　手紙を書いたことで，学生には気持ちの変化が出てくるという．「死を意識したときに，限られた時間を誰とどのように過ごすかを考える機会となります．学生たちは，当たり前だと思っていた親や兄弟の愛情に対する感謝の念が湧いてくるようです」と高宮講師は言う．

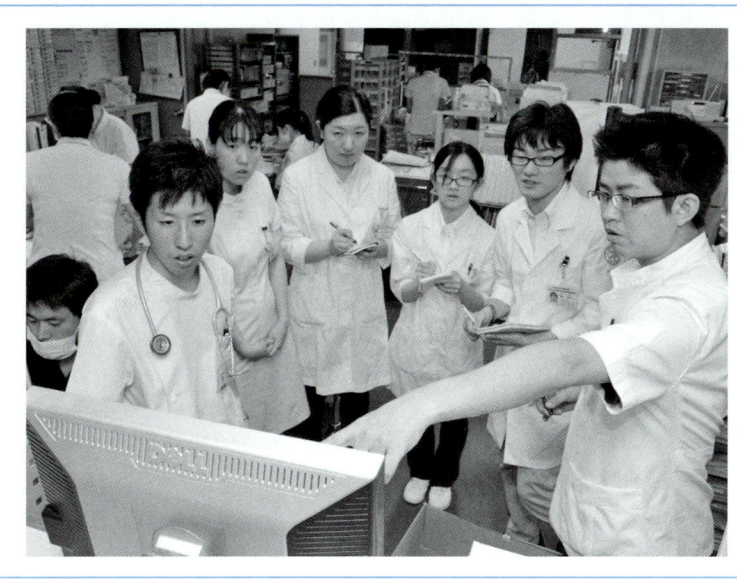

学部合同チームで同じ患者を担当するので，毎朝夕のミーティングで患者情報を共有し，治療やケアについて討議・提案する

■ 教員特製のテキストによる PBL でチーム医療の基盤を養う

　昭和大学では，教育理念に「学部の枠を超えてともに学び，互いに理解し合え，協力できる人材育成」を掲げる．1965 年から医学部，薬学部の 1 年次は山梨県・富士吉田キャンパスで全員が寮に入り，同じ釜の飯を食べる．その後 77 年に歯学部，02 年に保健医療学部が設置され，富士吉田キャンパスには 4 学部がそろう．寮では 4 人部屋に，6 職種の学生が混合で暮らす．
　薬学部教授で薬学教育推進室の木内祐二さんは言う．
　「多職種連携教育は 5・6 年次からではなく，1 年次から毎年積み上げていくことで，うまくいきます．共に学び，共に育つことでチームの仲間として，お互いを理解し信頼できるからです」
　薬学部 6 年の北村広子さんは昭和大学に進学した理由について，「親が卒業生．卒業後，職種が異なっても，学生時代に生涯の友人ができたと話しているから」と言う．
　チーム医療は，その場に多職種がいれば機能するわけではない．お互いの職種のアイデンティティを尊重しながら，いかに職種を超えて連携・協力できるかが鍵となる．昭和大学では 50 年近く前から，学部横断的にチーム医療の礎を築いてきた．
　本格的に，体系的で段階的なチーム医療の「学部連携教育カリキュラム」を構築したのは，06 ～ 08 年度文部科学省「地域医療等社会的ニーズに対応した質の高い医療人養成推進プログラム（医療人 GP）」，09 ～ 11 年度「大学教育推進プログラム」の支援を受けたことからだった．
　講義には「4 学部共同の参加型学習」が多い．他学部と一緒に体験することによって，学び考える機会をもつ．カリキュラム構築では，学部間の時間割を合わせることにいちばん苦労する．学年が上がるにつれて内容は身の回りの話題から，専門性の高い討議を必要とする患者症例になる．学習の場も大学内から病院や地域の医療現場へと広がっていく．講義内容を練り込むために，大学教員は夏休みに 10 回程度の合宿

をする．この合宿には理事長，学長，医学部長も参加する．

特に，昭和大学が力を入れているのは「学部連携型 PBL（Problem-based learning）チュートリアル」だ．PBL とは，提示された患者症例などについて学生が討議と自己学習で理解を深め，全員で問題を解決し，発表する学習法である．

高宮講師は言う．「教員が一方的に学生に魚をあげるのではなく，学生に魚の採り方を考えてもらう自己主導型の授業です」

具体的には，①全員でシナリオを読む ②グループ討議で重要な情報を抽出する ③議論すべき問題点を絞る ④自学自習する ⑤自習内容を発表し，グループで討議する ⑥問題点に対する結論を出す ⑦発表準備（スライド作成）⑧発表 ⑨指導者から意見や助言を得る，という9ステップで進める．

グループは4学部約600人を学科混合の8～9人ずつ，約70に分ける．グループごとに小部屋が必要になるので，寮を一つ改築し，大学の研究室なども改装して全部で65のPBL用の小部屋を作った．このように大規模な形で必修として授業を展開する大学は少ない．

1年次は120分間，2年次以降は午前から午後にわたるグループ討論を行う．教員はチューター役（ファシリテーター役ともいう）で，学生に指示や講義をしない．メンバーが討議に参加しているか，作業の分担が偏っていないか等の目配りをする．

1年次は「学習方法の手順や流れの把握」を目標に，3・4年次（保健医療学部は2・3年次）は「医療現場でのチーム医療の重要性と自分の役割を意識」する．3年次は「paper patient（患者症例のサマリー）」，4年次は「模擬カルテ，模擬看護記録，画像データ等の病棟資料を用いてチーム医療を体験」する（2年次は PBL チュートリアルの授業はない）．インターネット上の PBL 支援システムではほかの学生と情報交換をしたり，ファシリテーター役の教員とレポート等をやりとりしたりすることもできる．

昭和大学 PBL テキスト作成年間スケジュール

①臨床シナリオ・学部連携PBL（医歯薬学部3年次，保健医療学部2年次）12月実施

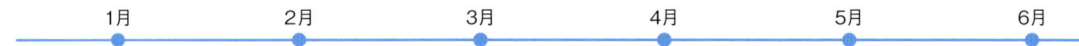

1月　2月　3月　4月　5月　6月

②病棟実習シミュレーション・学部連携PBL（医歯薬学部4年次，保健医療学部3年次）6月実施

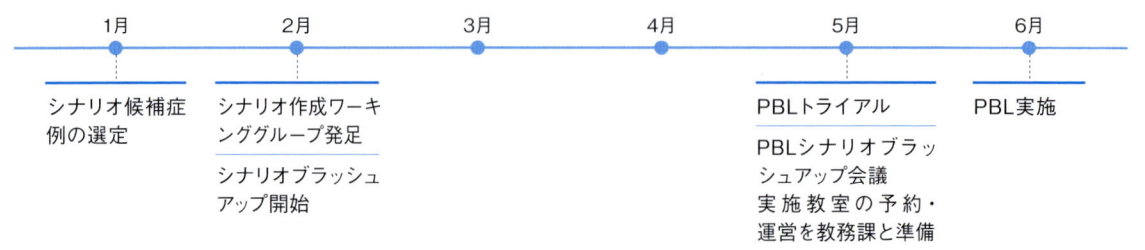

1月　2月　3月　4月　5月　6月

- 1月：シナリオ候補症例の選定
- 2月：シナリオ作成ワーキンググループ発足／シナリオブラッシュアップ開始
- 5月：PBLトライアル／PBLシナリオブラッシュアップ会議／実施教室の予約・運営を教務課と準備
- 6月：PBL実施

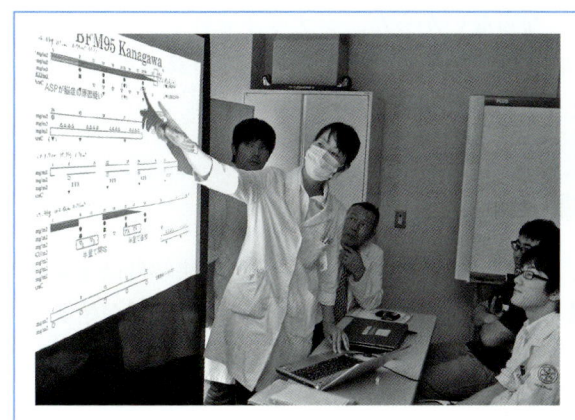

事例 11　昭和大学　多職種連携教育

病棟実習の最終週には，学生がどんなことを学んだか，パワーポイントにまとめて病棟で指導したメディカルスタッフに発表する

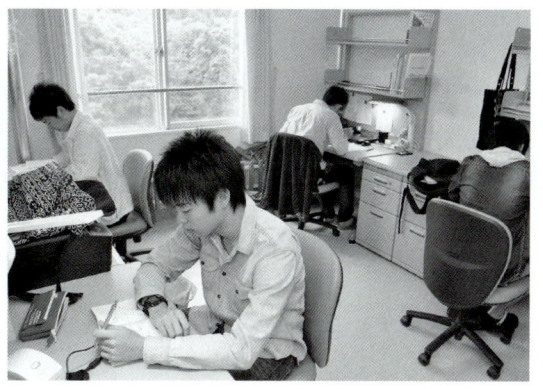

1 年生は 4 学部 6 職種が混合で 4 人部屋に．薬学部薬学教育推進室の木内祐二教授は「お互いの職種のアイデンティティを共有できる」と言う

　この PBL チュートリアルは，教員側のシナリオ作成とチューターの役割が成否を決めるという．

　「シナリオ作りでは，各学部の学生がどういうテーマや内容なら関心をもつか，とても留意します」と高宮講師は言う．シナリオ作成では，附属病院の多職種のスタッフから意見を得ながら修正を重ねるので，できあがるまでに半年から 1 年かかる．

　「教員が意図してシナリオにポイントを組み込んでも，実際には違う方向に話が流れてしまうことがあります．事前に，違う学年に模擬授業をしてみて修正します」と高宮講師は話す．

　毎年，教員は新たにシナリオを作る．同じシナリオを使い回すと，先輩から教材を

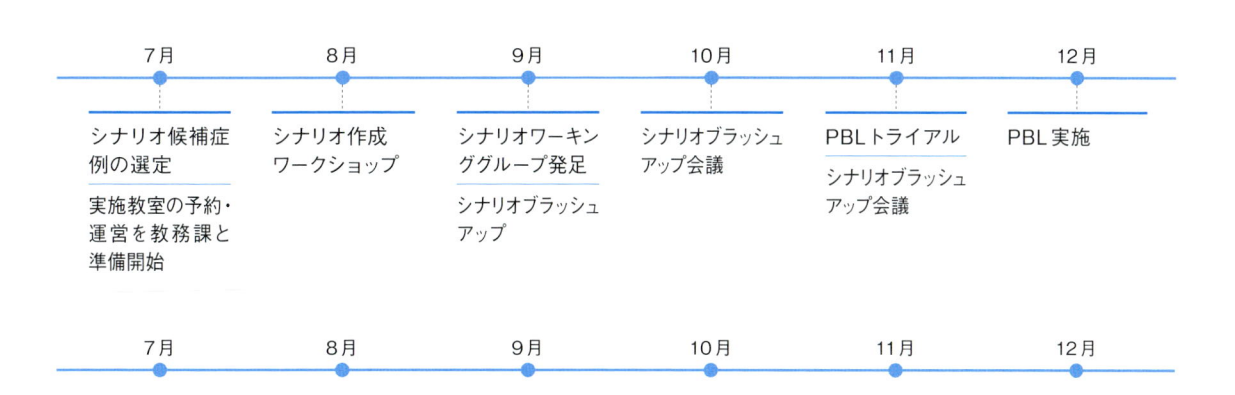

7月	8月	9月	10月	11月	12月
シナリオ候補症例の選定	シナリオ作成ワークショップ	シナリオワーキンググループ発足	シナリオブラッシュアップ会議	PBLトライアル	PBL 実施
実施教室の予約・運営を教務課と準備開始		シナリオブラッシュアップ		シナリオブラッシュアップ会議	

7月	8月	9月	10月	11月	12月

譲り受ける学生もいて「考える授業」にならないからだ．シナリオを作成する教員側も4学部連携でコミュニケーションを取っていかなければならない．事務の協力も欠かせない．大変な労力がかかっている．

実際に病棟で患者とチーム医療を体験する

医学部・歯学部・薬学部は5年次，保健医療学部看護学科・作業療法学科は4年次，理学療法学科は3年次になると，最も重要な必修科目「学部連携病棟実習」が始まる．学部合同で4～6人程度のチーム（約120チーム）に分かれ，附属7病院の約40病棟に入る．年3回に分け，1週間ずつ実施する．

「指導や評価のために，4学部から指導担当教員を病棟へ派遣し，多職種の病棟スタッフと協力しながら学生の支援を行っています」

医学部生は診断や治療について，薬学部生は薬物治療，歯学部生は口腔ケア，看護学生は患者心理・介護・QOL，理学・作業療法の学生はリハビリテーションやADL（日常生活動作）の視点から，患者情報を収集・検討する．他学部の学生の実習や業務を見学することで，相互の職能に対する理解も深まる．

必修を終えると，選択科目の一つ「専門領域別学部連携アドバンスト病院実習」に入る．取材日は，この実習中だった．昭和大学藤が丘病院で，3学部（医学部，薬学部，保健医療学部看護学科）の学生が産婦人科チーム，小児科チーム，糖尿病チームに分かれて，4週間，現場を体験していた．朝のカンファレンス，外来，カルテの読み方，病棟回診，検査，分娩，糖尿病の教育入院などの場面を見学し，現場で活躍する医師，看護師，薬剤師から指導を受ける．

4週目には患者から学んだことについて，チームごとにパワーポイントで資料を作成して発表する．取材時，産婦人科チームでは3学部5人の学生が，それぞれの視点から患者情報を収集し，問題点にアプローチする発表スライドを作成していた．医学生は医学的な病態・診断・治療について，薬学部生は薬の効果・副作用・相互作用，服薬指導について，看護学科の学生は患者・家族の全体像の把握，術前・術後の不安などを取り上げていた．5人にこの実習の感想を聞いたところ，「長期だった（4週間）こともあり，患者さんと話すうちに，身体的や精神的なことだけでなく，社会的・スピリチュアルな痛みも抱えていることに気づいた」という．

発表の終了後，現場で指導していたベテランの医師や看護師からは，「患者さんの心にまでアプローチできていましたね」「学生がどんなことを考えながら実習していたか，よくわかった」などの感想が出た．薬学部6年の櫻井敦史さんは「チーム医療を体験して難しいと思ったのはチームビルディング．職種ごとの専門用語や考え方を理解することに時間がかかりました」と言う．

昭和大学のように学生のうちから，他職種に深い理解をもっておけば，真にまとまりのあるチームに成熟していくだろう．

column

IPE の歴史，現状と課題

　IPE の発祥は英国である．1987 年，専門職を互いに連携するための非営利団体組織「CAIPE（The UK Centre for the Advancement of Interprofessional Education；英国専門職連携教育推進センター）」が設立され，「専門職連携」をテーマにした研究・研修を行い，書籍も出版している．英国では「ブリストル王立小児病院における心臓手術の過剰死亡事例」「ビクトリア・クリンビエ女児虐待事件」などが起こったことで多職種連携の必要性が訴えられ，国の政策として取り組んできた経緯がある．

　日本の医療系大学で，IPE が本格的にカリキュラムに導入されたのは，文部科学省の「大学教育の充実 特色ある大学教育支援プログラム（特色 GP）」からだった．2005 年度は埼玉県立大学と東京慈恵会医科大学が取り組んだ．

　東京慈恵会医科大学では，それ以前の 89 年から IPE の先駆けとなる「医学生の看護業務見学実習」を実施していた．医療現場に 1 週間入り，仕事を手伝いながら職種の文化や考え方を学ぶ．92 年，同大学に看護学科が設立されてからは医学生と看護学生の複数の共修科目が設定された．

　さらに，96 年からは 1 年次「福祉体験実習」で福祉施設スタッフ，2 年次「重度心身障害・難病医療体験実習」で介護福祉士，3 年次「在宅ケア実習」では訪問看護師，4 年次以降は病院の各職種のもとで実習している．

　同大学教育センターの福島統センター長は言う．

　「医学教育では相手を尊重することを最も重んじています．職種差別は "医療安全の敵" です．それ以前に，職種差別する人間は一人の人間を見る（診る）力がないのですから，メディカルスタッフとしての資格はありません」

　同大学では，青戸病院時代の医療事故（腹腔鏡下前立腺摘出手術）の教訓をもとに，学生の実習期間中は附属 4 病院の職員と共に「チーム医療構築ワークショップ（前・医療の安全教育ワークショップ）」を実施している．

　国内ではこのほか，筑波大学，千葉大学，国際医療福祉大学，新潟医療福祉大学，首都大学東京，神戸大学，札幌医科大学，群馬大学なども，特色ある IPE を展開している．

　08 年には，新潟医療福祉大学・高橋榮明前学長のもと「日本保健医療福祉連携教育学会（JAIPE：Japan Association for Interprofessional Education）」が設立された．大学や養成校の教員約 350 人が集まり，多職種連携教育の実践方法，教育方法の開発，教育効果の評価・判定などを発表し合っている．新潟医療福祉大学医療技術学部の真柄彰教授は日本の IPE について，こう要望する．

　「英国のように，医療系国家資格を取得するためには，養成大学で多職種連携教育を受講することを国で義務づけてほしいですね」

　学生のうちに，チーム医療の実践に必要なことを体系的に学んでおくことで，職能としての視野や価値観は広く柔軟な形になるからだ．

column

ヒエラルキーはどうしたらなくせるか
―チーム医療に必要なことは「パートナーシップをどう築くか」にある―

医療の取材をしていると，本当によく職種間のヒエラルキーが話題になる．「医師と看護師」「医師と他職種」「他職種同士」「看護師と介護士」…….どちらが上で，どちらが下か，対等ではない等，最初は本当に驚いた．

企業におけるヒエラルキーは，同じ部署の上司と部下（責任者とスタッフ），同じ職種の先輩と後輩の間（キャリアの違い）には存在する．だが，職種の違いによる差異は聞いたことがない．

一方，チーム医療や地域連携がうまくいっている病院の取材では，「ヒエラルキーはあまり感じない」「職種間の風通しはとてもいい」と聞いた．

この違いは，どうしたら埋められるか．チーム医療の基盤となる相互理解に必要な情報は何だろうか．そう考えながら，いつも記事を書いている．

「医師と看護師」「医師と他職種」の関係については，それぞれの職種の身分法「医師（または歯科医師）の指示のもとに業務をする」に起因する．業務の内容を考えてみても，医師と他職種の責任が等分になることはない．だから，完全なフラットはありえない．しかし，国家資格者である他職種にも相応の責任は負ってもらえるよう，フラットな形に近づけることはできる．

医師が患者の統括責任者になるので，「指示（＝命令）」という強い表現になるのは仕方がない．しかし，これが一部のメディカルスタッフに受け身型の人間をつくってしまったと感じる．命令される＝服従するということなので，考える必要がない．いろいろ考えても，それを一喝されたことがあれば意味がないと思うからだろう．しかも，「指示」には，「○○さんに言われたから」という責任回避も伴うことが多い．

だが，リーダーに立つ人間であってもヒューマンエラーは犯すはずなので，実際の現場で「おかしい」と気づいた人は発言する必要がある．視点の異なる職種がチームを組む時，「指示は絶対，服従である」と頭から思い込むのは，あまりにもリスクが高すぎる．そして，おかしいと声があがったら，たとえそれが決定事項であっても，リーダーやコアメンバーは一度手を止めて確認・検討することをルールとしたほうがいい．それが，チーム医療の大きなメリットだからだ．

また，一部の医師のなかで，「病院を出たら，『先生』と呼び合うのをやめよう」「同僚・後輩医師に先生と呼び合うのはいかがなものか」という動きがある．この動きにはとても賛同する．患者や学生の前で「先生」と呼ぶのは職種としての役割だが，職場を一歩外に出れば，みな同じフラットな関係のはずである．

介護のチームにおける「看護師と介護士」のヒエラルキーも根強いと聞く．福山平成大学福祉健康学部・加藤友野講師の研究[*]によると，介護福祉士有資格者(3〜14年目)70人に「現場における意識」調査をしたところ，多職種連携の関係において，「看護師との連携ができていない」と回答した人が45.8%で，「看護師は介護職に対して上から目線の態度を取る」(指示が多い，怖い，雰囲気が悪い)などの自由記述があったという．「多職種連携協働実践ケアができている」としたのは54.2%だったが，「できていない」と31.5%が回答し，その理由は「相互の信頼関係ができない」「介護の意見が伝わりにくい」などであった．これではチームとして，とても仕事がしにくいだろう．

　人間関係のヒエラルキーをフラットに近づけるためには，どうしたらいいか．それは，「あなた自身が，どういうときに相手をリスペクトするか」と同じではないか．まず，自分がそういう人間になると両者の関係は前向きになるのではないか．また，「(あの人は)上から目線で話す」と言う人は，心の中に相手との壁を作っているのではないかとも考える．

　ただ，取材で話を聞いていると，ヒエラルキーができるどのパターンでも，お互いが歩み寄る必要があるように思う．コミュニケーションの受け取り方には個人差があるので，感謝や配慮は意識して強めに伝えると，確実に相手に受けとってもらうことができる．やがて，お互いに信頼関係が築ければ，その関係性は「パートナーシップ」へと変わっていくだろう．パートナーシップとは，同じ目標に向かって補完し合い，責任を共有することである．

[*]：加藤友野．介護福祉士の専門性に関する研究—「求められる介護福祉士像」から見る現状と課題．統合福祉科学研究 2012；3：105-18．

第4章

チーム医療の評価

事例12　四谷メディカルキューブ　減量外科センター

第4章 チーム医療の評価

事例12 チーム医療の評価では組織やチーム成熟度を問う

四谷メディカルキューブ　減量外科センター

> チーム医療において，その評価法はまだ確立されていない．そこで，世界基準のチーム医療「ICE (International Center of Excellence；国際的に卓越した医療機関)」と認定を受けた四谷メディカルキューブ減量外科センターの事例から「チーム医療の評価」について考える．

ICEとは「国際基準において，高いスキルをもつメディカルスタッフで構成されるチームが，安全で高いレベルの医療を実施していることを保証する」という認定．2003年，SRC（Surgical Review Corporation；アメリカ肥満代謝外科学会が第三者機関として設立した組織）が，肥満症患者を対象に外科治療の質を担保する目的で認定制度「COE（Center of Excellence）」を作った．ICEはその国際版で，09年から始まった．

四谷メディカルキューブ（東京都千代田区）では，同院の減量外科センター（19床）と外科医2人（笠間和典さん，関洋介さん）が認定された．

米国では1990年代後半から，腹腔鏡下手術の導入に伴い，減量手術の件数が増加した．だが，未熟な腕の医師や医療機関も手術を行うことにより，03年にはこの手術による合併症と医療訴訟が急増．保険会社が支払いを拒否する事態にまで発展した．そこで，米国，カナダでは，このCOE認定を有する医療機関に対してのみ，保険会社が支払いをしている．現在，世界10か国475施設（800人以上の外科医も含む）がCOE/ICEと認定されている．

■「国際的に卓越した医療機関」とは組織やチームの成熟度ではかる

肥満症患者に対する減量手術は，病的肥満（日本ではBMI 30以上）で，肥満による合併疾患（メタボリックシンドローム，睡眠時無呼吸症候群など）がある患者を対象とする．合併疾患の治癒，および生命予後やQOLの改善を目的に行われる．方法は胃を切除して縮小させ，食事による（胃からの）吸収を制限する．美容外科の脂肪吸引や脂肪摘出は含めない．

重度な肥満症患者の手術はとても難しい．腹部の皮下脂肪は鉗子でどけてもどけても押し寄せ，視界をふさぐ．しかも脂肪は触れると，すぐ出血する．腹腔鏡下での吻合や傷口の縫合には熟達した腕が必要になる．

さらに，減量手術を含む肥満症の治療では，患者が身体疾患だけでなく，精神疾患と社会的問題を抱えていることが多い．医師，看護師だけでなく，管理栄養士，医療ソーシャルワーカー，薬剤師など，多職種連携によるチーム医療の必要性が知られて

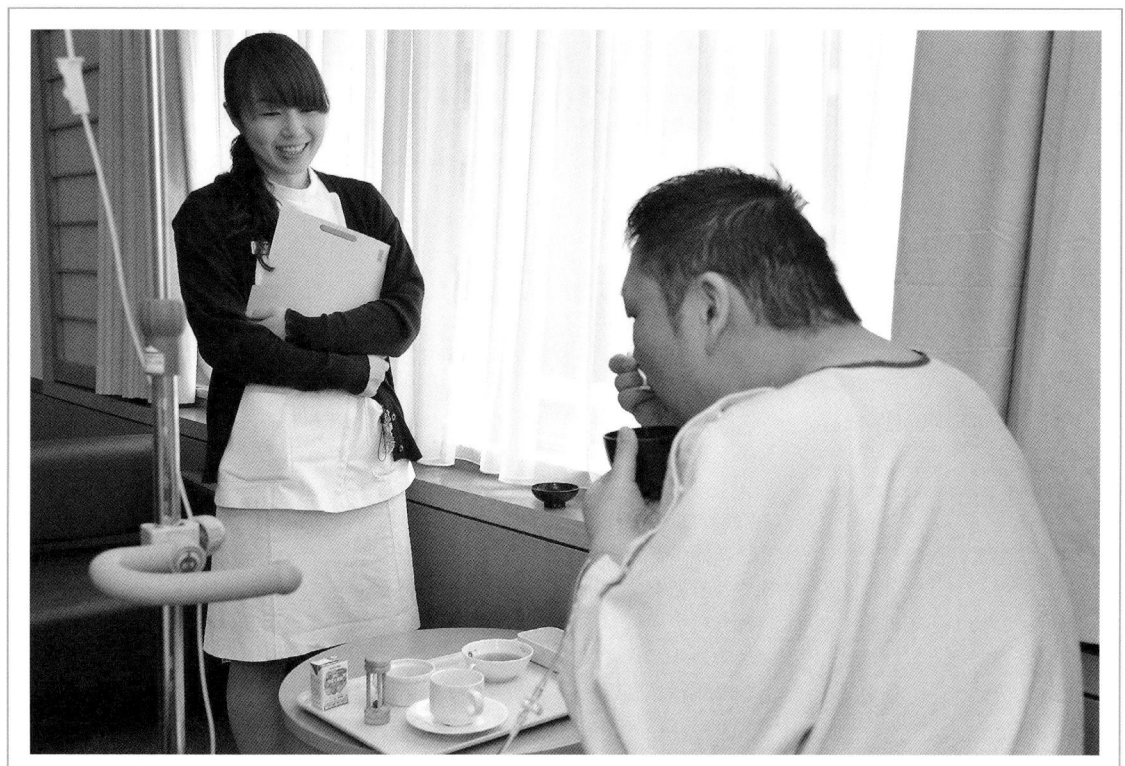

術後の患者は普段のペースで食べると吐いてしまうので，管理栄養士の吉川絵梨さんが食事指導をする．砂時計を使いながら少量ずつ口に入れる

いる．

　このような肥満外科治療のCOE/ICE（卓越したチーム認定）を取得するためには，次の10カテゴリー，81項目の認定条件をクリアしなければならない．特徴は，手術や治療についてだけでなく，組織，メディカルスタッフ，クリニカルパス，施設内備品や医療機器の耐荷重，患者を5年間フォローアップする義務など，多方面にわたる内容が盛り込まれていることだ．主に，組織やチームの成熟度を問う項目が多い．チーム医療の評価軸を考えるうえで，とても参考になるため紹介する（表参照）．

　これらに該当する資料や記録などを日本語で用意し，さらに，米国から来日する審査官の視察を受ける．当日は医師が審査官に資料の内容を英語で説明し，チームメンバーがインタビューを受けるときには通訳した．受検料は，施設の認定に4,975 USドル，外科医の認定に500 USドル．

　準備の中心的役割を果たした医師の山口剛さん（現在は滋賀医科大学附属病院勤務．当時，四谷メディカルキューブで研修中だった）は認定条件の資料を翻訳しながら，「職員の接遇などに対する定期的なトレーニング」「当該病院減量外科独自のチームを認定するガイドライン」「高い医療を提供するという，院長から審査機関への誓約書」などの項目は，日本の医療機関にとって目新しい考え方と感じたという．山口医師はこう言う．

　「SRCが求めていることは3点でした．1点目は医療がいつも規則正しく実践され

国際的に卓越した医療施設認定「ICE」の評価　10のカテゴリー

カテゴリー	ポイント
1. 卓越した医療施設を示す公文書	①肥満外科の治療を行うため，高いレベルのメディカルスタッフと卓越した病院運営を証明できる公文書（誓約書） ②医療が継続的で規則正しく実施されるよう，職員を定期的に教育していることを示す記録 ③これらに関する当該病院肥満外科独自のガイドラインを有し，病院が認定していること等
2. チームと外科医の手術の経験と症例数	①認定を申請する施設は，最近12か月で最低125件以上の肥満外科手術の症例数を有すること ②認定を申請する外科医は，生涯125件以上の肥満外科手術を実施していること．そのうちの50件は直近の1年間など
3. 医療における責任者の設置	①病院から正式に任命された肥満外科医師であること ②病院運営会議で決定権を有するメンバーであること
4. 緊急時の対応	①ACLS（アメリカ心臓協会の二次救命処置）認定医師の常駐 ②指定する職種で30分以内に訪床できるスタッフの存在，など
5. 適切な設備や医療器具	①肥満外科手術を実施するために必要な耐荷量などを満たす設備や器具 ②それらを安全に使用するための教育を行っていること
6. 外科医の腕の質と保証	肥満外科手術に専念する外科医の資格に関する資料や証明書など
7. クリニカルパスの標準化	クリニカルパスに関する詳しい事項
8. 肥満外科チームメンバー	①肥満外科専属看護師など，チームメンバーが揃っていること ②チームと患者を結ぶコーディネーターを常勤で配置，など
9. 患者サポートグループ	すべての患者に対するサポートグループがあること
10. 患者のフォローアップ	すべての患者のフォロー状況（術後5年で全患者の75％以上）とそのプロトコル等

ていること．そのために，チームメンバーを十分教育できるシステムがあること．2点目は，それらが文書で明文化され記録として残っていること．最後に病院全体が書面で認め，チームを支援していることです」

評価基準はSRCの要求を満たしているかどうか，つまり○×の2択．積み重ねた合計点で決まる．「正直に言って，これだけの項目をクリアして認定を受けられるとは思っていなかった」と山口医師は言う．

■ チームの強みは「専門職上の裁量権をもつこと」

病院に認定取得を提案したのは，減量外科センター長の笠間和典医師だった．口癖は「世界のトップレベルと認識されるような施設を作ろう」．「自分たちだけで，『ウチのチーム医療はいい』と言うのではなく，客観的に評価されることが大切」と呼びかけた．

申請から視察日まで，準備には7か月かかった．スタッフは書類を準備する過程で，気持ちが引き締まり意識が高まったそうだ．

医療ソーシャルワーカー(MSW)の中里哲也さんはこう言う．

「『ICE認定を受ける』とは，国際的にレベルの高い施設やチームとして認められるということ．つまり，自分も国際的にレベルの高い業務をこなさなければならない，

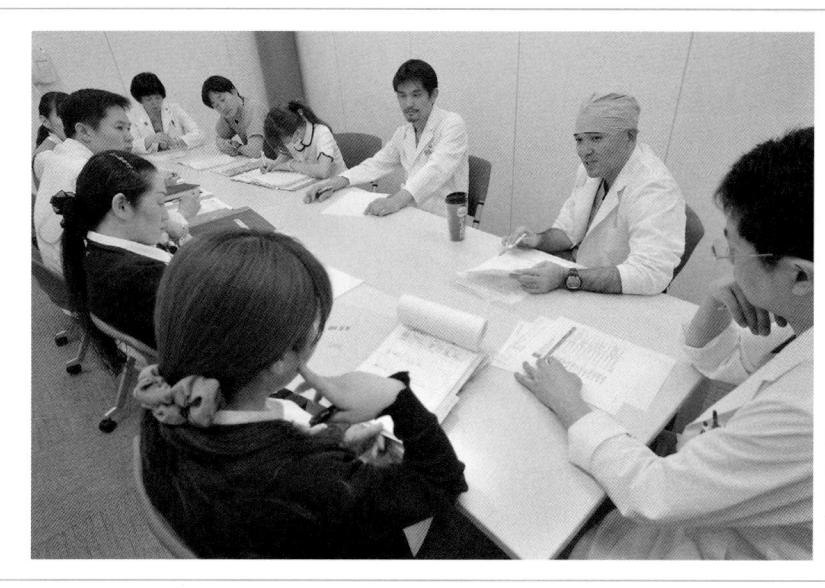

カンファレンスでは，面談時に気づいたことを症例ごとに各職種から意見を言い合う．右から2人目が外科医の笠間和典さん

とモチベーションが上がりました．自分の携わる業務を，プロフェッショナルとして確立していこうと思うようになりました」

　視察日，審査官は朝から病院内の見学，準備した資料の確認，スタッフのインタビューなどを1日でこなした．その後の審査から認定までは通常1, 2か月かかると言われる．だが，四谷メディカルキューブの場合は，審査日からわずか1週間という異例の早さで承認された．

　笠間医師は認定について，こう言う．

「何か特別な治療や技術が必要とされているわけではなく，日常診療における当たり前の業務がきちんとできているかを問う項目が多かった．でも実は，その当たり前がすべて揃うということはなかなかできないものです」

　つまり，本番で最高のパフォーマンスを発揮するためには，日頃から，一人ひとりのメディカルスタッフがきちんと丁寧に仕事をこなし続けること．それでこそ，質の高い医療が継続できる．

　四谷メディカルキューブ減量外科センターのチーム医療の強みは2点ある．その一つは「それぞれのメンバーが専門職上の裁量権をもっていること」と笠間医師は言う．

　たとえば，医師が「この患者は医学的に手術適応」と判断しても，他職種が患者と接するなかで，手術までの身体的な準備，治療に対する理解，栄養学的な側面，心理社会的な側面などから「今は適していない」と判断すれば「手術は不可」と決まる．

　東京在住の70代の女性A子さんの例を紹介する．A子さんは体重80.7kg, BMI 33.2で，40年来，痩せ願望を抱き，さまざまな方法を試してきた．都内の大学病院の肥満外来にかかったこともあるが，医師から「治療法はない」と突き放された．いろいろ調べて，四谷メディカルキューブに来院したという．面談時，検査数値には問題がなかったが，A子さんは「どうして痩せたいか」が明確に語れなかった．

　チームカンファレンスの結果，「再度，来院してもらい，面談で動機が明確になっ

た時点で手術日を決定する」と決まった．中里 MSW はこう説明する．

「痩せるというのは方法であって，『ただ痩せたい』というだけでは手術を受けることができません．『痩せたあと，何ができるようになりたいか』『どういう状態になったら，手術を受けてよかったか』という目標を明確に，はっきり言えるようにしていただく必要があります」

それは，肥満とは手術をすればいいわけではなく，日常生活の食事や運動の習慣を変えていく必要があるからだ．そのためには治療に対する強い動機がモチベーションとなる．

30代の男性 B さんは体重が230kgあり，動作や仕事が緩慢という理由で，会社から自己都合退職を余儀なくされた．ハローワークでは，担当者から「そんなに太っていたら，再就職できるわけない」と冷笑されたという．そこで，こんな資格を取り，このように働きたいという希望を抱いて，減量手術を受けたそうだ．

権限移譲の話に戻るが，笠間医師は「各職種がプロフェッショナルとして活躍するためには，専門的権限を侵すことはできない」ときっぱり言う．たとえば，笠間医師は薬剤師の渡部直樹さんの薬物療法の処方に関する提案を受け入れる．

「薬に関しては，かなり任せてもらっています．医師から質問が出たら，なるべく早く答えられるようにもしています．チームの一員になり，メンバーの信頼を得るために，より責任感と使命感をもつようになりました」（渡部薬剤師）

ただし，医師の権限は守る．「手術中は医師の判断がいちばん．周囲の意見を聞くことはあっても従うことはない」とも断言する．

それでは，裁量権をもたせることができるのはどんな人か．

「『こう思うのですが，どうですか』と聞いてくる人．『どうしたらいいですか』と聞く人には任せられない」と笠間医師は言う．

四谷メディカルキューブ　チームが世界を意識するまで

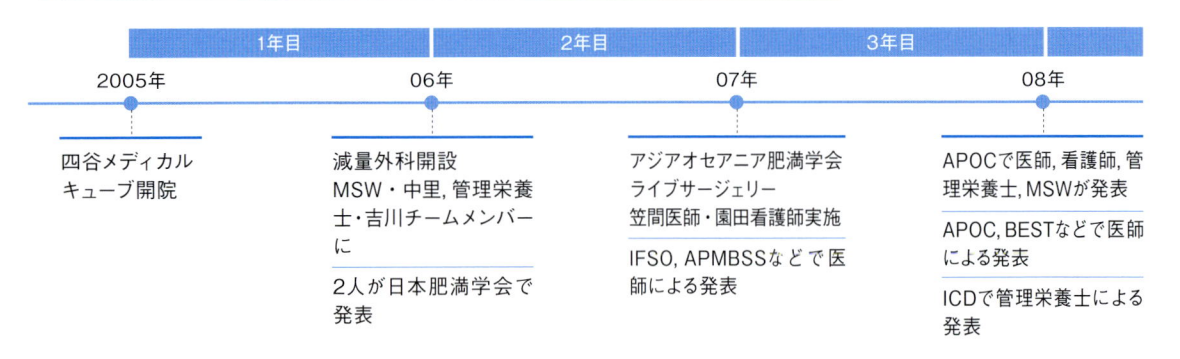

	1年目	2年目	3年目	
2005年	06年	07年	08年	
四谷メディカルキューブ開院	減量外科開設 MSW・中里，管理栄養士・吉川チームメンバーに 2人が日本肥満学会で発表	アジアオセアニア肥満学会ライブサージェリー 笠間医師・園田看護師実施 IFSO, APMBSSなどで医師による発表	APOCで医師，看護師，管理栄養士，MSWが発表 APOC, BESTなどで医師による発表 ICDで管理栄養士による発表	

※笠間医師はいつも，チームメンバーと共に国際学会に行くようにしている．この考え方によってチームメンバーが国際学会で発表するようにもなった．
IFSO；国際肥満外科連盟，APMBSS；アジア太平洋肥満外科学会，APOC；アジア太平洋肥満集会，ASMBS；米国肥満外科学会議，IFSO-APC；国際肥満外科連盟アジア太平洋部会，ICSSG；スリーブ状胃切除国際コンセンサス学会，ADSS；アジア糖尿病手術サミット

事例12　四谷メディカルキューブ　減量外科センター

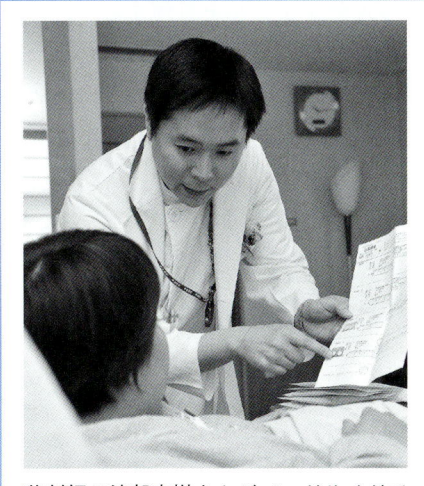

薬剤師の渡部直樹さんがベッドサイドで術後の服薬指導をする．薬は砕いて粉末にして飲んでもらう

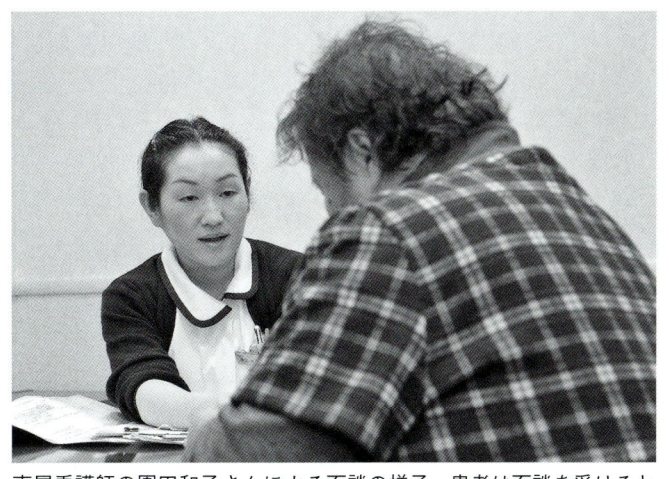

専属看護師の園田和子さんによる面談の様子．患者は面談を受けると安心できるという

成熟したチームには「コーディネーター役」が不可欠

　このチームのもう一つの強みは，減量外科専属看護師，医療ソーシャルワーカー，管理栄養士と3つの職種が「コーディネーター」という立場で患者をサポートしていることだ．コーディネーターの介入によって，患者はスムーズに手術を受けられ，術後の死亡リスクや合併症の発生を減らし，退院後，身体的にも社会的にも悩みや不安を抱え続けることなく過ごせる．

　たとえば，術前準備として患者は，1か月の禁煙や糖尿病のコントロール，睡眠時無呼吸症候群をC-PAP治療で改善する，などをしなければならない．手術後の死亡リスクや合併症の発生を減らすために遵守してもらう必要がある．この術前準備の

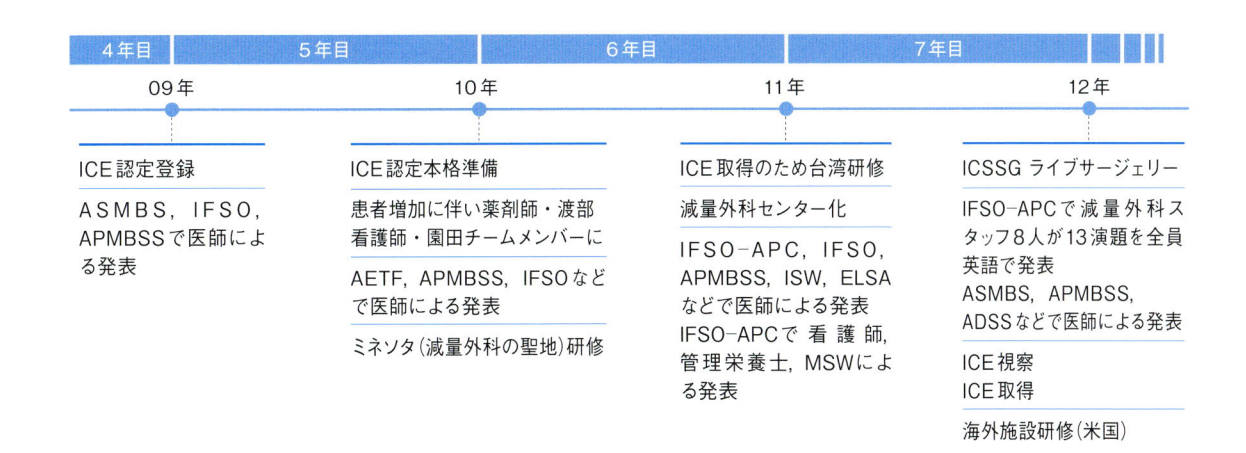

4年目	5年目	6年目	7年目
09年	10年	11年	12年
ICE認定登録　　ASMBS，IFSO，APMBSSで医師による発表	ICE認定本格準備　　患者増加に伴い薬剤師・渡部看護師・園田チームメンバーに　　AETF，APMBSS，IFSOなどで医師による発表　　ミネソタ(減量外科の聖地)研修	ICE取得のため台湾研修　　減量外科センター化　　IFSO-APC，IFSO，APMBSS，ISW，ELSAなどで医師による発表　　IFSO-APCで看護師，管理栄養士，MSWによる発表	ICSSG ライブサージェリー　　IFSO-APCで減量外科スタッフ8人が13演題を全員英語で発表　　ASMBS，APMBSS，ADSSなどで医師による発表　　ICE視察　　ICE取得　　海外施設研修(米国)

ために減量外科専属看護師の園田和子さんが患者のスケジュールを管理する．患者が予定通りに手術を受けられれば，病院側にとっても突然の手術のキャンセルが出なくなるという利点がある．

管理栄養士の吉川絵梨さんはコーディネーターとして，術前の栄養指導だけでなく，患者の心配や悩み，術後の方向性についての相談も受ける．日頃から心がけていることは，患者から相談を受けたときに，的確な専門職に問題を伝えてつなぐこと．簡単に解決できないようなことであれば，コーディネーター間で意見交換し，解決の糸口を見つけるようにしているという．これまで，吉川管理栄養士は患者を助けたいと思う一心で，「管理栄養士だから……」と考えず，「自分にできることは？」と取り組んできた．このためか，以前はよく院内外で「管理栄養士以外の仕事をしている」と言われたという．吉川管理栄養士はこう言う．

「チーム医療には，コーディネーターのような自分の専門職以上のことができるスタッフの存在が大きいと感じました．『コーディネーターだから，何でも聞いて』と答えられることは，患者さんに安心感をもたらすと思っています」

だが，管理栄養士だからわからなくていいという言い訳もできない．専門である減量外科治療のことを熟知し，各職種とのパイプを作っておくことの重要性も再認識しているという．

中里 MSW は治療費や生活に関する情報提供や調整を担当するほか，術後 5 年間のフォローアップで患者の身体面・精神面をサポートする中心的役割を担っている．

肥満外科治療では，術後 5 年間のフォローアップが原則で，1 か月，3 か月，6 か月，1 年，2 年，3 年，4 年，5 年目の再診を重要視する．肥満に伴う合併疾患の治療，手術の合併症（ダンピング症候群，ビタミン欠乏症など）の確認が必要になるからだ．自己イメージの心理的な変化や職場・友人などの人間関係など，社会的な悩みもサポートする．

特に再診にこなかった患者には，コーディネーターが電話やメールで連絡する．来院を促すとともに，体調・体重・生活状況を聞き取る．患者本人が電話やメールに対応しない場合は，患者を取り巻くキーパーソンに連絡し本人の状況を確認したり，自宅を訪問したりすることもある．四谷メディカルキューブの場合，フォローアップ率は術後 5 年間で 80 〜 86％を維持する（ICE 認定の基準は 75％以上の維持）．

フォローアップは，園田看護師や吉川管理栄養士も担当する．基本的にはどの患者にも対応するが，特別な配慮などが必要な場合はその分野の職種が担当する．園田看護師は「マニュアルにできない部分の担当者としての自覚をもって，瞬時に判断や対応をしている」と言う．

コーディネーターは病院のなかでも，「チームと他部門」「多職種の人と人をつなぐ役割」をもち，減量外科チームを有機的に動かしている．たとえば，通常の外来をしているなかで，緊急対応の患者が来院した場合でも，通常業務に支障なく，緊急患者にも合わせた対応ができるよう，園田看護師が各部署に直接交渉する等，横断的に動く．

■ 社会とチーム，患者と患者をつなぐ「サポートグループ」

　さらに，コーディネーターは「社会と減量外科チームをつなぐ役割」ももつ．中里MSWは社会―組織―チーム―患者の4つの関係がうまく連携できるようにと心がけているという．「私はソーシャルワーカーという職種なので，特に『社会と組織』『組織とチーム』『社会とチーム』『チームと患者』『患者と患者』を重視します」と中里MSWは言う．

　その一つの例として，中里MSWは患者同士の「サポートグループ」を定期開催している．サポートグループはCOE/ICEの認定項目にも含まれ，患者仲間の助言を受けながら，本人が術後，社会生活のなかで抱える悩みや問題を自主的・自発的に解決したり受容したりすることを目的とする．週2日，再診時に10人前後が集まる．中里MSWはサポートグループのリーダーやファシリテーターとして技術や知識習得のトレーニングを積んだことを認定する「Certified Success Habits Bariatric Support Group Leader(優秀サポートグループリーダー)」，および「Certified Back on Track Facilitator(優秀ファシリテーター)」をアジア地域で初めて取得した．

　患者のなかには「同じ術式の人に会いたい」「妊娠を経験した人に会いたい」などのリクエストがあるので，中里MSWがマッチングさせていく．患者が術前も術後も，安心して心身ともに健康に生活できるようにしていくための場となる．

　このサポートグループへの参加の有無は，術後6か月目以降の患者の体重減少に有意な差が出ている[*]．08年，術後，サポートグループに参加した人(40人)，参加していない人(40人)を対象にBMI値がどう変化したか，1か月，3か月，6か月，1年の時点で比較検討した．その結果，6か月目にサポートグループに参加した人は平均BMI 29.99だったが，参加しなかった人は平均BMI 31.65と差が開いた．リバウンドの防止，治療のドロップアウト等にもよい効果をもたらすからだ．その差は1年目にも現れた．

　肥満に伴う疾患に対する効果も大きい．糖尿病に最も効果のある術式(スリーブバイパス手術)では，術前，2型糖尿病だった症例の93％で臨床的治癒となり，残りの7％にも明らかな改善がみられた．インスリンを使用していた人は術後，全例が不要になった．高血圧は85.7％の症例で臨床的治癒，残りの14.3％は改善した．脂質異常症は全例で臨床的治癒が得られた．

　患者の経済的な効果については，四谷メディカルキューブと滋賀医科大学における「減量手術の医療経済学的分析」によると，手術前後の比較で食費や医療費を含めて月々4万3,470円の削減効果を認めた．手術費用は125万～230万円(術式によって異なる)．だが，術後2.8年程度で回収できる．患者全員が「手術を受けてよかった」と回答したそうだ．

　このようなチームの強みは，安定した継続性を保つだけでなく，患者の満足度も高かった．見事，医療の質の向上に反映されていた．

---

[*]：中里哲也ほか．肥満外科療法をめぐって：④術後のフォローアップ．治療学 2010；44 (4)：461-3.

医師以外の職種も積極的に国内外で活動

	職種	講演発表回数	講演発表した学会名など（抜粋）
2006	医師	14	国際肥満外科連盟（IFSO），肥満栄養障害研究会 など
	管理栄養士	1	日本肥満学会
	ソーシャルワーカー	1	日本肥満学会
2007	医師 看護師	1	ライブ手術（アジアオセアニア肥満学会） ※医師が初めて行った海外でのライブ手術，看護師は介助者として参加
	医師	13	IFSO，アジア太平洋肥満外科学会（APMBSS）など
	看護師	2	日本内視鏡外科学会
	管理栄養士	6	日本肥満学会，日本病態栄養学会
	ソーシャルワーカー	2	日本肥満学会，肥満栄養障害研究会
2008	医師	18	IFSO，Asia Pacific Obesity Conclave（APOC），BEST など
	専属看護師	3	APOC 日本肥満症治療学会（特別優秀賞受賞）
	管理栄養士	4	APOC，International Congress of Dietetics
	ソーシャルワーカー	5	APOC，日本肥満症治療学会，日本医療社会事業協会全国大会
2009	医師 2 名	43	アメリカ肥満外科学会，IFSO，APMBSS など
	専属看護師	2	日本肥満学会，日本肥満症治療学会
	管理栄養士	4	日本肥満学会，日本肥満症治療学会
	ソーシャルワーカー	4	日本肥満学会，日本肥満症治療学会，日本ソーシャルワーク学会
2010	医師 2 名	65	International Conference on Advances Laparoscopic Surgery Asia Endoscopic surgery Task Force，APMBSS，IFSO など
	専属看護師	5	日本肥満学会，日本肥満症治療学会
	管理栄養士	2	日本肥満学会，日本肥満症治療学会
	ソーシャルワーカー	4	日本肥満学会
	全職種		海外施設研修（ミネソタ大学・米国）
2011	医師 2 名	53	国際肥満外科連盟アジア太平洋部会（IFSO-APC），IFSO，APMBSS，国際外科週間（ISW），Endoscopic Laparoscopic Surgery Asia など
	専属看護師	9	IFSO-APC，日本内視鏡外科学会，日本肥満症治療学会
	管理栄養士	5	IFSO-APC，日本肥満学会，日本病態栄養学会
	ソーシャルワーカー	1	IFSO-APC
	薬剤師	2	日本肥満症治療学会
	全職種		海外施設研修（E-DA Hospital，台湾）
2012 ICE 取得年	医師 2 名	106	Asia-Pacific Workshop of Metabolic surgery for Type 2 Diabetes，IFSO，ASMBS，APMBSS，アジア糖尿病手術学会 など ※ライブ手術（4th International Consensus Summit of Sleeve Gastrectomy，米国） 米国学会でのライブ手術（配信）は日本で笠間医師が初めて
	専属看護師	3	日本肥満症治療学会，日本内視鏡外科学会
	管理栄養士	2	日本肥満学会，日本肥満症治療学会
	ソーシャルワーカー	3	日本肥満学会，日本医療社会事業協会全国大会 米国にて Certified Success Habits Bariatric Support Group Leader/Certified Back on Track Facilitator の認定を取得 ※アジア地域では中里 MSW が唯一の認定取得者
	薬剤師	2	日本肥満学会
	全職種		海外施設研修（クリーブランドクリニック，米国）

column

チームが成熟するときとは

　チームを結成し，ぎこちないチームワークで動いているうちに，「本当のチーム」に成熟していくことがある．一方，「もう，やっていられない」とメンバーが言い出し，チームが分裂することもある．そこで，前者のチームである四谷メディカルキューブのコアメンバーに「チームはどんなときに成熟するか」，聞いてみた．

　まず，減量外科専属看護師の園田和子さんは，メンバーの一人ひとりに心構えが必要と，3つのことを話してくれた．

① 自分の行動を振り返る習慣をつける．日々の学習はもちろん必要だが，チームワークは経験を重ねるしかないと思う．常に問題意識をもつことは大事．対応するたびに，「これでよかったか」「ほかにもっといい方法はなかったか」など，振り返りにつなげるようにしていくこと．
② 根本的にやる気のあるスタッフでないと続かないだけでなく，チームのブラッシュアップ，キャリアアップは望めないと思う．
③ 患者のためなら，相手が誰であろうと意見していく．そこで，ディスカッションを重ねることで，他の患者にも生かせる．その積み重ねによって，チームは成熟していくように思う．

　医療ソーシャルワーカー(MSW)の中里哲也さんは，問題が起こったときの話し合いの内容から，"チームの成熟"を感じたことがあるという．

　「何か問題が起きたとき，『何が悪かったか』を話し合うだけではなく，『どうしたらよいか』を，チーム全体で考えて乗り切ったときは成長したと感じました．何か問題が起きたときは，どうしても問題にばかり焦点がいってしまいがちになる．『解決思考』で考えていくことの重要性をメンバーが認識したときには，とても成長したと感じました」

　管理栄養士の吉川絵梨さんは「患者さんからのフィードバックがチームやメンバーを成長させている」と言う．

　「実際に，患者さんが健康になったり，満足したりしていると，その姿に励まされスタッフ一人ひとりの自覚が生まれていると感じます．自分の仕事が間違っていないと確信がもてるからです．さらに，自分を信じて前進できます」

　このチームが直面している課題は，チームのスペシャリストが各職種1・2人ずつであることという．そのためには，「チームの仲間を増やすための教育システムの構築が重要」と中里MSWは考えている．

column

病院機能評価・JCIから見るチーム医療の評価とは

　チーム医療は，公益財団法人日本医療機能評価機構（以下，医療機能評価機構）の「病院機能評価」では，どんなねらいで，どのように評価されているのか．

　2013年度から評価の枠組みが変わり，病院機能別に評価項目が少しずつ異なるものになった．①一般病院1（地域医療を支える中小規模病院）②一般病院2（急性期医療を中心とした基幹的病院）③リハビリテーション病院 ④慢性期病院 ⑤精神科病院の5種類に分かれる．病院には混合型もあるため，主たる機能で選ぶ．

　評価項目は4領域（図参照）．チーム医療は第2領域に入っているが，全体をよく見ると4領域すべてにまたがる形で評価される．

　たとえば，「患者・部位・検体などの誤認防止対策を導入し，実践している」「情報伝達エラー防止対策を実践している」（2つとも第2領域），「地域の医療機能・医療ニーズを把握し，他の医療関連施設等と適切に連携している」（第1領域），「職員の能力評価・能力開発を適切に行っている」（第4領域）などがある．

　特に，今後は以前のようなストラクチャー（体制の整備，規程の整備）優先ではなく，プロセス（機能の発揮，組織的活動）重視で訪問審査が行われる．たとえば，誤認防止対策についてであれば，病院内で▷対策についてどのような議論があり▷どんな対策を立てて▷どのような方法で実践し▷結果的に事故の発生数はどうだったか，を詳しく聞くという．

　医療機能評価機構事業推進部部長の遠矢雅史さんは，こう説明する．

　「今回からは，組織としてチーム医療がしっかりできているか，という観点で評価します．病院が組織横断的にいろいろな関係職

評価対象領域とその内容

第1領域：患者中心の医療の推進
・患者の視点に立った良質な医療を実践するうえで求められる病院組織の基本的な姿勢について評価する
・患者の安全確保や医療関連感染制御に向けた病院組織の検討内容，意思決定について評価する

第1領域：患者中心の医療の推進

第2領域：良質な医療の実践1
・病院組織として決定された事項が，診療・ケアにおいて確実で安全に実践されていることを評価する

第2領域：良質な医療の実践1

第3領域：良質な医療の実践2
・確実で安全な診療・ケアを実践するうえで求められる機能が各部門において発揮されていることを評価する

第4領域：理念達成に向けた組織運営
・良質な医療を実践するうえで基盤となる病院組織の運営・管理状況について評価する

第3領域：良質な医療の実践2

第4領域：理念達成に向けた組織運営

（日本医療機能評価機構ホームページ．病院機能評価事業受審に関する資料「新評価体系早わかりガイド」p7.）

種を交えて検討しているか，マニュアルを作っているか，それを効果的に実践しているかです」

評価調査者（サーベイヤー）は，▷診療（院長，副院長，部長，3年以上の診療科長経験者の医師）▷看護（看護部長，副看護部長，3年以上病棟看護師長の経験者）▷事務（事務部長，事務次長，3年以上事務管理職の経験者で医事・施設管理・労務の経験者）で，いずれも病院管理に造詣が深い人が派遣される．

どんなときに評価C（一定の水準に達しているとはいえない）が付くかは，その例が受審する病院，および評価調査者に公表されている．訪問審査後，判定が出るまでは4回の審議を経る．

訪問審査
①一次部会（サーベイヤーの判定が妥当かどうか）
②異議申立期間（病院に中間報告をして異議申し立てを受け付ける）
③二次部会（評価委員会に向けた最終審議，評点2やCが付された病院やこれまでの判断事例から議論が必要な病院について集中的に審議される）
④評価委員会（患者代表も入って審議する）
認定判定

これまで評価Cが付いた病院からの異議申し立ては少ないそうだ．

受審は病院全体を振り返る機会

今回，病院機能評価を取材した感想は，「第三者が病院に入り，組織，運営，医療の質などをチェックしていくことは，医療安全の確保を含めて，病院全体の振り返りにつながるよい機会」と考えた．審査項目は，どれも当たり前のことばかり．だが，四谷メディカルキューブの笠間和典医師のコメント通り，その当たり前を確実に実践することこそ難しい．たとえば，スポーツ選手は一瞬のパフォーマンスのために，何年経っても基礎練習を何十回も繰り返す．それは「一瞬を確実にこなすため」だ．医療の実践にも同じことが言える．しかも，一瞬のパフォーマンスは「一瞬の判断力で決まる」．何度も繰り返していなければ，とっさに正しい判断は出にくい．

さらに，認定判定が出るまでに，こんなに多くの人の目が入っていることに驚く．公平に多角度から判定されていることがわかる．認定を取得した病院は，その準備に費やした時間と労力も誇りに思ってほしい．

なお，病院機能評価は，1997年から「日本の病院医療の質の向上」と「国民の信頼の確保」を目的に始まった．病院の差別化を目的にしているわけではないので，審査で課題が見つかった場合は認定を留保したり，再審査したりする．中長期的な視点で安全文化の基盤づくりを促す．5年ごとの更新制で，これまで評価項目の改定が6回行われている．12年時点で，全国8,580病院のうち，2,435病院（約3割）が認定を受けた．

「名ばかりチーム医療」を見抜くポイント

2人のサーベイヤー経験者に，「病院訪問審査時，チーム医療についてどんな点を見ているか」聞いたところ，次のような話が出た．これらはあくまでも疑念をもつポイントの例で，これらの積み重ねで「チーム医療ができているかどうか」判断するという．

【サーベイヤーの質問】

1. 病院の雰囲気
・患者とメディカルスタッフが笑顔で挨

拶し合っているか．
- たとえば，ナースステーションに他職種が出入りしているか．そのとき，多職種がお互い話し合いながら確認をしているか．

2. 連絡や報告の仕方
- 「こういうことが起こったら，どうしますか」という質問をして，次のどちらで対応しているか聞く．
  ①自分の所属の上司に連絡して，その後，診療も主治医に連絡する．
  ②診療部の主治医に連絡する．

3. 医師の考え方
- チームメンバーから提案や意見が出たら，それを前向きに検討しているか．
- 医師が他職種に相談しているか．

4. カンファレンスの様子
- 誰が（どの職種が）議長をしているか．それはどうしてか．
- 多職種でディスカッションをしているか．
- 上司や医師が口火を切るのを待っていたり，顔色を窺ったりしていないか．
- カンファレンスが儀式になっていないか．業務報告会になっていないか．

5. 記録
- 診療録に多職種のコメント（意見）が随所に記載されているか．

6. 入院の決定
- どんな職種が関わっているか．
- 医師が入院適応としたとき，他職種の意見も聞いているか．

7. 手術室のスケジュール
- 曜日や時間帯に偏りはないか（手術室の予定作成が特定の外科医や診療科の都合に偏っていないか）．

【サーベイヤーのコメント】

1. 患者参加型のチーム医療ができているかどうか，患者とメディカルスタッフの距離感で見ます．

2. 日頃のコミュニケーションが担当者同士でできているか（部署間の壁がないか，横の連携ができているか）確認します．

3. 他職種がさまざまな提案や意見を出しても，医師が合意や納得をしなかったら，場は動きません．医師のリーダーとしての姿勢や行動，考え方がチームのよしあしを決めます．

4. お互い遠慮し合いながら話しているうちはチームではありません．普段からよくコミュニケーションが取れていれば，社会人としてのマナーを守ったうえで，自由に発言ができているはずです．

5. それぞれの職種が記録簿を持っているだけでなく，多職種のコメントや情報が一目で見られる診療録が必要です．

6. 医師だけでなく，病棟の看護師や医療ソーシャルワーカー，理学療法士，作業療法士，言語聴覚士のリハビリのスケジュール等も確認する必要があります．

7. 診療科同士，他職種間の話し合いができていない病院はスケジュールが均一になっていません．特定の曜日に手術室スタッフの残業が偏っていると，労務管理上の問題があるとみなします．

NTT東日本関東病院がJCIを受審した理由とは

病院機能の評価には，JCI(Joint Commission International)という認証もある．JCIとは，「医療における安全性と質の改善」を医療機関に普及させるために米国で広まったJC(The Joint Commission)認証の国際版で，94年に始まった．JCIのホームページによると，現在，90か国以上が参加している．日本では，6病院（亀田総合病院，NTT東日本関東病院，聖路加国際病院，湘南鎌倉総合病院，聖隷浜松病院，相澤病院）が認証を受けた．初回認証を継続するためには，以降3年ごとに審査を受ける．

NTT東日本関東病院が受審した目的は，「医療安全を追求するため」だったという．落合慈之院長はこう言う．

「JCIの評価は，一人ひとりの患者のために安全でよい医療を，病院はいかに提供するか，継続できるか，責任を取れるかを求めています．病院には，どういう方針と手順が整備され，それを職員全員が知識として知っているだけでなく，実際に実行できているか．さらには想定を超えたことが起こった場合の備えも怠りないかまで，いろいろな角度から徹底的に確認されます」

つまり，病院全体がチームとして機能しているかどうかを問うている．落合院長は「JCIの審査項目にはチーム医療という言葉こそないが，JCIが求めていることは病院のあるべき姿であり，それは，チーム医療でなくてはできない．もともと，医療とはそういうもの」と言葉を続ける．

JCIの審査対象は，13の領域に分かれ（表参照），1,220項目に答えていく．その内容は「きわめて網羅的で実証的」と落合院長は言う．たとえば，ある患者を別の病院に転送する場合，「どのように安全を確保しているか」「誰が付き添うか」「そのときのルールは決まっているか」などが問われる．一度決まっていたルールや方法に変更があれば，「どういう方法に変えたのか」「改善後の評価はどうだったか」などが問われる．特徴は，「想定外のことがあったとき，どう対応するか」だという．

さらに，JCI受審時に指摘された事項に対しては，その後の病院内での実施・継続が重視される．初回の受審時は方針や手順が4か月前から決定され実行されていればクリアできるが，2回目以降は1年前からの遵守が認証の条件になる．一時しのぎでは，とても取得できない．

「一方，判定はとてもフレキシブルで，各項目とも組織的に偏りなく8, 9割ができていればよいとされます．でも，病院内である集団や部署が意図的にルールや方針に反対しているというのであればクリアできません．つまり，病院のガバナンスや姿勢が問われて

JCIの審査内容

1. 医療へのアクセスと医療の継続性
2. 医療と家族の権利
3. 患者のアセスメント
4. 患者のケア
5. 麻酔と手術
6. 薬剤の管理と投与
7. 患者と家族の教育
8. 質の改善と患者安全
9. 感染予防と制御
10. 管理・指導・指揮の体制
11. 施設管理と安全
12. 職員の資格取得と教育
13. 情報の管理と意思疎通

特別章．国際患者安全目標（IPSG）

（落合慈之．世界標準の医療を提供するということ—JCI受審の目的と成果．看護管理 2011；21（12）：1038-41．）

いるのです」（落合院長）

JCI 基準で PDCA サイクルを回す

　審査項目のなかで落合院長の目を引いたのは，「SQE（Staff Qualification & Education；スタッフの質と教育）」だった．「privilege（特権）」と「competency（法的適格性）」が柱になる．privilege は日本では職務記述書と訳され，たとえば，「そのメディカルスタッフにはどの程度の仕事まで任せられるか」「どこまでの技量をもっているか」，および学歴，経歴，経験などを病院がどこまで把握し管理できているかが問われる．competency は社会人としての適格性を問うものといってよい．共に働く仲間として社会常識をもっているか，病院のルールを守っているか等である．審査では，病院のスタッフ一人ひとりについて，病院がそれらを管理・把握できているか確認する．

　「企業であれば，当たり前かもしれません．病院でも，この2つがおさえられていなければ，チーム医療はできないと実感しました」と落合院長は言う．

　落合院長はチーム医療について，こう説明する．

　「野球はその打順や守備範囲でしかプレーできていなくても，名選手になれる．でも，サッカーでは個人能力に加え，状況判断も必要．臨機応変にお互いを信頼しながら，自律して動き回れなければ名選手になれない．チーム医療はサッカーでないとできません」

　JCI の審査の特徴は，欠点指摘型ではなく，長所賞賛型であること．うまくいっていない部分があっても，「この段階では仕方ないですね．ギリギリ合格ですが，次回はこうしましょう」と言うそうだ．落合院長は「次回はもっといい成績を取ろう，と爽やかな気持ちになれます」と話す．

　JCI 認証を経て，院内全体のスタッフの意識はどう変わったのか．

　副看護部長の木下佳子さんは，何か問題が起こると，「JCI 基準ではこうだったね」とみんなで思い出すようになったという．木下副看護部長はこう言う．

　「JCI の基準内容は，根拠で固めてあり納得できます．特に緻密さが違います．私たちも日々，PDCA サイクルを回しながら実践していますが，『知っている』『実施している』ではなく，患者さんの安全を守るためという目的を徹底しています」

　この話を聞いて，JCI 受審は絶対的なプロ意識をもつためには，とても有用性が高いと感じている．

　病院機能評価も JCI も，それぞれの認証を目標に「病院内の改善点を洗い出し，適正化に向かって動き出すきっかけ」になる．準備期間はとても大変だが，日本の病院医療向上のために，ぜひ全国の病院でチャレンジしてほしい．

第5章

チーム医療の課題
―病院経営と患者参加―

チーム医療の課題
―病院経営と患者参加―

1 マンパワーを高め，メディカルスタッフの負担を軽減するために

■ 病棟配置を推進するための人員増員策とは――薬剤師の場合

　チーム医療の取材をしていると，ときどき，「現場の人員が少なくて（1職種に1人しかいない等），チームが組めない」という声を聞く．また，メディカルスタッフの病棟配置（＝人員増）には，必ず人件費をどうするかという話が出る．

　そもそも，病院ではどんなに業務が機械化されても，人間の頭脳，キュアやケアの手技，心を通わせる場面が多い等，絶対的にマンパワーが必要である．だが，病院経営では人件費率を適正にしていくことも，当然，重要視される．

　第1章で紹介した近森病院院長の近森正幸さんはこう言う．

　「メディカルスタッフを増やすと，人件費の総額が上がり赤字になるという考えにとらわれ過ぎている．むしろ，メディカルスタッフの人材の質を上げることで，労働生産性を高めて収入を伸ばし，相対的に人件費率を上げなければよい」

　そこで，「どのようにすれば，病棟スタッフの人員を増やすことができるのか」「病棟にスタッフを増やしたら，本当に医療の質はよくなるのか」という点について，いくつかのデータを紹介しながら，病棟配置を推進するための人員増員策を提案する．

　聖マリアンナ医科大学病院（神奈川県，1,208床）の薬剤部では，先進国の薬剤師として「ファーマシューティカルケア」〔患者のQOL（生活の質）を改善するという明確な成果を引き出すために，責任ある薬物治療を提供するという意味〕を薬剤部の理念としている．薬剤部部長の増原慶壮さんは，この理念に基づき2001年から臨床薬剤師を院内で養成し，①薬物治療への参加　②副作用の収集・解析・究明　③廉価で適正な薬剤の選択，に取り組んできた．

　薬剤師を病棟に配置するため，まず調剤・製剤業務を簡略化した．たとえば，以前は病棟ごとの要望に応えていたため，業務が煩雑でさまざまなことを覚えなければならなかった．そこで，どの病棟でも対応できる共通のルールを作り，さらなる要望には病棟配置の薬剤師が対応するようにした．今では医師が処方した薬物治療が適正かどうか，その効果や副作用などを患者と面談して確認し，適切に修正や提案をしている．さらに，患者が確実に服用できるようにサポートする（**表1**）．

　増原部長は，特に臨床薬剤師の教育に力を入れる[*1]．薬物治療を担当するために，①病態生理，病状など疾患の基礎知識を習得すること　②患者個々の状態に合った薬物投与計画を立て，モニターできるようになること，を目標とした．さらに，最新のエビデンスに基づいて医師と対等に薬物治療をしていくため，③臨床論文を評価し，

[*1]：増原慶壮．ファーマシューティカルケアの実践と臨床薬剤師の育成．日本病院薬剤師会雑誌 2013；49（1）：33-7．

表1 聖マリアンナ医科大学病院・薬剤部における臨床薬剤師の病棟業務

主たる業務
・処方チェック（5rights，効能効果，禁忌，相互作用など） ・処方提案（EBM，経済観点など） ・薬物治療モニター（効果，副作用，検査など） ・TDM（全患者のコンサルテーション，採血指示） ・回診，カンファレンスの参加 ・医薬品情報の提供（医師，看護師など） ・薬剤部員と薬学生の教育
従たる業務
・服薬指導（退院指導など） ・持参薬の管理 ・配置薬，中止薬の処方入力 ・定時薬のセット ・注射薬の調整

（増原慶壮．ファーマシューティカルケアの実践と臨床薬剤師の育成．日本病院薬剤師会雑誌 2013；49（1）：33-7.）

応用する能力の育成に力を入れた．3年目以上の薬剤師には，「ジャーナルクラブ研修」を毎月1回開催する．臨床試験についての英語論文を読み，▷試験デザインは妥当か▷統計処理は適切に行われているか，などを議論する．試験結果をどのように評価すればいいか考えながら，論文を批判するスキルを身につける．

02年から毎年，薬剤師を1，2人増やしながら，臨床薬剤師を養成したところ，5年後には全26病棟で2病棟に1人の薬剤師を配置できた．だが，病院長から「2病棟に1人の薬剤師配置では，各病棟で半日，薬剤師がいないことになり，医薬品のリスク管理や患者への説明が不十分になるのではないか」と指摘があり，07年から6病棟をモデルとして，1病棟1人の薬剤師配置と有用性の検証を始めた．その結果，医師・看護師から「病棟での薬剤関連業務が3，4割減少した」と報告があった．たとえば，入院時の家族歴や服用歴の聴取，化学療法では薬の種類，投与間隔，投与期間，副作用への対応などを薬剤師が担当するようになった．その結果，すべての患者の処方チェックができるようになり，相互作用や配合禁忌などが迅速に修正されたり，医薬品に関する疑問がその場で解決できるようになったりしたという．10年には全病棟に薬剤師を配置するようになった．

具体例として，消化器外科病棟における薬剤師業務について紹介する[*2]．2病棟89床に病棟専任薬剤師2人が配置され，病棟薬剤業務として配置薬入力，持参薬の確認，定時処方への介入などを行っている．「定時処方」とは1週間継続して内服する予定の処方で，同病院ではチーム医療として，医師の処方後，薬剤師が確認・修正・変更提案をしている．

11年3月～12年2月の定時処方1,561処方に対して，薬剤師はのべ424件（27.2％）の介入をした．介入の内訳と内容は，▷一包化指示（内容に応じて必要性を判断，26％）▷医師へ提案し処方変更（不要な薬剤の中止，22％）▷処方もれの防止（継続す

[*2]：横田真理ほか．消化器外科病棟における定時処方薬への薬剤師介入の現状調査．日本医療薬学会年会講演要旨集 2012；1（suppl）：271．

べき処方がもれている場合に追加，19％）▷調剤技術上の問題（コメント，日数の修正など，処方内容に関わらない修正）▷既存の医師の指示のもとに変更（中止・変更指示を反映させるための処方修正，12％）などだった．医師へ提案し処方変更した理由については，前述の不要な薬剤の中止のほか，▷剤形，用法・用量の変更 ▷副作用による中止 ▷持参薬との重複 ▷必要な薬剤の追加 ▷抗血小板薬の中止などだった．

　不要な薬剤として中止を提案した理由については，▷症状の改善 ▷十分足りている（屯用など）▷無効 ▷薬効が重複 ▷継続困難 ▷手術で内服中止 ▷処方整理 ▷退院のため中止 ▷持参薬を優先使用 ▷休薬中の抗血小板薬 ▷退院前の日数調整があげられた．

　これらの介入は，病棟専任薬剤師が常に患者の病態や薬物治療を把握し，評価や介入を行っていることによる．治療の向上の側面とともに，医療安全，医療費の適合性の側面からも有用である．

　手術室にも薬剤師を配置した．毎年，手術件数が増加しているにも関わらず，麻酔科医が不足しているため，手術部長と麻酔科から要望があった．そこで，以前は病棟を経由していた麻薬や抗菌薬の払い出しを，手術室で薬剤師が行うようになった．麻薬の回収や記録確認などの業務も担当するようになり，麻酔科医の業務負担が軽減したという．

　こうして，01年36人だった薬剤師が，13年には71人と約2倍に増えた．薬剤師の増員について，増原部長はこう言う．

　「『薬剤師は病棟業務をしなくてもいい』と言われた時代もありました．でも，『日本の薬剤師もファーマシューティカルケアの理念に基づいて業務をしていく』という理念を崩さず，病院の経営陣にその必要性を何度も説明し続けました．部員一人ひとりもその理念を理解し，実践しました」

　リーダーの役割は，チーム医療ができる環境をつくること．良質な医療を実践し続けるために薬剤部員は人数が少ない時代から歯を食いしばって業務を続けた．その結果，12年度は，病棟薬剤業務実施加算が約5,000万円増加した．

　薬剤部の増員には，薬剤部関連収益総額の増加も大きく影響している．ジェネリック医薬品による差額収益のほか，薬剤管理指導料，化学療法・無菌調剤加算などを積み重ねる（図1）．

　同病院は，03年からDPC制度を導入し，経営的観点からジェネリック医薬品を導入した．当初，注射薬64品目から始めて，04年には内服薬115品目も切り替えた．患者が先発医薬品かジェネリック医薬品かを選べるよう，一般名での処方にしている．その結果，薬価ベースで，11年には約3億円余りが削減できた．現在，ジェネリック医薬品は433品目で，全体の25.5％となっている．

　「ジェネリック医薬品に切り替えて10年になります．1,028床で使い続けていますが，先発医薬品に比べて有効性や安全性で問題になったことはありません．先発医薬品と同等であると言い切れるでしょう」と増原部長は断言している．

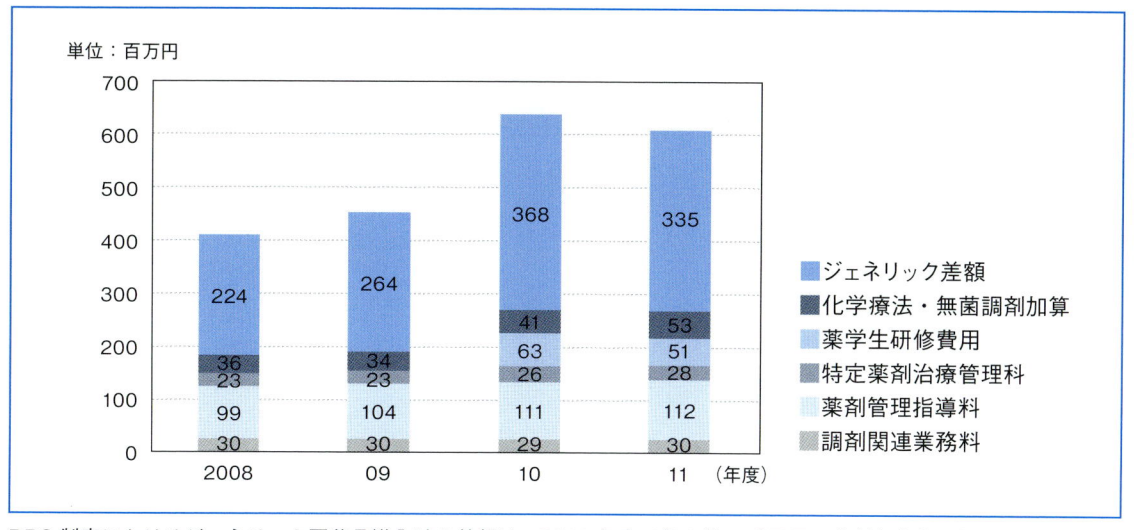

1. マンパワーを高め，メディカルスタッフの負担を軽減するために

図1　薬剤部関連収益総額（院外処方せん料は除く）

単位：百万円

年度	調剤関連業務料	薬剤管理指導料	特定薬剤治療管理科	薬学生研修費用	化学療法・無菌調剤加算	ジェネリック差額
2008	30	99	23	36	—	224
09	30	104	23	34	—	264
10	29	111	26	63	41	368
11	30	112	28	51	53	335

DPC制度におけるジェネリック医薬品導入時の差額は，2011年度で約3億4千万円．薬剤部全体で総額6億円余りの利益を生み出し，病院に貢献した．さらに病棟薬剤業務実施加算5,000万円を見込むという．十分，人件費をカバーできている．

（資料提供：聖マリアンナ医科大学病院　増原慶壮氏）

人員増でも人件費率を上げない工夫──薬剤管理指導料の場合

　グローバルヘルスコンサルティング・ジャパン（以下，GHC）も薬剤師の医業収益算定についての工夫を助言する．GHCはDPC制度分析による医療の質と病院経営の改善を提案している企業で，国内800病院以上のDPCデータ分析や経営改善プロジェクトを手掛けてきた．メディカルスタッフの医業収益のデータも多数もっている．「業務に応じて，どのように総収入を上げて，人件費率を上げずに人員を増員できるか」，参考までに紹介したい．

　薬剤師の場合，▷薬剤管理指導料　▷麻薬管理指導加算　▷退院時薬剤情報管理指導料，そして，12年に新設された病棟薬剤業務実施加算が主な医業収益になる．このうち，「薬剤管理指導料」について検証する．

　薬剤管理指導料とは，投薬・注射，および薬学的管理[*3]について指導した場合，下記の3区分に沿った形で，患者1人につき週1回に限り，月4回を限度として算定できる．

1. 救命救急入院料等を算定している患者（患者に意識がない場合は医師，および小児・精神疾患患者については家族も含む）に対して行う場合：430点
2. 特に安全管理が必要な医薬品[*4]が投薬または注射されている患者に対して行う場合（1に該当する場合を除く）：380点

*3：処方された薬剤の投与量，投与方法，投与速度，相互作用，重複投薬，配合変化，配合禁忌などに関する確認，患者の状態を適宜確認することによる効果，副作用に関する状況把握など．
*4：いわゆるハイリスク薬．抗悪性腫瘍薬，免疫抑制剤，抗不整脈薬，抗てんかん薬，一部の血液凝固阻止剤，ジギタリス製剤，テオフィリン製剤，カリウム製剤（注射薬に限る），精神神経用剤，糖尿病用剤，膵臓ホルモン剤，抗HIV薬．

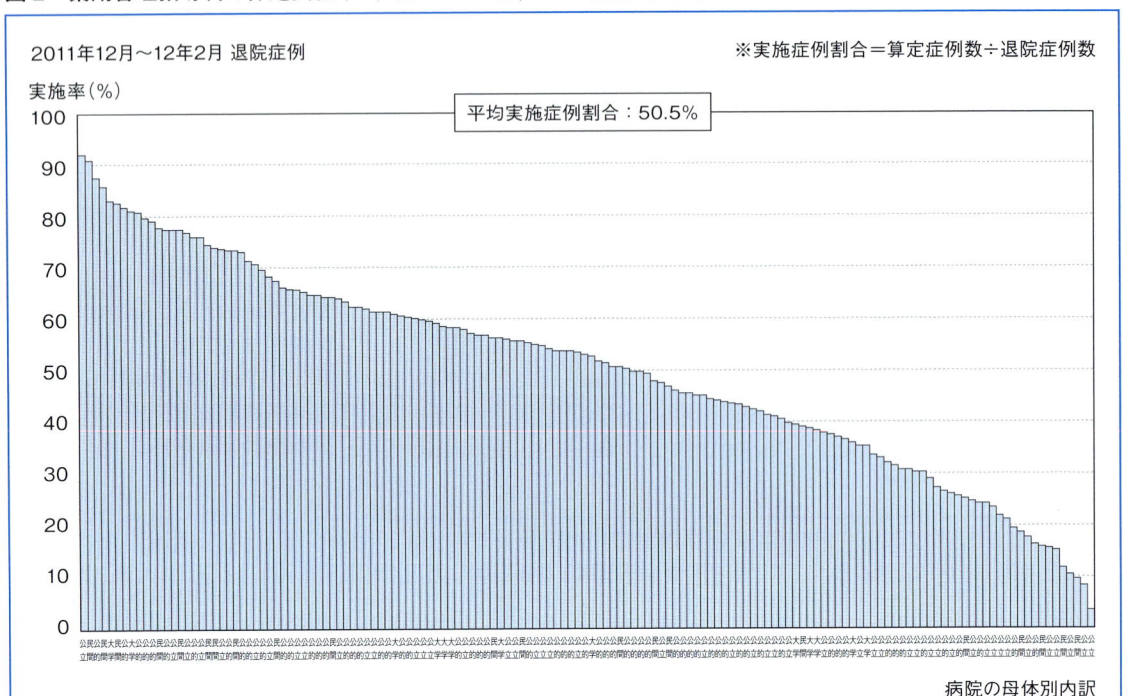

図2 薬剤管理指導料の算定実施率（400〜599床，145病院が回答）

2011年12月〜12年2月 退院症例
※実施症例割合＝算定症例数÷退院症例数
平均実施症例割合：50.5%
病院の母体別内訳

（株）グローバルヘルスコンサルティング・ジャパン ©Global Health Consulting Japan.

3. 1および2の患者以外の患者に対して行う場合：325点

　中央社会保険医療協議会（以下，中医協）「主な施設基準の届け出状況」によると，薬剤管理指導料の算定病院数は5,609施設と全国で約6割強（11年度）と発表されている．だが，GHCがDPC制度を算定している145の医療機関（公立49，公的62，民間21，大学13）に調査したところ，その実施率は病院によって3.6%から92%まで，大きなばらつきがみられた（図2）．これには，大変驚いた．患者の立場になってみれば，ベッドサイドで薬の説明をしてくれる病院のほうが病態や薬に対する理解が進み，積極的に治療に参加していけるだろう．また，算定率の高い病院のほうが薬剤師の医業収益が高く，人件費を捻出しやすい．

　どうしてこんなにバラツキがあるのか．数施設で話を聞いたところ，「薬剤師の人員が不足している．ベッドサイドで薬の説明をするためには，事前に調べる等の時間と手間がかかる．このため，ハイリスク薬だけ指導している」「薬剤師が医師の説明と齟齬が出てしまうのを避けるため，ベッドサイドに行かない」などの意見が出た．

　だが，薬剤管理指導料は出来高になっているので，できるだけ指導患者数を増やしたほうがよい．そのための解決策をGHCコンサルタントの塚越篤子さんと湯原淳平さんがアドバイスする．

　「抗がん剤の説明のように1時間近くかかることもあれば，心臓カテーテル検査入院の造影剤や内服薬に対する薬剤指導のように短時間で終わるものもあります．短時

図3 薬剤師の病棟業務時間と実施業務内容

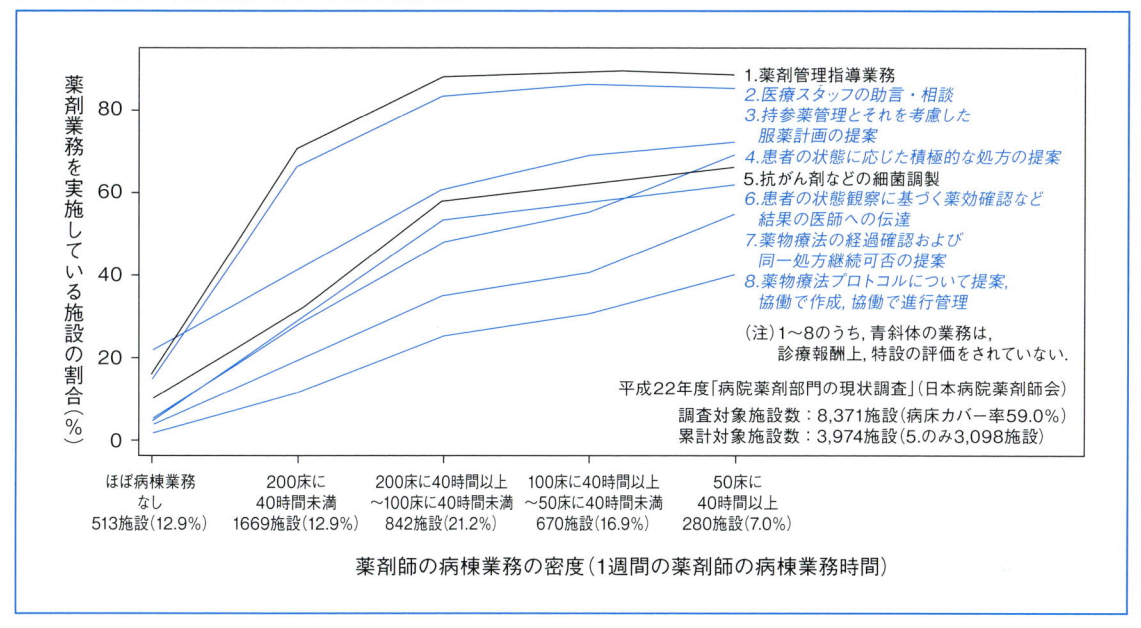

縦軸：薬剤業務を実施している施設の割合（%）
横軸：薬剤師の病棟業務の密度（1週間の薬剤師の病棟業務時間）

横軸区分：
- ほぼ病棟業務なし 513施設(12.9%)
- 200床に40時間未満 1669施設(12.9%)
- 200床に40時間以上～100床に40時間未満 842施設(21.2%)
- 100床に40時間以上～50床に40時間未満 670施設(16.9%)
- 50床に40時間以上 280施設(7.0%)

凡例：
1. 薬剤管理指導業務
2. 医療スタッフの助言・相談
3. 持参薬管理とそれを考慮した服薬計画の提案
4. 患者の状態に応じた積極的な処方の提案
5. 抗がん剤などの細菌調製
6. 患者の状態観察に基づく薬効確認など結果の医師への伝達
7. 薬物療法の経過確認および同一処方継続可否の提案
8. 薬物療法プロトコルについて提案, 協働で作成, 協働で進行管理

（注）1～8のうち, 青斜体の業務は, 診療報酬上, 特設の評価をされていない.

平成22年度「病院薬剤部門の現状調査」(日本病院薬剤師会)
調査対象施設数：8,371施設(病床カバー率59.0%)
累計対象施設数：3,974施設(5.のみ3,098施設)

(2011年4月20日 第189回 中医協総会資料より抜粋)

間で説明できる場合は，たとえば，パンフレット等のツールを作成したり，話すことを決めておいたりする等，効率的に動くと多くの件数をこなせます」．

ただ，薬剤管理指導にかかる時間は「初回は持参薬について患者に話を聞く等するため，時間短縮が難しいこともある」と現場は言う．こんな場合は，看護師と連携していれば，患者が何時にどんな検査や診察が入っているかわかるので，ベッドサイドに行くとき，無駄足を踏むことがなくなる．さらに，「意外に，医師などのスタッフ同士で情報提供しあうことでも加算はつくことを知らない人がいます」とも湯原さんは付け加える．

病院薬剤師会副会長の土屋文人さんは「病棟に薬剤師が専任(勤務時間の50％を業務に割く)していれば，病棟薬剤業務実施加算だけでなく，薬剤管理指導も退院時薬剤情報管理指導も実施しやすくなります」と言う．

「退院時薬剤情報管理指導」とは，入院時に薬剤服用歴や持参薬を確認するとともに，退院時に入院中の薬剤に関する情報を提供すること．病棟に常駐していない場合，特に退院時薬剤情報管理指導にはタイミングが必要なため，なかなか実施できないのが現状という．だが，この業務はその後の調剤薬局との薬薬連携時にも必要な情報が伝わるので有用性は高い．退院時の薬局薬剤師の指導については，「退院時共同指導」という加算項目もある．ただし，この場合，病院薬剤師がその場にいることは規定されていない．上手な薬薬連携のためには，早い時期からの病院薬剤師と薬局薬剤師の連携は必要と考える．

なお，病棟薬剤業務実施加算には「病棟ごとに専任の薬剤師を配置し，1週当たり20時間以上，規定の薬剤関連業務をすること」という条件があるが，なかなかクリアできないという声が出ている．これは，中医協の検討時，「病棟に20時間いれば，医

政局長通知の業務をカバーしやすい」という薬剤師配置に対する業務時間の目安だったそうだ（図3）．

■ 管理栄養士を病棟に配置するメリットは大きい[*5]

　　これまで，さまざまなチーム医療を取材してきたが，特に栄養サポートチーム（以下，NST）は興味深い．各職種の仕事を通して「食べることは生きること」という言葉の意味が，とてもよくわかるからだ．チームメンバーが患者一人ひとりに「知恵と時間と手間」をかけることに，いつも感嘆する．このような尽力が顕著な数値で現れるところもいい．多職種で適正な栄養管理に取り組む病院では，確実に治療の底上げが効果として現れている．

　　たとえば，前述の近森病院では03年にNSTを開始した．初年度は799人，翌年は約2倍の1,694人の患者を対象にした．その後も年ごとに増減はあるものの，年間3,500人を超える．NST介入の条件は，①血清アルブミン値が3.0g/dL以下で栄養障害がみられる　②静脈栄養を実施しているが，経口摂取・経腸栄養への移行を目的とする　③経腸栄養を実施しているが，経口摂取への移行を目的とする　④NSTの栄養治療で改善が見込めると判断する，の4点の場合という．

　　近森病院では，ICUやCCUに入院する重症患者で経口摂取ができなくても，可能な限り腸から栄養摂取させ，免疫力低下を防ぎ感染症を予防する．栄養を摂取してもらい，リハビリで体を動かしていくことで，エネルギー代謝ができ筋肉となる．こうして，患者が自宅に戻れる身体をつくる．好循環を生み出すことができれば，人間として大切にしたい「口から食べる」を実現する可能性も高まる．患者は自分らしい生活を取り戻せる．

　　そこで，NSTに力を入れ，04年に管理栄養士の病棟専従，07年には土・日・祝日出勤を開始した．理由は，「金曜に入院した患者の場合，土・日に管理栄養士が介入しなければ，高齢者は予備能力がなく，たった2日間でもダメージが大きくなるから」という．近森病院のある高知県は，日本のなかで3番目に高齢化率が高く，秋田県，島根県とともに29％を超えている（東京都の場合，20.6％）[*6]．必然的に，若年患者が多く入院する病院とは考え方を変えなければならない．このため，スタッフは平日に代休を取り，土・日もサポートしている．

　　さらに，08年には管理栄養士の病棟配置を実現し，入院時，全患者に対する栄養調査を開始した．患者担当制を敷き，「病棟に管理栄養士がいないと困る時代」をつくった．その3年後には2病棟3人体制と手厚くし，「病棟担当から病態担当へ」シフトさせている．

　　その結果，医療の質はどう変わったか．

　　近森病院では，NSTの症例数が増えれば増えるほど，低栄養患者の入院後の肺炎や尿路感染症の発症率が下がった．脳梗塞の肺炎発症率も，重症例ほど低下した．それに伴い，抗菌薬の使用量が減少した（図4）．経腸栄養や経口摂取が増え，輸液で

[*5]：福原麻希．療養病棟へ広がるNSTの現状と課題．ヒューマンニュートリション 2012；07：42-3 初出．
[*6]：平成24年度版 高齢社会白書 第1章 高齢化の状況 より．

図4 抗菌薬分類別の使用金額の変化

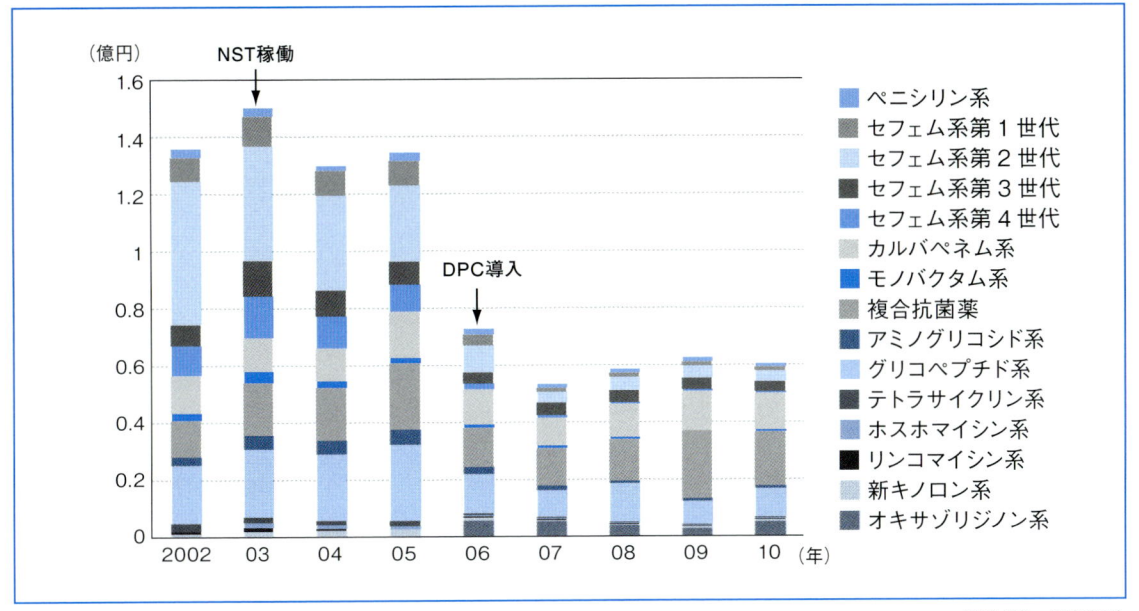

(資料提供:近森病院)

図5 集中治療棟における食事提供患者数

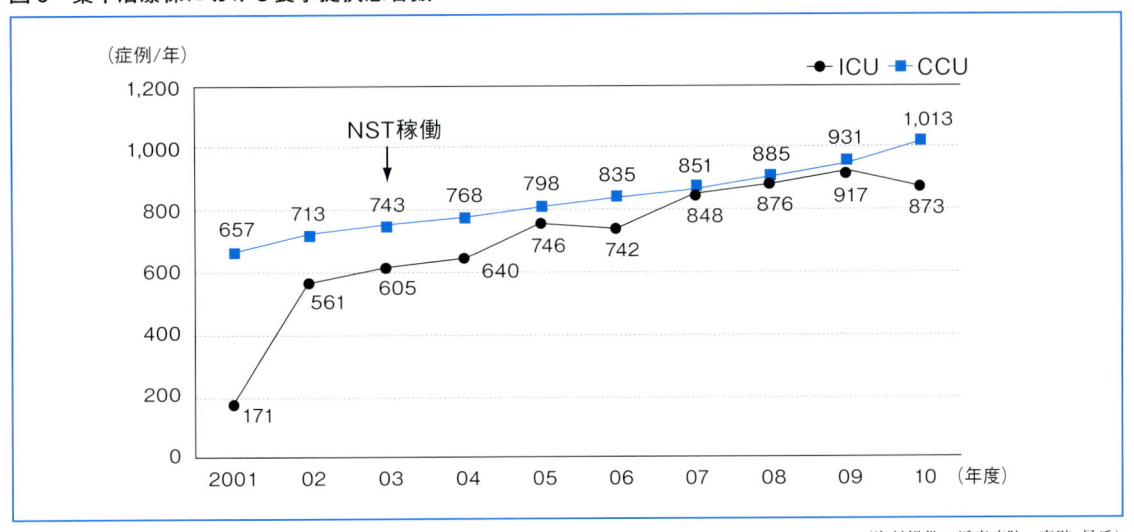

(資料提供:近森病院 真壁 昇氏)

は,特に高カロリー・中カロリーの使用量が半分程度になり,費用も04年の約6,000万円が08年には3,500万円に減少した.代わりに経腸栄養の数量が右肩上がりになり,それに伴い,絶食数が右肩下がりになった.特別加算食も増え,病院収入も上がった(**図5**).

さらに,管理栄養士が病棟配置になったら,どう変わったか.08年と10年を比較したデータでは,NST介入患者数は1.5倍増になった.輸液の金額はさらに減少し,抗菌薬の金額は横ばいになり(**図4**),特別加算食が増えた.管理栄養士が増えれば増えるほど,介入数が増え,よい循環ができていた(**図6**).

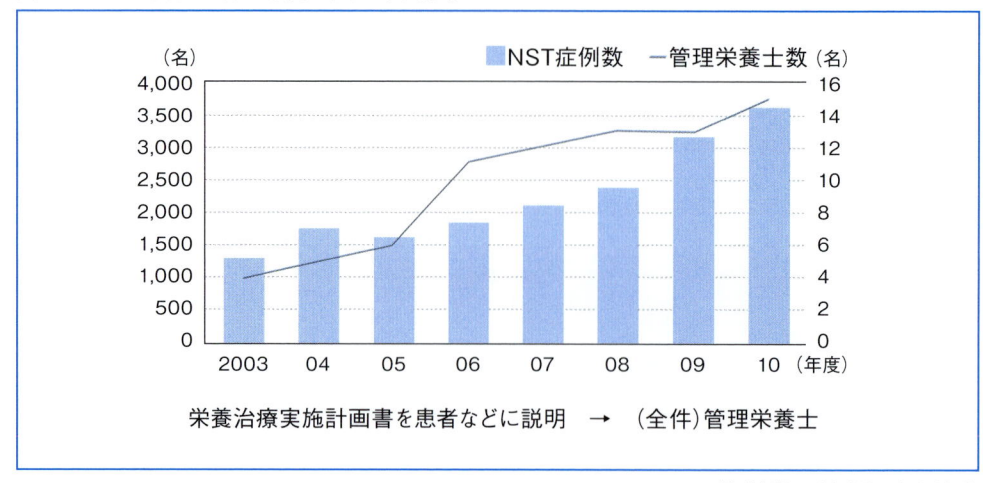

図6 NST症例数と管理栄養士数の年次推移

（資料提供：近森病院　真壁　昇氏）

　しかも，「NST導入の費用対効果」分析では，スタッフが増員されて人件費は上がってはいるが，医業収入も増えている．病棟配置前の06年と病棟配置翌年の09年を比べると2倍に跳ね上がった(**図7**)．10年にはNST加算を算定したところ，収入は06年の2.5倍になった．

　近森病院の例からは，NSTは医療の質だけでなく，病院経営にもよい影響をもたらすことがよくわかる．

　この点は「日本静脈経腸栄養学会ＮＳＴプロジェクト　2005年度全国主要64施設」の集計でも検証されている．一般病床(看護基準7対1，10対1)におけるNST稼働前後1年間で，次のような結果が出た[*7]．
- 経腸栄養症例数：60％増
- 中心静脈栄養症例数：20％減
- 抗菌薬購入量(円)：4％減
- 抗MRSA薬購入量(円)：20％減
- 平均在院日数：6％減

　療養病床になると，経腸栄養症例数は9％増程度にとどまるが，病院経営に驚くほどダイナミックな影響を与えている．
- 抗菌薬購入量(円)：約40％減
- 抗MRSA薬購入量(円)：約60％減

　このようにNSTは病院経営に貢献しているが，12年の中医協で配布された資料[*8]では，全国の保険医療機関のうち，NST加算を届けている病院数は708院と1割以下にとどまった．その理由を聞くと，「算定要件通りに専従スタッフを雇用しても，

*7：東口髙志，伊藤彰博．NSTの今後－日本栄養療法推進協議会発足をふまえて．臨床検査 2005；106：700-4．
*8：主な施設基準の届け出状況．中医協 2012．11．14 配布資料．

図7 NST導入の費用対効果

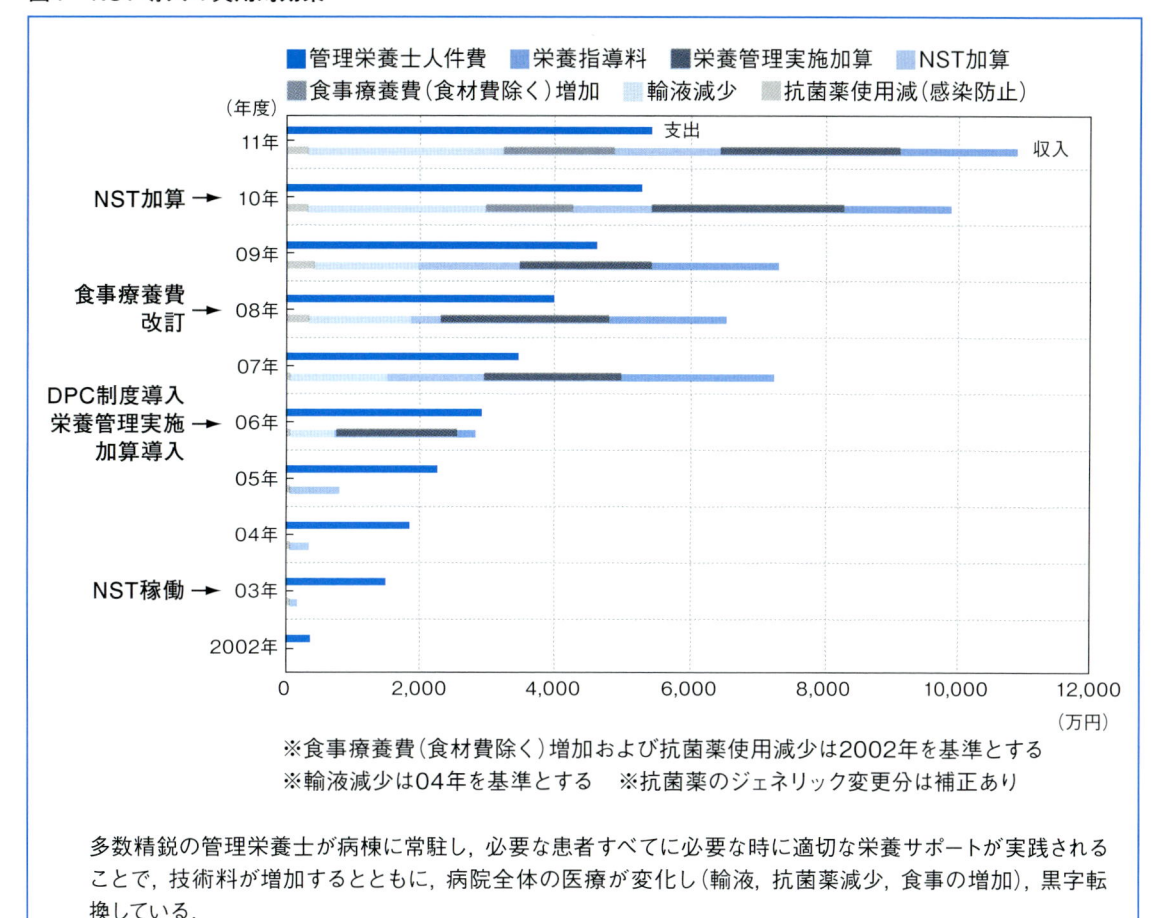

凡例：
- 管理栄養士人件費
- 栄養指導料
- 栄養管理実施加算
- NST加算
- 食事療養費（食材費除く）増加
- 輸液減少
- 抗菌薬使用減（感染防止）

（年度）11年：支出／収入
NST加算 → 10年
09年
食事療養費改訂 → 08年
07年
DPC制度導入 栄養管理実施加算導入 → 06年
05年
04年
NST稼働 → 03年
2002年

（万円：0〜12,000）

※食事療養費（食材費除く）増加および抗菌薬使用減少は2002年を基準とする
※輸液減少は04年を基準とする　※抗菌薬のジェネリック変更分は補正あり

多数精鋭の管理栄養士が病棟に常駐し，必要な患者すべてに必要な時に適切な栄養サポートが実践されることで，技術料が増加するとともに，病院全体の医療が変化し（輸液，抗菌薬減少，食事の増加），黒字転換している．

（資料提供：近森病院）

人件費を賄うことができない（マンパワー的に，専従で配置することはできない）」が多数を占めていた．「専任」でも可にしてほしいと要件緩和を求める声は多い．

だが，近森病院の事例からは「NST加算のために病棟配置する」というレベルを超えて，「NSTで診療レベルを高めるには，病棟配置しなければできない」ということが顕著に証明された．

回復期リハビリ病院でも栄養管理で平均在院日数を減らす

脳血管研究所美原記念病院（群馬県，189床）でも，02年からNSTを実施している[5]．管理栄養士は毎日，病棟で業務をこなすため，急性期1病棟に2人，回復期リハビリ2病棟に2人，障害者施設など一般1病棟1人の計5人を配置する．このほか，管理栄養士1人，栄養士2人，調理師14人がいる．病院全体でもメディカルスタッフの人数は多く，人件費は支出全体の6割．だが，病院長の美原盤さんは「チーム医療による医療の質向上への取り組みにおいて，マンパワーの充足は不可欠．その

分，後発医薬品の導入などで効率化し，支出全体のバランスを取ることが重要」だと話す．

回復期リハビリ病棟を担当する栄養科長の渡邉美鈴さんは「退院後の在宅生活を見据えた栄養管理」を実践する．特に，ソフト食を導入しないことにこだわる．

「家族に介護をあきらめさせないよう，食事づくりに関する費用も時間も手間も軽減させたいからです」と渡邉科長は言う．

渡邉科長も管理栄養士にしかできないこと，つまり口から食べることにこだわる．そこで，調理の下処理の段階で刻み，素材の味がわかるように工夫している．同病院の場合は，▷常食(常菜，エネルギーコントロール食)▷易消化食(常菜：咀嚼困難，歯牙欠損，高齢者)▷一口大(1cm角：咀嚼困難，歯牙欠損，高齢者)▷粗刻み(7mm角：咀嚼困難者)▷刻み(5mm角：咀嚼困難者)▷極刻み(1mm角：咀嚼嚥下困難者)▷ミキサー食ムース様(ムース状：嚥下困難者)▷ミキサー食流動様(流動状：嚥下困難者)▷串刺し食(自分で摂取できるが起き上がれない人)の9種類．そのために，食器洗浄などを含めて17人のパートを雇う．

患者のスクリーニングは，入院当日，看護師が意識レベルを3つの認知項目(①コップ・スプーン・食べ物に注意が向くか ②咀嚼が開始されるか ③口腔外に流出するか)に沿って確認する．その後，嚥下スクリーニング(水飲みテスト，とろみ水テスト，オレンジゼリーのフードテスト)により評価し，主治医やリハビリ医が言語聴覚士や管理栄養士に食事開始を指示する．

「水で誤嚥する場合でも，とろみ水で飲み込みが可能な場合はミキサー食を提供します．嚥下スクリーニングを経口摂取のアセスメントに導入してからは，医師を説得できるようになり，絶食が少なくなりました」(渡邉科長)

その結果，現在9割以上の患者が入院3日以内で経口摂取できるようになった．同病院回復期リハビリ病棟の平均在院日数は47.4日(回復期リハビリ病棟全国平均78.3日)という．

ミールラウンドでは，食事量が嚥下機能や体力に合っているかどうかをみる．「食事の時間が長引くと，後半，つらくて食べられなくなったり，誤嚥したりするからです」(渡邉科長)

「各医療機関で，なかなか現場の人員を増やせないと聞くが……」と話すと渡邉科長は，こう言う．

「うちもそうでしたよ．人数を増やしたい場合は，管理栄養士が何をすれば質の向上や効率化に寄与できるか，よく把握することです」

渡邉科長は15年前，月間栄養指導数を10件から257件まで増やすことで，経営者に管理栄養士の存在価値を認めさせたことがあった．

現場の人員増員の工夫について他の病院の例も紹介しよう．地域密着型の緑風荘病院(東京都，260床)の管理栄養士・西村一弘さんも25年かかって，管理栄養士の「1人職場」から，今は管理栄養士6人，栄養士3人の9人体制まで人員を増やした．25年前は病棟業務をしておらず，給食は食札だけを見て配膳する管理のみ，外来栄養指導は年間約20件だった．西村さんは管理栄養士の業務内容と診療報酬を熟知し，「糖尿病教室や介護予防教室を開くと何点で，1か月いくらになる」「特定保健指導をする

ためには何人必要だが,病院や地域にこれだけのメリットが出る」と細かく計画を立て,事務担当者や経営者に説明していったという.その結果,現在は管理栄養士1人につき入院患者40人を担当し,病態に応じた食事や栄養補給ができるようになった.外来では外来栄養指導を年間約2,100件,特定保健指導を約600件こなす.「患者に寄り添う栄養相談」が特徴で,主治医が変わっても毎月や隔月で10年以上(中には20年以上)通い続ける患者もいるという.

このほか,管理栄養士3人は健康運動指導士の資格ももっている.理学療法士と協働で運動プログラム作成や指導をし,運動指導年間2,400件,介護予防(栄養評価・指導,口腔体操,転倒予防運動指導など)は年間約700件の加算を算定している.

こんなプランを考えるだけでも,クリエイティブでワクワクするのではないか.

■ 療養型病院におけるチーム医療で患者を元気に――病床稼働率80%を維持

療養型病院でのチーム医療については,織畠病院(山口県,111床:15:1一般病床60床,療養病床51床)の例を紹介しよう.12年に病院長に就任した木下牧子さんは,理想的な療養病床を目指して改革を重ねてきた光風園病院(山口県,210床)での経験を存分に生かし,就任1年目で病院の経営健全化とスタッフの活性化を実現させている.光風園病院では「絶対に抑制をしない」という固い決意のもと,看護師と介護士の力を最大限発揮できるようなチーム医療を実践している.

木下院長は,まず織畠病院の役割を急性期の後方病院(急性期と地域への橋渡し)として位置づけ,どんな患者でも受け入れることにした.たとえば,圧迫骨折でも肺炎でも,終末期患者でもうつ病でもベッドが空いている限り引き受けた.「病院経営では,病床稼働率が収入増加に向けたもっとも重要な指標になるからです」と木下院長は言う.

さらに,亜急性期のリハビリテーションを強化した.リハビリテーションは出来高であるため,これまで1人だった理学療法士を4人に増やした.作業療法士は1人,言語聴覚士は週2日,来てもらっている.毎日,院内でリハビリテーションが始まり,患者のADLが少しずつ高まった.ベッドで寝ているときと椅子に座っているときの患者の表情はまったく違う.リハビリテーションの効果を目の当たりにした看護師は自然にスタッフと協働するようになった.患者・家族からも「院内に活気が出てきた」と喜ばれたという.

チーム医療には力を入れた.特に,看護師とその下働きと考えられていた介護士との関係をフラットにするような空気を醸成した.看護師と介護士の上下関係は慣習的なもので,実はメンバーの心の中にあった「私たちは仲間である」という気持ちをうまく引き出したに過ぎない.介護士には主任のポジションもつくり,活躍してもらうようにした.

療養型病院は医師以外のスタッフと患者の関わりがとても重要になる.そこで,新たに医療ソーシャルワーカーを雇用し,患者・家族の希望を聞きながら入退院のコーディネートを担当してもらった.それまでは,専門職ではない医師・看護師が退院先の調整に苦労していた.ベッド稼働率は50%台から,常に80%台を維持するほど引

き上げられた.

　このようなチーム医療がもたらした日常の数々が病院の質を底上げした.それを院内のスタッフが実感しただけでなく,周辺地域の4つの基幹病院から「きちんと診てくれる」「すぐ引き受けてくれる」と厚い信頼を得ることができた.その結果,この数年の赤字経営を1年で黒字に転換させることができた.ベッド稼働率によって収入を得た分は,忙しくなったスタッフが働きやすいように,たとえば電動ベッドを導入する等,設備投資した.

　勤務する病院で,なかなかチーム医療ができないと嘆くメディカルスタッフにアドバイスをお願いした.「人生なんて壁だらけです.正面突破ができないときは,小さな穴を開けてみたり,壁の横からすべりこんでみたりするといいですよ.誰かがやってくれると思っているうちは,絶対にうまくいきません.あなたがやるべきです」と木下院長は話している.

■「リンパ浮腫指導管理料」にも注目してほしい

　前述のGHCの診療報酬算定状況に関するデータのなかで目を引いたのが「リンパ浮腫指導管理料」である.これも,ぜひ加算をとってほしい.リンパ浮腫とは,リンパ管系の損傷や閉塞により体液が正常に流れないために起こる「むくみ」のこと.主な原因は,がんの手術や放射線治療などの後遺症,整形外科手術後,先天性などでも起こることがある.むくみができると服を着られなくなったり,包丁や掃除機をうまく使えなくなったり等,日常生活に支障をもたらす.疲れやすくなったり,不快感を伴ったりすることもある.

　リンパ浮腫が発症するかどうかは,治療する医師の腕によるのではない.誰にでも,その可能性はある.しかも,リンパ浮腫は一度発症したら完治することが難しい.このため,患者の立場からすれば,ぜひ事前に指導を受けておきたい.指導を受けておけば,発症してもすみやかに対処する力がつき,重症化を防ぐことができる.

　だが,前述のGHCが調査したデータによると,全国の医療機関で3割しか算定されておらず,実施率100%から0%まで,大変なバラツキがみられる(図8).しかも算定していない病院が3割弱(145病院中,38病院が算定なし)もある.

　どんな理由があるのだろうか.この加算には,3点の要件(必要条件)がある.

①子宮がん,卵巣・卵管がん,前立腺がん,乳がん(リンパ節郭清を伴う場合)で,手術を受けた患者
②医師,または医師の指示のもと,看護師・理学療法士がリンパ浮腫の重症化などを抑制するために指導した場合
③(急性期病院では)入院中1回に限り,算定できる

　現場はどういう状況になっているのか.ある看護師は「リンパ浮腫指導管理料が算定されるかどうかは主治医の考えによって異なる」と教えてくれた.たとえば,乳腺外科は依頼を出すが,泌尿器科は出さない等,診療科によって差があるという.

1. マンパワーを高め，メディカルスタッフの負担を軽減するために

図8 リンパ浮腫指導管理料の算定実施率（400～599床，145病院が回答）

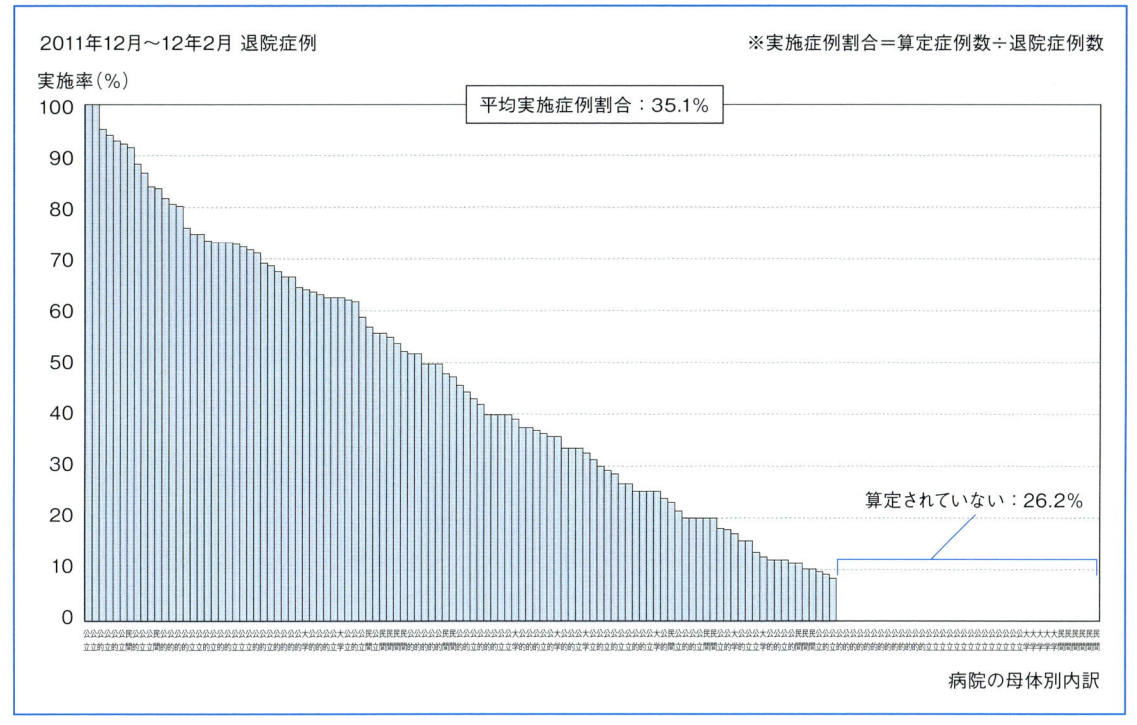

2011年12月～12年2月 退院症例
※実施症例割合＝算定症例数÷退院症例数
平均実施症例割合：35.1%
算定されていない：26.2%
病院の母体別内訳

（株）グローバルヘルスコンサルティング・ジャパン @Global Health Consulting Japan.

　また，乳がんの場合は手術でリンパ節を郭清したかどうかで，指示が出たり出なかったりするため，指導対象から漏れてしまうことがあるともいう．別の看護師は「クリニカルパスに組み込んであれば，自動的に指示が出るのですが……」と言う．
　リンパ浮腫は，いまだに医師でも「治療はできない」と思っている人がいる．
　さらに，指導のとき，「治療ができる」「リンパ浮腫は改善できる」を伝えてほしい．少人数のデータではあるが，女性特有のがんのサポートグループ「オレンジティ」の定例会「リンパ浮腫講習会」で実施したアンケート調査では，回答者15人のうち10人が治療法に関する説明を受けていなかった．発症してから勉強した患者も多かった．
　リンパ浮腫の治療は，00年半ば頃から，国内でも加速的に普及が進んでいる．たとえば日本リンパドレナージ協会が主催する講習会では，医師，看護師，作業療法士，理学療法士，あん摩マッサージ指圧師がリンパ浮腫の標準治療の知識と技術を学ぶ．こうした治療や日常生活上での留意点，セルフケア指導によって，主症状や合併症の重症化を防ぐことができる．12年6月には，日本リンパ学会や日本脈管学会，日本血管外科学会，日本静脈学会などの関連学会が中心となり，「リンパ浮腫療法士認定機構」が設立され，施術者のことを「リンパ浮腫療法士（LT：lymphedema therapist）」と呼ぶようになった．「リンパ浮腫指導技能者」という認定資格もある．
　また，診療報酬にも課題が残る．08年，リンパ浮腫についての指導に診療報酬が加算されたり，治療で使用する弾性ストッキングが支給されるようになったりした．これは，関係者の長年の尽力の積み重ねだったことと敬服する．だが，スリーブ等の

着衣や弾性包帯の療養費払い(後から払い戻しができる制度)の対象者が,特定のがん患者(乳がん,子宮がん,卵巣がん,前立腺がん)に限られている.

後藤学園附属リンパ浮腫研究所のデータによると,治療室開設時(01年4月)から約12年間の患者数3,080人のうち保険適用のがんは8割(子宮がん術後4割,乳がん術後3割,卵巣がん術後・前立腺がん術後1割弱)を占める.だが,前立腺がんの術後リンパ浮腫の場合,弾性着衣は療養費支給対象となるものの,手術せず放射線治療のみだった場合は申請しても棄却されてしまうことがあるという.また,同データによると残り約2割の患者のリンパ浮腫の原因58種類は保険適用になっていない.たとえば,頭頸部がん(甲状腺,咽頭など),消化器がん(直腸,大腸など),泌尿器がん(陰茎,膀胱など)など,あるいは,がん以外のリンパ浮腫の患者も同じ症状で苦しんでいる.たとえ全体の約2割という少数派であっても,医療環境は同じように整えられるべきではないだろうか.

さらに,リンパ浮腫指導管理料の算定は,医師・看護師・理学療法士に限定されている.また,指導は保険適用でも,「治療は適用外」になっている.近年,国立がんセンター(東京都),四国がんセンター(愛媛県),十和田市立中央病院(青森県)などリンパ浮腫専門外来は増えている.だが,混合診療になってしまうことから病院のサービスという位置づけにせざるをえない.これでは今後,専門外来が普及せず,必要な人数のメディカルスタッフを配置することもできない.この疾患や治療についての情報をさらに広げていくとともに,患者目線の医療体制づくりが急務となっている.

■ 急性期病院の母体別メディカルスタッフ配置バランス

11年,週刊ビジネス雑誌『週刊ダイヤモンド』(ダイヤモンド社)の「頼れる病院特集」で,全国の急性期病院750施設で働くメディカルスタッフ数について,アンケート調査をしてもらった.『週刊ダイヤモンド』では,全国の急性期病院を手術数でなく,「医療機能」と「経営状態」によって09年から評価している.11年からは医療機能の指標に「メディカルスタッフの充実度」が追加された.その結果,あらためてメディカルスタッフの人数がどれだけ少ないか,実感できた.

このアンケート調査[*9]では,病院ごとに各職種の人数を答えてもらった.理学療法士,作業療法士,言語聴覚士,診療放射線技師,臨床工学技士,管理栄養士,医療ソーシャルワーカーの7職種が対象になった.

スタッフの充実度の指標には,厚労省の病院報告「病院の種類・主な職種別にみた100床当たりの常勤換算従事者数」(09年度)を用いた.全国の一般病院の現状を基準値とし,この数値以上の病院をカウントして全体の傾向を分析した(**図9**).

その結果,次のことが判明した.

1. 開設者別では,民間病院のほうが国公立病院より人員体制が手厚かった.公務員は職員の雇用が法律や条例で縛られるため,増員しにくい.特に都道府県が

[*9]:福原麻希.医療スタッフ全国調査で判明 急性期病院の手薄な人員配置.週刊ダイヤモンド 2011年10月29日号初出.

図9 「病院報告」(2009年度) 一般病院の常勤換算従業者数以上の病院

病院の開設者		理学療法士	比率(%)	言語聴覚士	比率(%)	臨床工学技士	比率(%)	医療ソーシャルワーカー	比率(%)	病院数
国・公的	公的A	26	7.9	79	23.9	180	54.5	49	14.8	330
	公的B	28	27.5	40	39.2	86	84.3	34	33.3	102
	国立大学	0	0.0	5	17.2	20	69.0	1	3.4	29
民間		157	56.3	154	55.2	237	84.9	141	50.5	279
合計		211	28.5	278	37.6	523	70.7	225	30.4	740

＊編集部が実施したアンケートに回答があった急性期中心の病院（200床以上）で，配置人数が基準値を上回った数
＊基準値は100床当たり，理学療法士3.2人，言語聴覚士0.6人，臨床工学技士1.0人，医療ソーシャルワーカー1.0人
＊公的A＝国立病院機構，労災病院，自治体病院，地方独立行政法人，社会保険病院，KKRなど
　公的B＝日本赤十字，済生会，厚生連

（福原麻希．医療スタッフ全国調査で判明　急性期病院の手薄な人員配置．週刊ダイヤモンド2011年10月29日号より転載）

開設する自治体病院はかなり少なかった．

2. 職種別でみると，指標（配置基準）をクリアしたのは診療放射線技師で9割弱，臨床工学技士で7割だった．一方，管理栄養士は4割，医療ソーシャルワーカー3割，言語聴覚士4割弱，理学療法士と作業療法士は2割強だった．特に，600床以上の大病院で少なかった．

医療機器のスペシャリストである臨床工学技士が100床に1.0人の配置を100%クリアできないのは，一部の病院で，今でも医師や看護師による操作，あるいは手術中・治療中にメーカー担当者が説明する「立会い」が続いているからという．「メーカー担当者の診療の補助行為」は法律違反である．

医療ソーシャルワーカーも，せめて100床に1人はいてほしい．医療ソーシャルワーカーは病院のなかで唯一の福祉職で，医療と福祉の架け橋になっている．患者の治療費や仕事，家族，退院後のこと等，闘病中の生活に関連した悩みを無料で相談に乗り，患者の不安を少しでも軽くする．これが患者満足度につながっている．だが現在の診療報酬では人数を増やしても，病院の収入に結びつかない．これが医療ソーシャルワーカーの人数不足に直結する．公的病院では済生会と厚生連の配置人数が多かった．

言語聴覚士は4割弱，理学療法士と作業療法士は2割強の病院しかスタッフが揃っていなかった．急性期病院の早期リハビリは，今や当たり前であるのに，なぜ，このように人数が少ないのか．心臓や呼吸器の病気では術後翌日からリハビリを開始し，症状軽減や生活しやすい方法を教え，早期社会復帰を促している．リハビリに力を入れる病院は在院が長引かず，病院の経営収支にも好影響をもたらす．特に脳卒中の場合は救急車で搬送された病院によって患者の退院後の人生が異なる可能性があることに注目してほしい．病院によって，治療の開始日や実施量に大きな格差があるか

第 5 章　チーム医療の課題

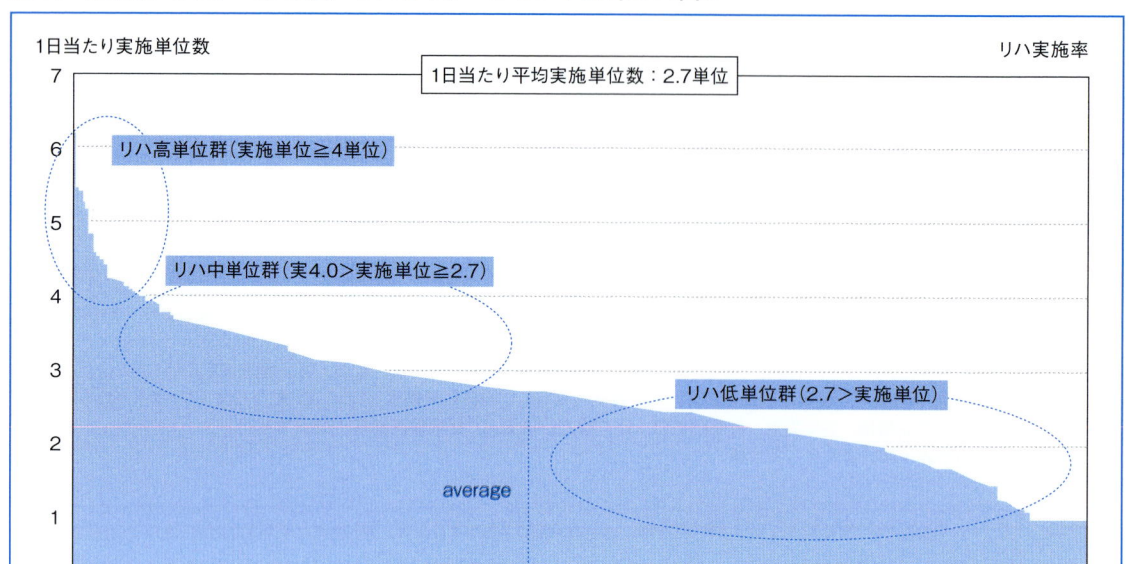

図 10　脳梗塞（JCS[*10] 30 未満）リハビリテーション 1 日当たり単位

1 日当たり実施単位数　　　　　　　　　　　　　　　　　　　　　　　　　　　リハ実施率

1 日当たり平均実施単位数：2.7 単位

リハ高単位群（実施単位≥4 単位）
リハ中単位群（実 4.0＞実施単位≥2.7）
リハ低単位群（2.7＞実施単位）
average

（株）グローバルヘルスコンサルティング・ジャパン ©Global Health Consulting Japan.

図 11　リハビリの開始日，1 日当たりの実施量，実施速度

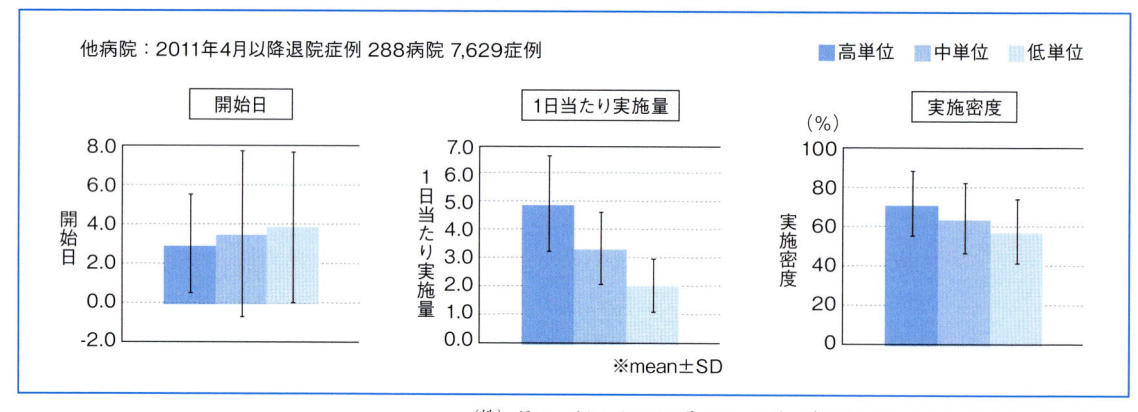

他病院：2011 年 4 月以降退院症例 288 病院 7,629 症例　　　高単位　中単位　低単位

開始日　　　1 日当たり実施量　　　実施密度

※mean±SD

（株）グローバルヘルスコンサルティング・ジャパン ©Global Health Consulting Japan.

　らだ．
　前述の GHC が急性期の 288 病院を対象に脳梗塞患者のリハビリ実施量を調査した結果，もっとも実施量の多い病院は 1 日当たり 6.2 単位（1 単位＝ 20 分）に対し，もっとも少ない病院ではわずか 1.0 単位だったことがわかっている（図 10，11）．1 日 4 単位（1 時間 20 分）のリハビリを実施した病院群では，単位数が少ない病院群より日常生活改善度が優れていた．特に「ベッドから車椅子などの移動」と「歩行」に差が出た．
　リハビリに力を入れている急性期病院では，「全身状態がよく，再発のリスクが少ない場合，スタッフが入院当日か翌日にはベッドで寝返りや上半身を起き上がらせる

＊10：Japan Coma Scale；30 とは痛み刺激を加えつつ，呼びかけ続けるとかろうじて開眼する状態．

表2 リハビリスタッフ1人の年間収益見込み額

- 1週間あたりの実施単位数×52週（1年間）×1単位あたりの平均金額
- 108 × 52 × 2,069 × = 11,621,453円

＊この金額のなかで，リハビリスタッフの人件費（給与，福利厚生費，退職金）および施設管理料，その他の非生産部門などのスタッフ給与を賄わなければならない．ただし，リハビリを実施する患者が存在するのであれば，可能な限りリハビリスタッフを増やすことで，施設管理料，その他の非生産部門などのスタッフ給与の1人当たりの負担額を下げることができ，また「早期リハビリテーション加算」「休日リハビリテーション提供体制加算」「リハビリテーション充実加算」などを算定することで，リハビリスタッフの単価（現状2,069円）を増加させることができ，1人当たりの収益を増加させることができる（土日出勤による人件費なども増加する）．

（株）グローバルヘルスコンサルティング・ジャパン @Global Health Consulting Japan.

動作をサポートする」と竹田綜合病院（福島県，897床）リハビリテーション科課長の長谷川敬一さんは言う．相澤病院（長野県，502床）の脳卒中脳神経センター副センター長（兼リハビリテーション統括医長）の原寛美さんは「特に1か月を超えると，手指の運動機能は50％以上低下し，神経細胞の萎縮は克服できないことが，海外の文献でわかっています．発症から2, 3週以内の集中的なリハビリが回復を最大限に高めます」と言う．同病院の理学療法士・高井浩之さんは「急性期でリハビリを頑張った結果，退院までに後遺症の変化がなくても，確実に長期的に患者の質を変えると実感している」とも話している．

　GHCが算出する＜リハビリスタッフ1人の年間収益見込み額が1,160万円＞という数字は雇用面でおおいに参考になるだろう（表2）．

　職種別の問題点は，全国の大都市病院で作業療法士，言語聴覚士の「配置なし（0人職場）」「1人職場」が目立つこと．1人では，体調を崩しても休めない．実際，研修に行きたくても，遠慮して休めないという．また，「現場の人数が少なすぎて，チームが組めない」「通常業務が忙しすぎて，チーム医療ができない」という声は多い．スタッフの尽力に頼るのは，病院管理に関する認識の欠如ではないか．

　国公立病院では総定員法があり，なかなか看護師以外のメディカルスタッフの数が増えないという．だが現在，総定員法は現場のニーズにそぐわない．そろそろ法律を変える方向で話し合ったらどうか．あるいは健全な収入計画があれば病院独自に人員配置を見直せる等，柔軟な運用体制が必要である．

　13年2月，日本病院団体協議会は厚労省保険局長宛に，中長期的な診療報酬体系における「入院基本料の設定に関する考え方とその調査方法について」，および次期診療報酬改定に対する短期的な「入院料（入院基本料・特定入院料など）における人員配置について」の要望書を提出した．これはデータに基づくとともに，長期的視野に立った評価による基本診察料の設定の必要性を訴える．そのなかの特に「入院基本料」については，①基本的な医学管理に必要な費用 ②基本的なメディカルスタッフ配置に必要な費用 ③基本的な施設・設備，および環境の維持に必要な費用を算出するために，病院の部門別収支に関する調査研究の解析手法を用いて，全国の病院のサンプリング調査を提案している．また，入院料における人員配置については，「医療必要

度(リハビリテーション，日常生活動作援助などを含む)の状況を数値化し，病院によって最適化をはかるべき」としている．また，現行では7：1，10：1など看護師数によって入院料が区分されているが，現在はチーム医療が主体となって病院が機能していることを勘案すべきであるという意見も書かれている．

診療補助行為の一部は権限委譲したらどうか

チーム医療では，それぞれのメディカルスタッフが「医師のパートナー的存在」として，専門知識やスキルを補完する役割が求められる．お互いサポーティブに流れるように動いていくのが理想だ．業務の実践では医師の指示が必要になるが，専門職ゆえの判断力は生かしていける．チームメンバーとして，「自分には何ができ，どのタイミングで，どう言えばいいか」を判断し，医師に提案していく．

メディカルスタッフは，現場で専門性とスキルを用いて経験を培うだけでなく，職能団体が実施する卒後教育で研鑽を積んでいる．教育に基づく，安全性の担保ができているのであれば，すべて「医師の具体的指示のもと」でなくても業務を遂行できるように権限を委譲してもいいのではないだろうか．企業の社員に比べて，メディカルスタッフの権限はとても小さい．

たとえば，診療放射線技師は医師の指示のもとで，再撮影をすることになっている．診療放射線技師は，そのたびに多忙な医師を探し回ることになる．だが，診療放射線技師は「医師と同じように画像を読めなければ，質の高い写真を提供することはできない」と卒後教育を受けている．実際，診療放射線技師には，どのくらい画像を読み取る能力があるのか，聖路加国際病院放射線科の小山智美さんが06年，日本乳癌検診学会で発表している[11,12]．

対象者は聖路加国際病院附属クリニック・予防医療センターでマンモグラフィー検査を受けた3,470人(6,916乳房)．マンモグラフィー検診精度管理中央委員会がA評価と認定した診療放射線技師と，B評価以上と認定した放射線科医による単独1次読影後，A評価の放射線科医が2次読影するダブル読影で，1次と2次の判定の違いや要精査率を比較した．その結果，1次読影医師と2次読影医師で93乳房(2.68％)，1次診療放射線技師と2次読影医師では101乳房(2.91％)に判定の違いがみられた．要精査にするかどうかについては，1次読影医師と2次読影医師の一致率は97.2％，1次診療放射線技師と2次読影医師の一致率は97.1％だった．

つまり「キャリアとスキルの高い診療放射線技師」と「放射線科医師」の場合では，その能力はほぼ同等とわかった．もっと積極的に診療放射線技師にも「画像診断の補助業務」をしてもらったらどうだろうか．放射線科医が少ないにも関わらず，乳がんマンモグラフィー検査を受ける人は増えている．検査結果の最終判定や診断は放射線科医の仕事だが，医師をサポートできる力量があるなら，診療放射線技師のスキルとキャリアを活用したほうがいい．それこそ，チーム医療のよさといえるのではないか．

[11]：2009年初出．朝日新聞アスパラクラブアピタル原文を再構成．福原麻希．特定行為はどうして看護師にだけ認められるのか．MRIC医療ガバナンス学会 2012；619．
[12]：小山智美ほか．マンモグラフィ検診における放射線技師一次読影スクリーニングの意義．日本乳癌検診学会誌 2006；15(1)：96-9．

表3 医師の包括的指示のもとメディカルスタッフに任せたらよいと筆者が提案する業務

臨床工学技士 2項目	・麻酔の補足説明 ・手術の補足説明（時間をかけた説明）
言語聴覚士 5項目	・手術の補足説明（時間をかけた説明） ・日々の病状，経過の時間をかけた補足説明 ・リハビリテーション（嚥下・呼吸・運動機能向上など）の提案 ・運動指導の提案 ・食事指導の提案
作業療法士 7項目	・リハビリテーション（嚥下・呼吸・運動機能向上など）の提案 ・整形外科領域の補助具の提案 ・運動指導の提案 ・患者・家族・医療従事者教育 ・家族療法・カウンセリングの依頼 ・認知・行動療法の提案 ・支持的精神療法の実施の提案
管理栄養士 2項目	・治療食（経腸栄養含む）内容決定・変更 ・栄養士への食事指導提案
理学療法士 6項目	・日々の病状，経過の時間をかけた補足説明 ・リハビリテーション（嚥下・呼吸・運動機能向上など）の提案 ・整形外科領域の補助具の提案 ・運動指導の提案 ・他科への診療依頼 ・患者・家族・医療従事者教育

　厚労省の「チーム医療推進のための看護業務検討ワーキンググループ（以下，看護業務検討WG）」で，看護師の役割拡大について検討した時，医行為のたたき台になる203項目の一覧表に看護師以外の職種の業務がかなり含まれていた．日本理学療法士協会会長の半田一登さんがその203項目を分類したところ，そのうちの7割弱は，看護師以外の職種が臨床現場で中心になって実施している業務だったという．その後，そのうちの84項目は「医行為ではない（E判定）」と分類された．そうであれば，すぐにでも医師の包括的指示でできる業務として認めてはどうだろうか．毎回，医師を探して指示を仰ぐ必要がなくなり，現場がよりスムーズに動き出すだろう．

　前述の医行為ではないと分類された業務で，各職能団体の会長が医師の包括的指示でよいと判断しているものを，筆者から提案する（表3）．ただし，権限移譲を伴う場合，チームメンバーとして，ボーッとしている人，目の前の仕事を右から左に流す人，ただこなす人は困る．考える力がない人には，業務を信頼して任せることはできないからだ．

　さらに，13年5月，チーム医療推進協議会から「チーム医療推進に関する要望事項案」（表4）が厚労省に提出された．法律改正に伴う要望，法律改正を伴わない要望の2種類がある．今後の厚労省の検討会での話し合いの行方に注目が集まる．

表4 チーム医療推進に関する要望事項案

I チーム医療推進のための総括的な要望事項
1. 卒前教育におけるチーム医療教育（連携教育等）の推進
2. 専門職の質の向上のための臨床研修システムの確立と支援
3. 免許更新制度の推進
4. 包括的指示の積極的な運用と活用範囲の拡大
5. 全職種の身分法への「連携」項目の追加

II 法律改正等を伴う各団体の要望事項とその概要		
日本救急救命士協会	[要望事項] 救急救命士が業務を行う場所の制限緩和	
	[概要] ・医療機関内での救急救命士の業務は，日常臨床のなかで現実に必要に応じて行われている．公的医療機関における救急救命士の採用も行われている． ・民間での救急救命士による救急車の活用策により，転院搬送がスムーズに行われ，医療機関のベッドコントロールが促進され，患者の受け入れが可能となる． ・転院搬送時の患者急変において救急救命士による救急救命処置等が実施されることにより，容態の悪化を未然に防ぐことができる．	
	[要望事項] 一定要件を満たす法人に対して救急救命士を救急・災害現場へ派遣する自動車を緊急自動車（救急用自動車）として指定追加	
	[概要] ・東日本大震災時において救急車が不足したため，大量の透析患者や入院患者をマイクロバス等で搬送する事態を招いた．搬送中に容態が急変する患者が発生する等，不幸にも車内で死亡した症例もあった．救急救命士の活動場所は，法により救急自動車内と場所の制限がある．したがって，救急車を所有できなければ活動ができない． ・救急医療搬送サービス事業の市場開放につながる． ・患者急変時に救急車の到着を待たずして，現場から緊急走行で迅速に医療機関への搬送を実施でき，救命率の向上につながる．	
日本歯科衛生士会	[要望事項] 歯科衛生士法第2条第1項に定める「歯・口腔疾患の予防処置」を実施する場合の「歯科医師の直接の指導」を，歯科医師との緊密な連携とその指導を確保したうえで，歯科医師の直接の指導までを要しないとする主旨に改める	
	[概要] ・保健所や市町村保健センター等での難病患者・障がい者を対象とした歯科保健事業や乳幼児健診等において，歯科衛生士が予防処置としてフッ化物塗布や歯石除去を行う場合，歯科医師の立ち会いが必要となる．だが，地域によっては歯科医師の確保が困難なため，事業の実施に支障が生じている． ・要介護高齢者等の誤嚥性肺炎などの発症を予防するうえで，介護老人保健施設等における歯科衛生士の予防処置等の専門的口腔ケアが効果的であり，実施の推進が期待されている．	
	[要望事項] 歯科衛生士法第2条第1項に規定する「女子」を「者」に改め，男子について，附則により準用規定されている現状を改める	
	[概要] ・時代に合わせた変更を求める．	
日本診療放射線技師会	[要望事項] 検診車における医師の立ち会いについて（診療放射線技師法第26条の改正）	
	[概要] ・検診車における胸部X線検査，胃X線撮影検査で，医師不足などの理由から医師の立会いによる検診業務に支障をきたしている．	

1. マンパワーを高め，メディカルスタッフの負担を軽減するために

日本診療放射線技師会	[要望事項] 卒後臨床研修制度の確立
	[概要] • 医療専門職のうち看護師の新人臨床研修が制度化（努力義務化）されている．診療放射線技師は患者と直に接する医療職として，また絶対的医療行為である放射線照射を行う医療職であることから，臨床研修制度の確立を要望する．
	[要望事項] 放射線治療における肛門からのカテーテル挿入
	[概要] • 前立腺放射線治療時の肛門内のガスを吸入するため，主に医師，看護師が行っているが，診療放射線技師が行っている施設も多い．直腸内のガスの確認後，すぐに処置をすることができ，スムーズな放射線治療が施行できる．
日本理学療法士協会	[要望事項] 理学療法の対象としての「身体に障害のあるもの」に「身体に障害のおそれのあるもの」を追加
	[概要] • 理学療法士の国家試験には生活習慣病等の予防的な理学療法に関する設問がある．糖尿病や高血圧等の生活習慣病に対する運動療法のエビデンスは明確に示されている． • 生活習慣病による脳卒中・転倒による骨折が寝たきりへの大きな機序になっている．転倒予防には身体的・環境的・心理的な取り組みが必要である．特に運動器に関する評価と運動療法の実施には理学療法士が深く関わってきた． • 身体に障害のない者に理学療法を提供する場合，常に「医師の指示」が課題になる．そこで，文言の追加を要望する．
日本臨床衛生検査技師会 日本臨床細胞学会細胞検査士会	[要望事項] 包括的指示に基づいた微生物学的検査等の検体採取の実施（侵襲性が少ない検体採取）
	[概要] • インフルエンザ抗原検査における綿棒による鼻腔や咽頭からの粘液採取 • 微生物学的検査における体表組織（皮膚）の採取 • 肛門からのスワブによる便採取 　▷医師や看護師を待たずに検体採取が可能である．医師や看護師の業務軽減にもなる．
	[要望事項] 包括的指示に基づいた細胞診検体を陰性と判定した報告書の作成と提出
	[概要] • 鏡検を行った検体に対して陰性であったとき（悪性細胞や異型細胞などがない），細胞検査士の署名はガイドラインにより定められているが報告に関しては明言されていない．細胞診の特徴の一つである迅速な報告がなされる．
日本臨床心理士会	[要望事項] 包括的指示に基づいた臨床心理士による心理相談の実施
	[概要] • 病院スタッフと患者・家族をつなぐ存在として，心理相談を入口にして，精神科受療につなげたり，本格的な心理療法への導入となったりすることがあり，うつ病などの早期治療に結びつけることができる．希死念慮を有する患者を早期に発見でき，自殺予防活動になる．
	[要望事項] 包括的指示に基づいた臨床心理士による心理療法の実施
	[概要] • 医師による薬物療法のみならず，心理療法と薬物療法の併用，または心理療法のみ等，患者や家族にとって治療の選択肢が広がる．たとえば，うつ病者に対する認知行動療法などが薬物療法と併用して受けられることは，国民的ニーズである． • 心理療法は病気の再発予防にも役立つ． • 心理療法は成人だけでなく，子供（プレイセラピーを通して等）から高齢者（回想法を通して等）に至るあらゆる世代に提供できる． • 心理療法は薬物が積極的に使えない患者（妊婦，挙児を希望する女性など）にも適用できる．

第5章　チーム医療の課題

日本臨床心理士会	[要望事項] 包括的指示のもとでの臨床心理士による心理査定の実施（各種心理検査など）
	[概要] • 患者自身が，自分の認知の特徴，パーソナリティ傾向，能力バランス等を知ることにより，精神的不調に陥りやすい原因などを把握しやすく，セルフマネジメントに繋げることができる． • 現在の状態が以前に比べてどのくらい回復した状態なのか，あるいは回復していない状態なのかを客観的な指標をもってみることができる．
Ⅲ　法律改正を伴わない各団体の要望事項	
日本医療社会福祉協会	[要望事項] • 援助技術や相談支援体制の変更に伴う研修システムの支援 • 救命救急センターへの救命救急認定ソーシャルワーカーの配置 • 地域支援病院への在宅拠点事業担当ソーシャルワーカーの専任配置
日本栄養士会	[要望事項] • 包括的指示に基づいた病棟における管理栄養士の業務拡大 • 包括的指示に基づいた緩和ケア領域による管理栄養士の業務拡大 • 包括的指示に基づいた摂食機能療法領域における管理栄養士の業務の拡大
日本救急救命士協会	[要望事項] • 救急救命士の処置範囲拡大に必要な追加教育・講習，民間救急救命士への実施体制の確立と支援
日本言語聴覚士協会	[要望事項] • 包括的指示に基づいた臨床心理・神経心理学検査種目の選択・実施 • 包括的指示に基づいた診療放射線技師との嚥下造影の実施 • 包括的指示に基づいた嚥下訓練・摂食機能療法における食物形態等の選択
日本作業療法士協会	[要望事項] • 包括的指示に基づいた訪問リハビリの実施 • 包括的指示に基づいた福祉機器の選別
日本診療情報管理士会	[要望事項] • 記録の精度担保と情報共有のデータベース構築のための診療情報管理士の役割強化
日本理学療法士協会	[要望事項] • 理学療法士の付加的な病棟配置の推進 • 包括的指示に基づいた義肢装具，生活支援機器等の決定と評価 • 包括的指示に基づいた訪問リハビリの実施
日本臨床衛生検査技師会 日本臨床細胞学会細胞検査士会	[要望事項] • 厚生労働省令に定める生理学的検査の項目の追加（味覚検査，嗅覚検査等） • 包括的指示に基づいた細胞・組織標本に対して施行した特殊染色の判定実施
日本臨床工学技士会	[要望事項] • カテーテル室への臨床工学技士定数配置 • ペースメーカ植え込み手術・交換術，および植込み型除細動器植込み手術，ならびに外来診療時の定期フォローアップにおける臨床工学技士定数配置 • 集中治療室への臨床工学技士定数配置

（チーム医療推進協議会の資料を元に作成）

2 チーム医療に患者が参加するためには

■ ＜チーム医療推進協議会＞発足の経緯

　07年に上梓した『がん闘病とコメディカル』（講談社）では，がん医療に携わるメディカルスタッフ15職種17人を取材し，「どんなときに，どのように患者をサポートしているか」についてエピソードを重ねた．医療ソーシャルワーカー，管理栄養士，薬剤師など，長年病院で働いてきた職種から，遺伝カウンセラー，言語聴覚士，音楽療法士などの新しい職種まで紹介した．看護師はスペシャリストの存在を知らせるため「がん専門看護師」を取り上げた．いずれも，その役割と仕事内容とともに，取材を受けてくださった方の職務上の悩みや葛藤，やりがいも綴った．

　きっかけは，患者会を取材したとき，悩みを抱えたまま右往左往している患者の姿に何度も出会ったことだった．よく話を聴いてみると，たとえば，「医療費」「闘病中の病状変化に伴う食事」「自宅でのリハビリ」「家族が患者とどう向き合えばいいか」「看取り」などの話が出てきた．そのほとんどは，病院でメディカルスタッフに聞くことができれば，ヒントをもらえたり，解決できたりする内容だった．だが，患者に「病院にはこういう職種の人がいますよ」と伝えても，「そんな職種は知らなかった」「どこにいるんですか」と口を揃える．そこで，患者からも病院の職種の方に声をかけ，悩みや不安を打ち明けられるよう執筆した．

　各職能団体が，これまでさまざまな方法で国民にアピールされてきたことは聞いている．だが，膨大な情報のなかで，小さく細い声はかき消されてしまった．「みなさん，一度，国民的アイドル『モーニング娘。』（当時全盛期だったので）のようにグループになったらいかがですか．声を大きく太くすることができますよ」「国民に認知されたら，ソロで歌ってください（各団体単独でアピールしてください）」と横断的な組織の立ち上げを提案したところ，09年「チーム医療推進協議会」が発足した．

　拙著のタイトルではコメディカルという言葉を使った．「福原さん，いまだに『パラメディカル』と呼ぶ方がいるんですよ」と何人もからの訴えがあったからだ．その後2年経ち，協議会は「私たちを，（パラメディカルでも，コメディカルでもなく）医師を含めて，『メディカルスタッフ』と呼んでください」と言うようになった．時代が急速に変化した．

　当初，チーム医療推進協議会の主たる目的は，メディカルスタッフを「顔の見える職種へ」とする国民への普及啓発で，社会的なムーブメント（社会運動）をおこすことを目指した．国民に認知され必要と認められれば，「職場の人員増員」「診療報酬加算の新設」「国家資格の条件を四大卒へ」など職能団体が何年も要望し続けている事項を後押しすると考えた．

　各職種が集まって話し合ってみると，さらに「現場のメディカルスタッフの人員不足」「卒前・卒後教育」「チーム医療に関する診療報酬」など，共通の課題を抱えていることもわかった．そこでチーム医療推進協議会では，一つの職能団体の動きでは為しえない課題を，共同歩調で一つひとつクリアしていくことになった．

■ 各職種が抱える卒前・卒後教育に関する共通の課題とは

チーム医療推進協議会でさまざまな内容について話し合った際，たとえば各職種が抱えていた「卒前教育」に関する共通の課題は次の3点だった[*13]．

1. 卒前教育の修業年限の引き上げ

医師，歯科医師，薬剤師，管理栄養士（4年制），臨床心理士（修士取得）を除くメディカルスタッフの教育は，身分法によって修業年限が3年以上と定められている．だが近年，医療は急速に進歩し，専門職としての情報量が増加したため，もはや3年間ではとても教育しきれなくなった．また，医療全体のことを学ぶ必要性も出てきている．世界のスタンダードも医療者教育は4年以上，つまり，日本はメディカルスタッフの教育について「後進国」にある．このため，より高度な学力が蓄えられる4年制大学への改正が強く求められている．

文部科学元副大臣の鈴木寛氏からは「専門学校と大学の補完的なお見合い事業を推進することはどうか」など斬新なアイデアを提案されたことがある．チーム医療をキーワードに，思い切った改革をしてほしい．

2. 臨床実習時間の増加

薬剤師教育の6年制化に伴い，病院薬剤師の臨床実習の期間が従来の1か月から6か月に延長された．「チーム医療」の体験など，実践を重視したカリキュラムが組まれている．

だが，他職種では全体的に臨床実習時間が減っている．たとえば，理学療法士の場合，66年には1,680時間（37単位）の実習が，現在では半分の810時間（18単位）になってしまった．これは情報量の増加に伴い座学の内容が増えたからだ．だが，これでは「チーム医療」の基盤となる多職種連携教育や地域生活支援などを学ぶことができない．

また，診療放射線技師の場合は450時間（10単位），管理栄養士の場合は45時間（1単位）と職種ごとに学ぶ時間数も内容もバラバラで，現行ではチームを組んでもその力量に差が出てしまう．

3. 当該有資格者の養成教員の配置人数の増加

たとえば，診療放射線技師の場合，専任教員について学校養成所指定規則には「診療放射線技師や医師などを6人以上．そのうち3人以上は診療放射線技師の有資格者で，5年以上の臨床経験がある人を配置すること」という内容が示されている．このため，国立大学では診療放射線技師の教員は最低人数の3人が多く，理工学系出身者や医師が教員として配置されている．これでは，臨床現場と教育の内容が乖離してくるので，入職してから教えることが多くて困るという．

このようなことは薬剤師，管理栄養士，作業療法士，言語聴覚士，歯科衛生士

[*13]：福原麻希．医療各職種それぞれの卒前研修でめざすもの　共通する課題と改革のために．看護教育 2011；52（6）：440-2 初出．

などでもみられる.

このほか,診療放射線技師,救急救命士からは「国家試験出題委員の適正化」という意見も出ている.診療放射線技師の場合は理工学系出身者や医師(救急救命士も主に医師)が試験問題を作成するため,実際の臨床現場にそぐわない問題を出している例が多いからだ.

これら3点の共通課題は,いずれも入職時にチーム医療を実践していくうえで,大きな阻害要因になる.チームを組んでも,構成メンバーの力量に格差が生じるからだ.

卒後教育についての課題は,看護師と同じような「新人研修の努力義務化」および,「生涯教育に出席しやすい勤務環境」があがっている.特に後者について,現場の人数が少ない病院では「平日の生涯教育の出席をなかなか認めてくれない」という声もよく聞く.

高崎健康福祉大学医療情報学科准教授の児玉直樹さんは教育のしくみについて,「医療者教育は卒前から卒後までの流れをつくることが大切.卒前と卒後の教育内容に一貫性をもたせ,学生が積極的に参加できるよう実施していく必要がある」と指摘する.

また,職種によっては身分法に「他の医療関係者との緊密な連携を図り」というチーム医療を想起させる文言が書かれている.だが,たとえば,理学療法士および作業療法士法には,そのような言葉はない.日本理学療法士協会会長の半田一登さん(チーム医療推進協議会代表)は「患者視点で仕事をしていくためには,『チーム医療』という言葉を法律でも示し,義務化する必要がある.このままでは,あくまでも現場判断の努力目標に過ぎない」と提案する.

各職種が抱える共通課題をクリアしていくことは容易ではない.だが,現状と課題に危機感をもてる現場スタッフが集まって声を出し続ければ,メディアも気づき後押しをする.まず「このままではよくない」という現状を伝えあうことが必要である.

チーム医療推進協議会のあゆみ(表5)

09年,2回の準備会を経て発会した「チーム医療推進協議会」は,当初,職能団体12団体+日本病院会+患者会1団体(山梨まんまくらぶ代表・若尾直子)に加えて,アドバイザーとしてメディア3人(毎日新聞社・小島正美,TBSテレビ・小嶋修一,筆者),政策1人(構想日本,河北総合病院・田口空一郎)で始まった.09年〜11年度は,日本放射線技師会前会長・北村善明が代表を務めた.

初年度は,このような横断的な組織が発足したことがニュースになり,多くのメディアで取り上げられた.また,民主党の足立信也参議院議員が厚生労働大臣政務官時,中医協で医師,歯科医師,看護師,薬剤師以外の職種で初めて,多職種の取りまとめ役として,診療放射線技師の北村代表を指名した.第1回目のシンポジウムも開催して「チーム医療」について話し合い,テレビニュースでも取り上げられた.

10年度(2年目)は4月末,チーム医療に関する厚労省医政局長通知が発出され,多くの職種の業務が拡大された.これは,協議会で夜遅くまで作成した具体的な要望書

表5　チーム医療推進協議会　これまでの歩み

【発足までの経過】
2009年6月19日　第1回準備会
7月24日　第2回準備会

【発足後の経過】
2009年9月24日　第1回チーム医療推進協議会発会・代表者会議
10月26日　北村善明代表が中医協委員に任命される
11月 8日　現場からの医療改革推進協議会シンポジウム登壇 08年福原麻希，09年日本理学療法士協会会長 半田一登，日本放射線技師会常務理事 児玉直樹
12月21日　厚労省チーム医療の推進に関する検討会ヒヤリング
2010年1月30日　協議会第1回シンポジウム開催
2月 8日　厚労省チーム医療の推進に関する検討会要望書提出
4月30日　チーム医療に関する厚労省医政局長通知で業務拡大
7月 3日　日本放射線技師会学術大会との連携
9月 1日　勉強会 MDアンダーソンがんセンター上野直人教授講演
11月14日　現場からの医療改革推進協議会シンポジウム登壇 日本栄養士会会長 中村丁次（当時）
12月 9日　厚労省チーム医療推進方策検討ワーキンググループにてヒヤリング
12月19日　第1回チーム医療推進協議会 関連団体会長懇談会
2011年　1月～　チームオンコロジーホームページで各職種のリレー連載
5月～　文部科学省「チーム医療推進のための大学病院職員の人材養成システム確立」選定準備委員会出席
8月16日　診療報酬改定に関する要望書（厚生労働省保険局局長宛）
12月20日　第2回チーム医療推進協議会 関連団体会長懇談会
2012年　　2月　生涯教育に関するアンケート調査
2月 6日　第2回勉強会開催 吉備国際大学 京極真准教授「信念対立解明アプローチ」
2月 7日　看護業務実態調査203項目の業務について取り扱いに関する要望書
2月29日　『災害時におけるメディカルスタッフの役割ハンドブック』完成メディアセミナー開催
4月　協議会代表に日本理学療法士協会会長・半田一登就任
6月　災害関連要望書を民主党・厚生労働大臣に提出
9月　協議会 ロゴマーク公募，フェイスブックファンページ開始
12月　第3回チーム医療推進協議会 関連団体会長懇談会
協議会ホームページにて，「チーム医療」や闘病の体験談をインタビュー掲載 渡辺徹氏，アグネスチャン氏，西城秀樹氏
2013年　1月～　全国の病院・薬局の待ち時間に「チーム医療」を知ってもらうため，メディネット社によるチーム医療に関する映像配信開始
3月～　第3回勉強会開催「専門教育のあり方を考える」

が，ほとんどそのまま反映された形になった．

　11年度(3年目)は，東日本大震災での苦い教訓をもとに「災害時におけるメディカルスタッフの役割ハンドブック」(図12)を作成し，全国の都道府県知事に配布した．このハンドブックは，「各職種の紹介」「災害時に専門性やスキルによって何ができるか」「これまでの災害支援では，どんな実績があるのか」「災害前に行政や市民に知っておいてほしいこと」をコンパクトにまとめたものである．大震災時，各職能団体は迅速に被災地に入り，さまざまな支援を行った．だが，当初，行政や避難所の市民か

図12　災害時におけるメディカルスタッフの役割ハンドブック　　図13　チーム医療推進協議会のロゴマーク

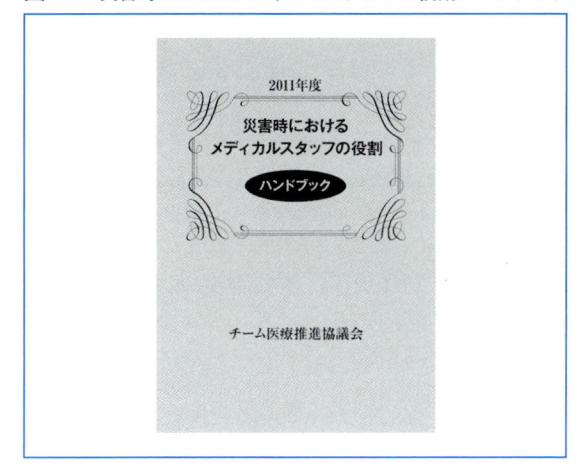

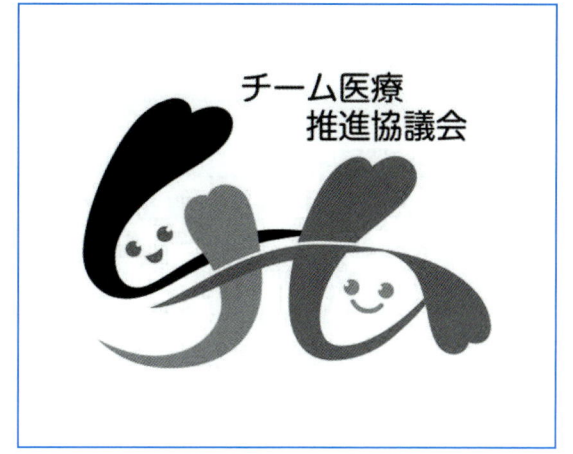

「チーム」という言葉をモチーフに，メディカルスタッフが温かなハートをもって笑顔でサポートしているイメージをデザインしたという（埼玉県在住デザイナーによる作品）

ら各職種について，どういうことができるのか，その専門性やスキル等が知られておらず，なかなか被災地各所で活動できなかった．そこで協議会会議で「平時から，もっと各職種について知ってもらおう」という反省から生まれた．

ハンドブック完成時にはメディアセミナーを開き，各職能団体の被災地での活動を紹介したところ，新聞・雑誌・インターネットニュース・ラジオ等34媒体で紹介された．その反響の大きさに個人からの希望も相次いだため，残部がすぐなくなってしまった．申込者は厚労省関係のほか，市役所，保健所，消防署，医療機関，大学・専門学校，企業，療育センター，薬局，災害救援機構，大学図書館，公共図書館，生活協同組合，ロータリークラブ等の，ありとあらゆる機関からだった．さらにHPからもダウンロードできるようにしたところ[*14]，3,000件弱のアクセスがあった．静岡県内の大学ではダウンロードしたデータを印刷したいという希望があり，承認したところ，全職員に配布したという．

そこで，今後予測されている大地震に備え，さらに増刷して，もっと広域（地方自治体，保健所，病院，全国社会協議会，都道府県消防防災課など）にも配布したい（現在，協議会ではスポンサーを大募集中である．これはハンドブックの監修に携わった著者の悲願でもある）．

12年度（4年目）は代表が変わり，日本理学療法士協会の半田一登会長が兼任することになった．厚労省や民主党に「今後の大規模災害時支援体制づくりについて」要望書を提出したり，厚労省のチーム医療の検討会に出席し議論を深めたりした．組織体制を充実させ，ロゴマークを公募し決定した（図13）．

また，病院や薬局の待ち時間にチーム医療やメディカルスタッフについて知ってもらおうと，メディネット社と協働しチーム医療を紹介する映像を流して好評を得てい

[*14]：www.team-med.jp/information/002.html.

る．同社が協議会の活動に賛同し，コンテンツ制作を社会貢献としてサポートしている．

13年で5年目を迎え，新たに2職種（義肢装具士，視能訓練士）の仲間を迎え，職能団体は18団体まで増えた．

■ 患者はどんなチーム医療を望むか

前著執筆時，いちばん驚いたことは，チーム医療は長年，医療現場で実践されてきたにも関わらず，患者・家族など一般市民は「チーム医療」も「チームメンバーの各職種の役割や仕事内容」もほとんど知らないことだった．

病院では毎日，夜遅くまで「患者中心の医療」のために，カンファレンスをしている．一方，患者は「私のチームには，どんな人がいるんだろう」と言う．あまりの食い違いの大きさを痛感し，以降，チーム医療やメディカルスタッフを紹介する記事を書いてきた．

こんな患者・家族に「チーム医療について，どんなことがわからないか．知りたいか」「どんなことを期待しているか」を聞いてみた．

まず，とても多くの患者が「入院中，『こんなときには，相談できる人がいるよ』『チーム医療をしています』という話を聞いたことがない」と言う．病院側の視点では，「患者や家族が相談してきたら，そのとき説明すればいい」と思っているかもしれない．だが，患者・家族は不安だったり，困ったりしても，なかなか口に出せない．「医師や看護師はいつも忙しそうで，声をかけづらい」という声が多いだけでなく，そのほかの職種に声をかけることを思いつかない．そもそも，自分の悩みや困りごとが「病院で解決できるとは思わなかった」という声をよく聞く．

悪性リンパ腫患者家族連絡会のNPO法人グループ・ネクサス理事長で，厚生労働省や文部科学省などの検討会の患者委員を務める天野慎介さんは，こう言う．

「がん患者が告知をされるとき，医師1人対患者1人では密室での診察となってしまい，患者は不安です．『乱暴な告知』へとつながりかねないと心配します．がん医療を含む医療全般において，多職種が関わり連携して頂くのは大変有難いことです．でも，実際に，看護師やメディカルスタッフの同席を希望した場合，どこで誰にお願いすればいいか，わからないですね」

スタッフの誰にでも声をかければ，チームで情報を共有できるだろう．実際には，ベッドサイドにいちばんよく来る看護師が窓口になることが多い．天野さんは「もっと，一般に情報が広がっていくように，普及啓発や広報的な活動が必要．患者からの声が高まれば，医療機関での人員増員や診療報酬にもつながっていくのではないか」と言う．

以前，ある患者さんから，こういう提案があった．

「手術前は，注意事項などのチラシを読むことになっている．そのチラシのなかに，『こんなときは，この職種に相談してね』というイラスト入りの説明があると有難い」

入院時のパンフレットでもいい．そのパンフレットをもとに，ベッドサイドで自分の職種の説明をするといいだろう．08年，熊本大学医学部附属病院看護部の鬼塚美

穂さんは乳がん患者を対象にチームラウンドをしたとき,「患者がチーム医療の意義を理解していないと,その効果は高まらない」と病院での体験と課題を日本乳癌学会総会で発表している[15].

チーム医療の説明で次に多い質問は「責任の所在がわかりにくくならないのか」「院内で"職種ジプシー"にならないのか」と懸念する声である.

卵巣がん体験者の会スマイリーの片木美穂さんが,次の事例を紹介してくれた.

抗がん剤治療で大学病院に入院した患者Aさんは,副作用の強い吐き気に悩まされた.担当の看護師が「お食事,食べられましたか」と様子を見に来たので,Aさんは朝食も昼食も食べなかったことを話した.次に,回診の医師が「Aさん,吐き気どうですか.お食事食べられましたか」と様子を見に来たので,また医師に身体の状態を話した.薬剤師もベッドサイドに来て「吐き気止め,どうですか.食事食べられそうですか」と聞き,食事を管理している別の看護師にも「Aさん,ご飯食べられなかったんですね.吐き気はまだ続いていますか」と聞かれた.管理栄養士が「どういうものだったら,食べられそうか」と聞きに来てくれたが,とても食べられそうにないことを伝えると,「医師・看護師と相談して,食事を止めますね」と帰って行った.

Aさんは,船酔いが強く出ているような状態で,寝ているだけで精一杯だったので,5人目の管理栄養士が帰ったときには,腹が立って思わず枕をドアに投げつけたという.ところが驚いたことに,夕食に鶏肉のソテーが出てきたそうだ.

このエピソードからは,「患者情報をどのように共有するか」という課題が浮かび上がる.

各職種カンファレンスに患者・家族が参加するメリット

カンファレンスに参加すると,患者とメディカルスタッフの信頼関係が強固になるのでは,という声も多い.筆者も日本緩和医療学会のシンポジウムで,模擬患者について多職種が真剣に議論する様子をコメントする立場になったことがある.そのとき,思わず「患者さんが今の場面を見たら,大変心強いだろうなと思いました」と発言した.患者には医師や看護師,医療ソーシャルワーカーらが結果だけ伝えているだろう.しかし,熱意ある議論は伝わらない.

論文を調べてみたところ,少しずつ,実際にカンファレンスに患者が参加できる病院が出てきていた.

たとえば,聖隷浜松病院(静岡県,744床)では,栄養サポートチームのカンファレンスに患者と家族にも参加してもらったことがある.理由は,家族が求める目標と医師の治療方針にズレが生じたからだった.家族は患者の食べたいという欲求に応えるとともに,「食べて栄養のあるものを摂らないと元気にならない.食べられないのであれば,もっと高カロリーの点滴を入れてほしい.今の点滴にはカロリーがほとんど入っていなくてみるみる痩せて,元気もなくなってしまっている」と強くこだわりをもっていた.一方,医師は患者の状態を末期と診断し,「患者の身体の負担が大きく

---

[15] 鬼塚美穂ほか.患者満足度調査からみる乳癌患者チームラウンドの現状と課題.日本乳癌学会学術総会プログラム・抄録集 2008;16:449.

なるので，点滴をできるだけ絞っていきたい」と考えていた．だが，家族は納得しきれていなかった．そこで，患者と家族にもカンファレンスに参加してもらった．

これまでは，医師と看護師で相談し，看護師が患者に伝えていた．カンファレンスには，医師，看護師，管理栄養士，臨床検査技師が集まった．看護師が患者・家族をナビゲートしながら話し合いに参加してもらったところ，家族は思いを話すだけでなく，各職種からも説明を受けることができ，最後は納得できたという．この場を設定した看護師の内山沙紀さんは「患者さんがカンファレンスに参加することは決して多くありません．でも，患者さんやご家族にとって，ご自分の言葉で話すことができ，早く伝わり，その場で説明も受けられるので，満足度が高いように思います」と話している[*16]．

■ チームの中心は「患者・家族」？ それとも，「解決すべき課題」？

チーム医療を表現する図は主に2種類ある．①患者が真ん中にいて，その周囲を取り囲んでいる(図14)，②患者・家族も，メディカルスタッフと同じようにチームの輪の中にいる(図15)．この2つの図はどちらが適切か，ときどき議論になることがある．キーワードは「情報格差」の観点で論じられることが多い．

確かに，メディカルスタッフと患者・家族など市民間の情報格差は，本当に大きくて深いと取材を通して感じる．その溝を埋めるのがメディアの役割と意識し，一方，その作業がどれほど難しいことかも痛感している．

①を勧める人は圧倒的に医療提供側に多く，「患者中心の医療」の考え方に沿って概念図を描いている．一方，「自分の身体のことは自分で決めたい」と積極的に医療に参画したいと思っている患者は②を選ぶ傾向にある．①では「患者参画の医療というイメージがもてない」という．

医療におけるインフォームド・コンセントやセカンドオピニオンが当たり前の時代になり，「医療とは医療提供側と患者側の協働で成り立つ」と認識されるようになった．そんななか，今回，本書の取材を通して，兵庫医療大学リハビリテーション学部教授の日高正巳さん(理学療法士)から興味深い指摘があった．

「チームの輪の中心には，『解決すべき課題』を置くべきではないですか(図15)」[*17]

日高教授はこう説明する．

「患者・家族もメディカルスタッフとともにチームの輪の中で努力し，一緒に解決していく．それがチーム医療ではないですか．患者・家族は課題が解決したときに，達成感を得ることができる．その結果，『見放された』という感覚ではなく，退院しても『卒業した』と思えるようになります．それが社会のなかでの自立につながっていくのではないでしょうか」

急性期病院の在院日数が短くなるなか，患者・家族が「見捨てられ感」を抱かないようにする工夫は，退院支援や患者相談でもされているように，とても大切である．

[*16]：内山沙紀ほか．卵巣癌終末期患者に対する患者・家族参画型NSTの効果．聖隷浜松病院医学雑誌 2009；9 (1)：31-7．
[*17]：両角昌実，坂本昇．第5章 チームでかかわる．嶋田智明監，日髙正巳編．地域理学療法にこだわる．東京：文光堂；2010. p.38-49．

図14 患者・家族を中心とする形

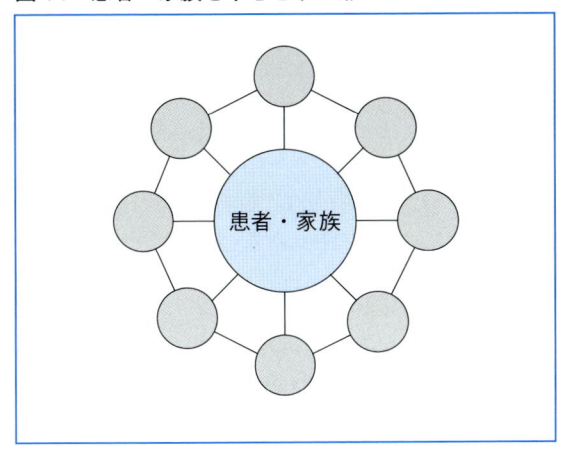

図15 患者・家族もともにチームとなり課題を解決していく形

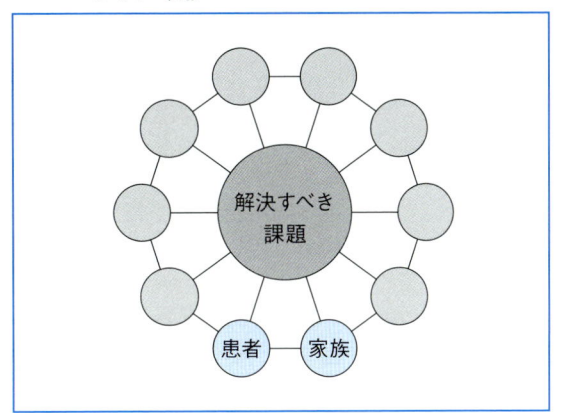

図16 がんチーム医療のABC概念モデル

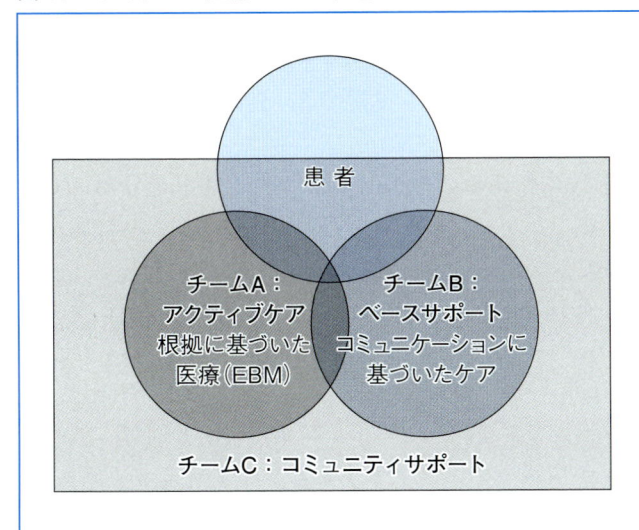

構成要素	職種例
構成要素A：アクティブケア	医師，薬剤師，検査技師，栄養士，理学療法士，作業療法士，看護師
構成要素B：ベースサポート	チャプレン，臨床心理士，音楽療法士，絵画療法士，看護師，ソーシャルワーカー，家族，友人，スピリチュアル・アドバイザー
構成要素C：コミュニティサポート	ペーシェント・アドボケイト（患者団体），製薬会社社員，基礎研究者，疫学研究者，政府職員，ソーシャルワーカー，家族，友人，スピリチュアル・アドバイザー

(Ueno, N. T. et al. ABC conceptual model of effective multidisciplinary cancer care. Nature Reviews Clinical Oncology 2010；7：544-7 より引用抜粋)

　また，米国・MDアンダーソンがんセンター腫瘍内科教授の上野直人さんは，チーム医療について「チームA（アクティブケア；医療を提供する職種）」「チームB（ベースサポート；心理面をサポートする職種）」「チームC（コミュニティサポート；社会でチーム医療を支える職種）」で構成され患者を支えている，と説明する（図16）．上野教授は「重要なことは，各職種が時期や患者の病態に応じて2つのチームの役割を担うことがあると意識することです．たとえば，看護師はチームAのアクティブケアとチームBのベースサポートの両方を提供することがよくあります．チーム同士に境界線はつくらないほうがいい．チーム相互に柔軟な対応と円滑なコミュニケーションを図ることで，有機的な組織づくりが可能となります」と言う．

　上野教授は自身もがん患者であることを公表するなか，「メディカルスタッフと患者間に対等な関係を前提としたパートナーシップを築くことこそ，患者の医療への満

足度が高くなる」とも話している．

　現在，病院のチーム医療は「患者のために」「患者中心の医療」と言いつつも，メディカルスタッフが仕事のためにチームを組んでいる側面もある．そのようななか，多忙な病院業務に患者・家族が関わるのは難しいかもしれない．だが，前述の聖隷浜松病院の英断のように，必要と認められる場合は患者がチーム医療に積極的に参加できるようなしくみを検討してほしい．そうなれば，患者側も「俎板の上の鯉」ではなく，自分自身の身体や健康，社会のなかの医療について見つめることができるようになるだろう．

■ チーム医療とメディカルスタッフのよさを知ってもらうためには

　とても多くの患者が「入院中，『こんなときには相談できる人がいるよ』『チーム医療をしています』と聞いたことがない」と先述した．患者・家族は不安や悩みをなかなか口に出せないだけでなく，病院で解決できると気づいていない．

　そんなとき，メディカルスタッフにどんなことが相談できるかを知ることは，とても有り難い．患者のさまざまな場面での自己決定を支援でき，闘病の質が向上し，早期社会復帰につながるだろう．

　メディカルスタッフの方々も国民に伝えることの必要性や重要性を十分知っており，特に職能団体は尽力されている．だが，なかなか情報が国民一人ひとりに届かない．筆者も多くの記事を書き続けてきたが，この状況にもどかしい思いをもつ．

　どうして声が届きにくいのか．それは，「チーム医療」や「メディカルスタッフの役割や仕事内容に関すること」というテーマに緊急性がなく，身近さも感じにくいからだ．各職種が伝えていくべき事柄は多いが，健康なときには「知っていないと困る」とイメージできず，病気にならないと気づかない．さらに，政治や経済と同様，医療に関しても日々の話題が多く，個々が情報をインプットするときのプライオリティ（優先度）が低くなりがちになる．

　そこで，このような公共性のある情報を伝えるときには，社会全体を巻き込んで，多くの人が関心をもてるように工夫することが必要になる．医療における普及啓発には，乳がん検診を勧める「ピンクリボン運動」，緩和ケアを知ってもらう「オレンジバルーンプロジェクト」，認知症施策5か年推進計画「オレンジプラン」などがある．

　このなかでも，特に認知度が向上した例は「ピンクリボン運動」だろう．99年から患者会が発信する普及啓発の動きに企業が賛同し，その後，CSR（corporate social responsibility：企業の社会的責任，企業の利益を追求しない社会貢献活動）として広がりをみせた．全国にピンクリボン運動をする団体ができ，メディアが活動を伝えて共感を呼び，支援企業が増えた．社会に同じ目的をもつ点（個人や団体）が散らばり始め，毎年10月に恒例のイベントを展開することで，各団体が連携した．行政も動き始めることで，やがて，大きなうねり（ムーブメント）となった．

　ムーブメントはお祭り騒ぎといわれることもある．だが，国民の関心を集めるには，とても効果的な方法である．まず国民に情報を伝え，その必要性を知ってもらう機会をつくり，次に正しい知識を得てもらう．何度も情報に触れるうちに，「がん検

診に行く」ということが，各自の頭の中にイメージとして残り，その蓄積がやがて，あるきっかけを通して背中を押す．そして，ようやく「検診を受ける」という行動に結びつく．

チーム医療の場合も，全国に同じ志をもつ仲間をつくり，大勢の力を結集すると，社会を巻き込む運動体になる．一緒にいるとワクワクするような形にしていけば，仲間の輪は自然に大きく広がる．

■ 社会を巻き込むムーブメント的な情報伝達に必要な三原則

社会を巻き込む話題が提供されれば，メディアも動きやすい．
実は，メディアがテーマを選ぶとき，次の3つの要素が多く含まれているほど，プライオリティが高くなる．
　① ニュース性がある
　　▷新規性：時流のキーワードがからんでいる，おもしろい，賛同・関心をよぶ
　　▷社会性，問題提起：社会に訴える問題点があるか，警鐘を鳴らす
　　　（編集部から「今，どうしてこの話題を取り上げるのか」，必ず聞かれる）
　② 有用性がある
　　▷有用性：あまり知られていないが，社会や国民が知っていると役立つ．必要な情報である．
　③ 共感性がある
　　▷人々の潜在意識の中にあるものを言語化する

テーマが決まったら，わかりやすく，人に伝えたくなるような内容に作り込んでいく．もちろん，情報には絶対的な信頼性の裏づけが必要になる．

たとえば，「チーム医療推進協議会発足」は，チーム医療の多職種連携のイメージを伝えるとともに，話題性をつくるため，初めて多くの団体が連携する形を取った．しかも，多団体が集まるだけではニュース性に乏しいので，発足前に準備会議を2回行い，チーム医療の大切さ，チーム医療ができない原因，今後の解決策の大筋を話し合った．現場で働く人が声を出しているのだから信頼性は高い．

これらを記者会見で伝えて，現代医療の問題点を提起した．メディアのなかでも，特に，医学系メディア，およびストレートニュース（1次情報）を扱う通信社，新聞社，インターネットの記者には何度も連絡して，ご足労願った．

当時，タイミングもよかった．厚労省がチーム医療に注目していたからだ．その後，厚労省で定期的に検討会が開催されるようになり，メディアが頻繁にチーム医療を報じるようになった．時流に乗ることはとても大切である．

だが，花火（発足記者会見）を1回上げただけでは，メディア露出が途切れてしまう．そこで，メディアで取り上げてもらうよう「話題づくり」が必要になる．

たとえば，前述の協議会では震災直後にメディカルスタッフの役割や仕事内容を伝えるハンドブックを作成したり，病院の待合室のテレビ画面に注目してチーム医療やメディカルスタッフに関する動画を流してもらったりした．この出来事自体は大きなニュースにはならないが，注目を集めたり関心を寄せたりする「きっかけ」にはなる．

普及啓発のツール（パンフレット，リボン，ティッシュ等）を配布するときも，それが一つのエピソードとして，人に伝えたくなるようなキャッチフレーズやストーリーを組み込んでおくといい．伝わるとき，印象に残りやすいからだ．

さらに，全国で同じイベントを，何年も続けて同時開催することは話題になりうる．たとえば，日本臨床細胞学会細胞検査士会という細胞検査士の職能団体では，毎年4月9日の子宮頸がんを予防する日に，検診受診を呼び掛ける運動を全国で展開している．09年に始まり，5回目の今年は38か所で同時アクションを起こした．当初，子宮頸がん検診に関する内容を書いたチラシ入りのティッシュを街頭で配っていたが，なかなか受け取ってもらえないという経験から，いまはバジルの種などを一緒に配布しているという．どうしたら，国民が興味をもってくれるか，印象に残るかに知恵を絞っている．

イベントを開催することは，そう難しくはない．大学生でもできる．重要なことはそのイベントを開催した結果，「何を得られるか」「何を変えるきっかけになったか」である．イベントは予算がかかるので，「費用対効果をよく見据えて」実行しなければならない．

チーム医療に関するイベントで，一つ，とてもやってみたい「夢」がある．電車の中吊り広告を使ったキャンペーンだ．1枚1枚の広告で，各職種の生き生きした姿とやりがいを印象に残るキャッチコピーで伝える．一つの車両全体で「チーム医療」を伝えるというプランである．通学時に学生が何気なくその広告を見て，職種のことを知り，やる気のある優秀なメディカルスタッフが増えていけばと強く願う．費用がかかるので最終目標となるが，いつか何らかの形で実現できればと強く思っている．

普及啓発や広報は，何回も何回も，何年も続けて，同じことを世の中に伝えていく必要がある．まさに「継続は力なり」．たとえば，ある新製品を売り出すとき，世の中に認知してもらうために企業は15秒や30秒のテレビコマーシャルを2週間で1000回程度流すという．

以前，サプリメントに関する取材に行ったら，「私はもう100回以上取材を受けて，同じことを話しました」と言われ，情報の普及の難しさを痛感したことがある．

法律の改正と予算の獲得は政治の仕事である．しかし，社会を変えるのは市民の仕事である．社会が動けば，国や行政は動かざるを得ない．ただし，世の中に信を問うのは厳しい．「そんな政策，職種，業務は必要ない」と国民が判断すれば，メディカルスタッフがいくら必要と言っても淘汰されていく．

■ 伝わる文章を書くことは難しいが，訓練で上手になる

伝えるときに注意することは，「わかりやすさ」．これは絶対的なことである．

メディカルスタッフの話や文章には日常的に専門用語が多く，普段，医学論文を読み慣れている筆者でも難解に感じる．専門用語は，同じ教育を受けてきた者同士が話すときは大変便利である．しかし，各職種が同じ言葉を使っても，職種ごとに意味が異なることがある．本書の記述でも，「この言葉には，どのような意味が含まれていますか」「この2つの言葉に意味の違いはありますか」と何回も聞きながら書き直し

た.

　メディカルスタッフには国家資格者が多いが，医療関係者以外の人に職種の説明をするときは，法律の文言はできるだけ避けたほうがよい．口頭で説明するときの文章のほうが格段によく伝わる．文章を書くときは，新聞の表現や言葉選びが参考になるだろう．どこまでの難易度の言葉をどのように平易な言葉に直しているか，どんなときに（　　）で説明を加えているか．だいたい，どの新聞社の記者も同じ感覚で書いている．また，行政文書で「～を行う」という表現がある．「評価を行う」「検査を行う」などだが，これは「評価する」「検査する」でも十分伝わる．あるメディカルスタッフから「『～する』という表現は幼稚である」と聞き，複数の医学系雑誌編集者に質問してみたが，「決して，国語的に間違いではない」と一致した見解が出た．文章や言葉遣いが難しいほど，すばらしいわけではない．むしろ，難しい内容をやさしく，わかりやすく説明できることこそ，高度なスキルである．

　記者は新人のとき，文章を書くスキルとして「難しいことをやさしく，やさしいことを深く，深いことをおもしろく」書くように指導を受ける．書くことが苦手な人は多いが，訓練次第である程度は上手くなる．ただ，筆者はもう25年間書き続けているが，今でも原稿を書くときは緊張する．書き始めるまでに時間がかかることも多い．書き終わってからも，何回も推敲して書き直す．プロだからといって，そう簡単に書けるものではない．

　このため普段から，ツイッターやフェイスブック，メーリングリスト等で，焦点を絞って書く練習を積んでいる．原稿を書くときには，ツイッター等で意見を聞いたり，情報提供を募ったりしている．

　最後に，ある職能団体の広報担当者が「自分の空き時間を使って広報をしている」と聞いて驚いたことがある．広報は企業のなかでも専門職の一つで，近年は経営戦略の一つとなっている．独立してPR会社を興す人も多い．それを本業の片手間でやることには，無理があるだろう．その担当者も，しばらく本業ができなかったと嘆いていた．

　現在メディアには，ラジオ，テレビ，新聞，雑誌，インターネット等，種類が増え，新聞は地方紙も含めて少なくとも93種類，テレビはBS，CSを含めて少なくとも125チャンネルあるという．それらは，それぞれ多様化した顧客の満足度を高めるために特性が異なる．

　1つのテレビ局には，報道，情報，バラエティ等，ジャンルがあり，同じテーマでも視点によって切り口と内容が異なる．新聞社の場合は医療面，生活面，社会面で医療を取り上げるが，それぞれの編集部には視点の違いがあり，記事内容も変わる．雑誌の場合は，週刊誌と月刊誌，男性誌と女性誌では記事のトーン，傾向も違う．これだけの種類の媒体に対して，1つの同じテーマを特性に合うように伝えていくのが広報の仕事だ．

　しかも，広告（高額な資金を投下して，依頼主の言いたいことを伝える）とは異なり，広報の特徴はコミュニケーションによって媒体に付加価値をつけてもらうことである．信頼関係のもとで成り立つ仕事であり，とても時間がかかる．このため，広報戦略はプロの会社とパートナーシップ関係を築き，地道に時間をかけていくことをお

勧めする.
　このように，チーム医療やメディカルスタッフについてメディアなどでも発信し続けることで，患者が理解を深めていくことができる．病気になっても自分らしく，毎日過ごせるよう，メディカルスタッフと患者とのパートナーシップが構築されていくことを期待している．

第6章

チームメンバーの専門性とスキル

1　各職種の紹介

- 医師 ……………………………………… 170
- 遺伝カウンセラー ……………………… 171
- 医療クラーク・医師事務作業補助者 … 172
- 医療ソーシャルワーカー
  （社会福祉士・精神保健福祉士）……… 173
- 介護職員（介護福祉士など）…………… 174
- 看護師 …………………………………… 175
- 管理栄養士 ……………………………… 176
- 義肢装具士 ……………………………… 177
- 救急救命士 ……………………………… 178
- ケアマネージャー（介護支援専門員）… 179
- 言語聴覚士 ……………………………… 180
- 細胞検査士 ……………………………… 181
- 作業療法士 ……………………………… 182
- 歯科医師 ………………………………… 183
- 歯科衛生士 ……………………………… 184
- 視能訓練士 ……………………………… 185
- 助産師 …………………………………… 186
- 診療情報管理士 ………………………… 187
- 診療放射線技師 ………………………… 188
- 訪問看護師 ……………………………… 189
- 保健師 …………………………………… 190
- 薬剤師 …………………………………… 191
- 理学療法士 ……………………………… 192
- 臨床研究コーディネーター …………… 193
- 臨床検査技師 …………………………… 194
- 臨床工学技士 …………………………… 195
- 臨床心理士 ……………………………… 196
- リンパ浮腫療法士・医療リンパドレナージ
  セラピスト・リンパ浮腫指導技能者
   …………………………………………… 197

2　各チームにおける役割と仕事内容

- 医療安全対策チーム …………………………………………………………………… 199
- 栄養サポートチーム（NST：nutrition support team）………………………………… 202
- がん治療チーム ………………………………………………………………………… 205
- 感染制御（感染対策）チーム（ICT：infection control team）………………………… 210
- 緩和ケアチーム ………………………………………………………………………… 212
- 呼吸療法サポートチーム（RST：respiratory support team）………………………… 215
- 救急医療チーム ………………………………………………………………………… 218
- 褥瘡対策チーム ………………………………………………………………………… 220
- 摂食・嚥下機能療法チーム …………………………………………………………… 222
- 糖尿病チーム …………………………………………………………………………… 224
- リハビリテーションチーム …………………………………………………………… 227

1. 各職種の紹介

*五十音順

第2章心得2で「専門職としての能力を高めるだけでなく，チームメンバーの専門性やスキルを明確に知ろう」と，読者のみなさんに呼び掛けた．そこで，本稿では医療・福祉に関わる28職種を紹介する．「各職種の専門性，スキル，特徴，強み」「職種上の考え方で大切にしていること」「他職種に知ってほしいこと」などを現場の方々から聞き取り，まとめた．

医師（国家資格）

職種の説明
- 問診や診察，検査の結果から病態を把握して，病気を診断し，治療方針を決定する
- 医学に基づく傷病の予防，公衆衛生の普及をすることで国民の健康な生活を確保する

■ チーム医療における医師の役割

チーム医療において，医師はチームのリーダーとしてミッションを明確にして，多職種の専門性とスキルを引き出しながらそれぞれの業務を決定し，質の高い医療を進めていく．

チームメンバーが話し合う場をつくり，さまざまな意見が出ても，目的とする患者の治療方針に沿って，各職種が納得できる形で一つにまとめあげていく．医師は病院内でチームメンバーが働きやすく，力を発揮できるような環境づくりと診療科横断的な交渉をする．チーム医療の成果を評価できるような形をメンバーとともにつくり，病院内外に伝えていく．

■ 在宅医療における医師の役割

近年，在宅医療に取り組む医師が増えている．在宅医療とは，患者が暮らす地域・自宅で医療を提供すること．患者・家族の生活の維持，「いま，何をしたいか」という思いや希望の実現を支え，看取りまでをサポートする．

在宅医療のうち，「訪問医療」は定期的に訪問し病状を管理する．高度医療機器による検査や先進治療以外の医療処置は病院とほぼ変わらないことが多い．今後，起こりうる病状の変化にどう対応するか，家族に指導し安心して暮らしてもらうことも大切な仕事である．「往診」は急変時や患者・家族の要望があったとき，不定期に訪問する．

在宅医療を医師1人が単独で行うほか，有志の医師が集まり「グループ診療システム」を構築する方法がある．地域全体で多職種連携のチームをつくりながら対応していく．

遺伝カウンセラー（認定資格）

職種の説明

● 認定遺伝カウンセラーは臨床遺伝専門医と連携しながら，▷遺伝性疾患や先天異常，遺伝子検査や染色体検査などに関する情報提供 ▷心理的・社会的支援 ▷当事者の自律的な意思決定のサポートをする

▶ 米国では，1970年代から遺伝カウンセラーを養成していた．日本の遺伝カウンセリングも同時期から臨床遺伝専門医によって行われてきたが，2005年からは，日本遺伝カウンセリング学会と日本人類遺伝学会が共同で認定している．受験資格は主に大学院の認定遺伝カウンセラー養成専門課程の卒業生に与えられる．現在，認定遺伝カウンセラーは139人いる

■ 遺伝カウンセリングの必要性

　遺伝子，ゲノム，染色体の解析技術の進歩により，遺伝性疾患の原因遺伝子が明らかになってきた．がんや心臓病，糖尿病や高血圧など生活習慣病に関わる遺伝的要因の研究も進んでいる．血液や爪，髪の毛，細胞などによる遺伝子検査で，遺伝性疾患を発症するリスク等がわかるようになり，疾患の遺伝について情報を求めている人々も多い．

　遺伝カウンセリングでは，遺伝学的な知見を総合的に生かしながら情報を整理してわかりやすく伝え，患者・家族の疾患の治療や健康管理に役立てていく．

■ 遺伝カウンセリングの内容や種類

　遺伝カウンセリングでは，相談者や血縁者の病歴なども参考にしながら疾患の遺伝性を検討し，未発症者やこれから生まれる子どもについては発症する可能性の確率を推定する．患者の状況に合わせて疑問や心配に対応しながら，遺伝学的検査の選択肢や疾患に関する情報（当事者団体の情報，医療費助成制度，福祉の情報，情報の探し方など）を提供し，話し合いをもつ．患者にとっては遺伝医学の専門家から，正確かつ最新の十分な情報を得る場となる．正しい情報を得ることは，心理的なサポートにもなる．

　疾患の遺伝性や遺伝学的検査（遺伝子検査や染色体検査など）に関する相談には，主に次の5種類がある．

①小児の遺伝性疾患や先天異常（ダウン症候群などの染色体異常，身体や臓器の先天的な形態異常など）
②妊娠に関わる産科領域（出生前診断，着床前診断，高齢妊娠・出産，習慣性流産など）
③神経難病（筋ジストロフィー，ハンチントン病など）
④遺伝性腫瘍（遺伝性のがん．がん全体の10％程度）
⑤そのほかの小児・成人の遺伝性疾患

　遺伝カウンセリングは，国立病院や大学病院，小児病院，がん専門病院などの遺伝相談外来，遺伝子診療部などの専門外来などで受けられる．

医療クラーク・医師事務作業補助者

職種の説明
- 医師の指示のもと，事務や秘書的業務を行う．特に資格はない．2008年から配置人数によって，診療報酬「医師事務作業補助体制加算」がつくようになった
- 医師の業務負担の軽減を図りながら，効率的な医療体制を整える
- 主な業務は次の4種類である
  ① 診断書などの文書作成業務〔診断書，介護保険の主治医意見書，診療録（処方せんや退院サマリー等も含む）の記載代行〕
  ② 診療記録への代行入力（電子カルテやオーダリングなどの操作の代行）
  ③ 診療の質の向上のための事務作業（診療データの集計や臨床研修カンファレンスの準備など）
  ④ 行政上の対応（感染症サーベイランスの入力など）
- ▶実施できない業務もある
  医師以外の職種からの指示業務（看護業務の補助も含む），診療報酬の請求業務，窓口・受付業務，医療機関の経営・運営のためのデータ収集業務，物品運搬業務など

■ 診察前外来業務も行い，看護師の負担も軽減

これまで外来看護師が担当していた外来業務のうち，次の項目を医療クラーク・医師事務作業補助者が行うようになった．▷初診患者の医師への振り分け ▷トリアージ ▷問診表記載事項の補足説明 ▷受診者の主訴の聴取 ▷バイタルや主訴などの診療録への記載 ▷カルテ等の準備 ▷体温の測定 ▷検査の説明など．

外来業務では，▷診察室への出入りの介助 ▷器具の受け渡し ▷検査の説明 ▷カルテ・処方せん・処置伝票・検査伝票の記載 ▷次回診察の予約 ▷入院手続きの説明などを担当することができる．金沢脳神経外科病院（石川県，220床）医療秘書室の矢口智子さんは「医師事務作業補助者が業務を行うことによって，患者さんの待ち時間の短縮と満足度につながっていると思います」と言う．同病院の場合，たとえば，医師事務作業補助者導入前は書類作成に平均32.3日（医師9人）かかっていたのが，現在はスタッフ10人で平均4日間で作成する．書類の内訳は，生命保険，自賠責保険，装具，傷病手当て，介護保険，身体障がい者障害年金などである[*1]．

■ 医療クラーク・医師事務作業補助者をどのように採用するか

医療クラーク・医師事務作業補助者をどのように採用していくか悩む担当者は多いと聞く．そこで，全国の病院を対象にした調査結果[*2]の一部を紹介する．

1. 医師事務作業補助者の採用方法
   事務職員から登用48％，新規採用36.5％，事務職以外から登用9.6％など
2. 登用前の所属部署
   医事課42.5％，診療情報管理室13.1％，医局14.6％など

[*1]：矢口智子．医師事務作業補助業務の発展のために．日本医療マネジメント学会誌 2012；13（suppl.）：131．
[*2]：片田桃子．わが国における医師事務作業補助者の実態調査—採用・登用方法および教育・研究方法を中心に．日本医療秘書学会学会誌 2011；8(1)：64-7．

医療ソーシャルワーカー(社会福祉士・精神保健福祉士；国家資格)

職種の説明
- 保健医療分野の組織において，患者・家族の抱える経済的・心理的・社会的な問題の解決や調整を援助し，社会復帰を促進させる．医療と福祉の橋渡しの役割として，病院や保健所のほか，老人保健施設などで働く
- 業務内容は次の6種類に大別できる(医療ソーシャルワーカー業務指針)
  ① 療養中の心理的・社会的問題の解決調整援助
  ② 退院援助
  ③ 社会復帰援助
  ④ 受診・受療援助
  ⑤ 経済的問題の解決・調整援助
  ⑥ 地域活動
  ▶ 精神科病院では診療報酬上「精神保健福祉士」の資格が必要とされる．精神科病院以外では，業務独占ではないため国家資格を必要としないが，診療報酬が社会福祉士を求める傾向にあるため，「社会福祉士」の有資格者を採用する医療機関が多い

■ 医療機関では患者・家族の相談職が複数人必要

　患者・家族の疾病をきっかけとした社会生活上の悩みや不安について，「どのような困難にあるのか」「これから，どうしていきたいか」を共に考え，支援する．通常であれば，自分で考え解決できるようなことでも，自分や家族が病気になったというだけでエネルギーが半減しやすい．

　社会福祉士・精神保健福祉士などの相談職は，からみあった話の内容や相談者の心の内を整理しながら，「今は，何をしなければいけないか」という問題解決に向けての考え方や行動方法，あるいは発想の転換法などを伝える．聞き手としての主観や意見は交えず，客観的な視点から相談者に必要と思われる情報を伝える．

　相談者は人に聞いてもらうことを意図しながら，自分の悩みや苦しみを語ることで，その内容や言葉の意味に自らが気づくことがある．傾聴の技術により，カタルシスを図る(精神分析の用語．無意識のなかにとどまっていたしこりを言語などで表出することで消散させる)プロセスである．さらに，話すというプロセスから新たな価値やアイデアが生まれ，最終的には相談者自身が解決方法を見出す．話の内容から，別の職種のほうが詳しく相談に乗れると判断した場合は，橋渡しし，チームで相談援助を継続する．

■ 医療機関における社会福祉士・精神保健福祉士の専門性とは

　社会福祉士・精神保健福祉士は，どちらも，社会福祉，社会保障，相談援助技術，社会福祉計画，社会活動などの知識をもつ．患者を市民としてとらえ，治療中も治療後も，社会のなかでいかに自分らしく生きていくかを一緒に模索し，応援し，乗り越えていくサポートをする．

　社会福祉士は，高齢者，障がい者，児童，地域，司法，教育などの分野で，総合的かつ包括的なソーシャルワークを実践する．

　精神保健福祉士は，精神疾患をもつ患者の生活環境の調整，権利擁護(生活保護，年金，成年後見人制度などの社会制度やサービス)にもアプローチする．

介護職員（介護福祉士；国家資格，など）

職種の説明
- 介護についての専門的な知識やスキルを活用しながら，介護保険による介護サービスの利用者が自分らしく自立した生活や人生を送れるように支援する
- これまで，介護の現場には，無資格者，訪問介護員（ホームヘルパー），介護福祉士，社会福祉士，看護師など，さまざまな養成課程出身者が混在していた．2013年度から訪問介護員の資格は廃止になり，今後は介護福祉士に集約される形で進んでいる

■ 生活の支援を通して利用者の心に寄り添うことが役割

　介護職員の専門性とは，「利用者の生活に対する希望をくみとりながら，それを安全に実現するために，どのように工夫するか」「いかに，生きがいをもって過ごすことができるか」に焦点をあてて検討し，支援することにある．

　介護のスキル（技術）とは，高齢者によくみられる身体や心の変化，おむつ交換，体位交換，服の着脱，歩行の補助，視覚障がい者への声かけや助言，麻痺のある人へのアプローチ，緊急時の対応など，多岐に渡る．だが，介護のスキルを提供することだけが目的ではなく，生活の支援を通して利用者の心に寄り添うことが介護職員の役割になる．このため，多少，医療や健康面にマイナス面があっても，利用者の希望をかなえることを優先していきたいという意向をもつ．食事内容，旅行するかどうか，薬を処方するかどうか等について，メディカルスタッフとケアスタッフの信念が平行線をたどる場合は，利用者にメリット・デメリットを伝えて決定してもらう．

■ 介護福祉士も一般的な医学の知識を学ぶ

　介護福祉士の養成課程では，介護の専門性やスキルの基盤となる介護領域の学問のほか，医学一般，精神保健学，社会福祉概論，リハビリテーション学，心理学（カウンセリングの手法などを含む）などを包括した心身の仕組みも学ぶ．介護の技術は医学的知識の裏付けのもとで行われている．さらに，社会経験をはるかに積んだ高齢者とコミュニケーションを取るためには，一人の人間としての幅広い知識が必要になる．養成カリキュラムでは，コミュニケーション技術のほか，社会学，地域学，民俗学など，さまざまな知識を身につけられるよう工夫されている．

　このほか，国際生活機能分類（ICF：International Classification of Functioning, Disability and Health）の視点に基づいた音楽や絵画，書道などのレクリエーションの効果についても学ぶ．レクリエーションは心身の機能や脳の活性化を促進させる効果や，人との交流で社会性を広げ，生きがいや楽しみ，意欲をもつことに役立つ．

　介護職員も寄り添うための努力をしていると聞く．たとえば，若い介護職員が軍歌を数種類歌ってみたら，天井を見つめたまま黙っていた利用者が一緒に口ずさんだという．音楽療法には，古い記憶を引き出す効果がある．感情を楽しんだり，心身をリラックスさせたりする効果もある．場所や時代，空間を越えて，「共にいる気持ちをもたせてくれる」という働きもある*．利用者に寄り添うとは，人生の記憶や大切にしていることを，共に楽しむことにある．

＊：福原麻希．がん闘病とコメディカル．東京：講談社；2007．p.202．

看護師（国家資格）

職種の説明
- ケガや病気をした人，妊産婦の療養上の世話をする
- 医師の診療を補助する
    ▶ 看護師は看護学的・科学的知識の裏付けのもと，患者の心身の苦痛をやわらげ，安心して気持ちよく療養できるように環境を整える
    ▶ 病気やケガで傷ついた心を癒し，身体の自然治癒力や生きる意欲を引き出す
- 個人，家族，集団，地域社会など，さまざまな場で，乳幼児から高齢者まで幅広い対象者の健康の維持増進，病気の予防，健康回復への援助を行う

■ 看護ケアでもっとも大切にしている概念「ケアリング」

　近年，臨床現場の看護師はキュア（治療：点滴，注射，与薬など）とケア（世話，手当て，気遣い）の2つの視点をもつ．それは看護師のスキル，たとえば ①ベッドサイドで患者の心身の変化を見逃さない観察眼と，病態を評価する能力 ②患者の価値観を尊重しながらニーズや想いを引き出し寄り添う ③患者の身体に手で触れることで自助力を引き出す等に生かされている．

　看護ケアの実践は，主に「ケアリング」の概念に基づく．ケアリングについては，歴史的な看護学者がさまざまな意義づけをしているが，その中心的概念は「ケアでは対象者との信頼関係をもっとも重視し，身体の病状・病態と生活全体を調整しながら，その人らしい時間を過ごせるように自己決定や希望を援助していくこと」を趣旨とする．「看護の中心は人間の尊厳や人間性を護ることにある」ともいう．

■ 看護師の強みは，24時間365日，人や情報をつなぐ力

　看護師のスキルには多くのことがあげられるが，現場からとてもよく寄せられる看護師の強みは，「病院内やチーム，対患者・家族との調整役（つなぎ役）であること」という．看護師には全体を見渡せる視野の広さがあるので，多職種連携でのコーディネーター役，患者とメディカルスタッフのリンク役に適している．看護師が24時間365日，日勤・夜勤と交代で継ぎ目なく，人と人，人と情報，情報と情報をつないでいるからこそ，医療の質が担保されている．近年，夜勤や交代制勤務の過重負担が労働科学的な研究で明らかになり，勤務体制の改善が急務とされている．

■ スペシャリストの看護師も増えている

　「専門看護師（看護系大学院で特定の分野の知識とスキルを十分高め，認定審査に合格した者，11分野）」「認定看護師（認定看護師教育機関で6か月の教育を受け，特定分野の知識とスキルを十分高めた者，21分野）」の有資格者が医療機関で活躍している．専門看護師は卓越した看護の知識や技術をもち，複雑で解決が難しい患者に対応するほか，病院内でスタッフの相談に乗ったり，チーム医療の調整役に入ったりする．実務・研修・研究実績を勘案し，5年ごとに更新する．認定看護師は水準の高い特定分野の知識と熟練した看護技術をもち，外来・病棟・在宅で患者のケアにあたる．

管理栄養士（国家資格）

職種の説明
- 病院給食の管理・食事提供のほか，栄養管理業務として ▷栄養状態の評価（情報収集と解決すべき課題の把握） ▷栄養改善 ▷栄養管理計画立案 ▷栄養介入（栄養補給法の提案，栄養剤の調整・選定，献立作成，調理指導，栄養相談など）をする
- 外来では，▷外来栄養指導 ▷特定保健指導を行い，地域住民の生活習慣病発症予防や疾病の重症化予防などの健康管理，疾病対策に貢献する
- 近年，在宅でも活躍できるよう「在宅訪問管理栄養士」が育成され，最期まで食べられることを支援している

専門性に「病態栄養」が加わり，活動の場が病棟へも広がった

　管理栄養士の業務として，病院給食の管理（食事の提供）が重要なことは無論だが，近年，さらに踏み込んだ形で病態栄養を専門とする「栄養管理業務」が全国の医療機関で実践されている．「栄養管理」とは病態の改善を目的に，患者の栄養状態を評価・判定して問題点を探り，栄養補給の内容や方法を検討し介入すること．

　低栄養や過栄養などのアンバランスが生体の代謝能力の低下を引き起こす．30年以上前から，医師が「栄養管理は治療の基盤」と指摘してきたが，現在では「栄養サポートチーム」として多職種連携で対応されるようになった．

　管理栄養士が入院患者の栄養管理をするとき，疾患の病状や病態を理解し，患者の栄養状態や個人差を勘案しながら，介入計画を立てて治療法を提案する．管理栄養士が病棟へ行きベッドサイドを回るようになり，カルテから情報を得るだけでなく，直接，患者を目で見て，話を聞き，身体に触れている．このように五感を駆使して情報を得ることによって，学問としての「人間栄養学」が臨床現場で実践されるようになった．その結果，たとえば，日立総合病院（茨城県，543床）では，消化器がん（胃がん，大腸がん等）761症例を対象に，①術前の栄養状態を評価し，中等度以上の栄養障害と診断した患者には免疫補助栄養剤を飲んでもらい，栄養状態を術前から改善した ②術後も継続して管理栄養士が栄養管理に介入した結果，術後の在院日数が7日間短くなり，術後合併症の発生率も減少傾向を示した*．

食事は生きる希望や喜びも得られる

　「食べること」で治療に耐える身体がつくられ，順調な回復と早期退院につながる．それだけでなく，口の中で食べ物を味わうことは，生きる希望や喜びをもたらす．このため，現在の病院給食では「いかに患者が食べられるか．食べたい物を増やすか」が重視される．食事の個別化を実現するために，管理栄養士とともに調理師がベッドサイドに行き，患者の気持ちを聞き取る病院も増えている．食事は入院中の数少ない楽しみなので，患者にとっては明日の生きる希望になる．また，調理場とベッドサイドの距離が短くなるので，調理師の意識と士気も大きく高まるという．

*：丸山常彦ほか．栄養サポートチーム（NST）で行う，消化管癌に対する術前栄養介入：SGA（Subjective Global Assessment：主観的包括的栄養評価）を用いたアセスメント．日本消化器病学会雑誌 2011；108：469．

義肢装具士（国家資格）

職種の説明

- 義肢や装具を製作し，その後も利用者の身体や生活に適するよう調整する専門職．義肢装具は医師の処方によって製作される
    - ▶「義肢」とは，事故や病気などで手足を切断したときに用いる人工の義手や義足のことをいう．「義手」には，外見を補う装飾用と，日常生活の動作や作業を機能的にする能動用や作業用，筋電用などがある．「義足」は体の部位ごとに種類がある
    - ▶「装具」とは，病気やケガによって手足や身体に障害があるとき，その治療や後遺症による障害があるときに用いられる補助器具のことをいう．たとえば，腰のコルセット，骨折時のギプスの代わりに用いるガード，頭蓋骨摘出時の保護装具などがある

■ 義肢装具の選定・製作が専門家としての強み

　義足には装着部位別に，股義足，大腿義足，下腿義足，膝義足，果義足（足首より近位部での切断の場合），足根中足義足（足の指から足首までの切断の場合），義手では肩義手，上腕義手，前腕義手，手義手がある．パーツ別にはソケットのほか，義足では，股継手，膝継手，足継手，足部など，義手では肩継手，肘継手，手継手，手先具などがある．装具にも上肢・体幹・下肢装具，靴型装具，座位保持装置などがある．義肢装具士は，これだけの種類のなかから利用者の体つきと生活に適したタイプを選び，オーダーメイドで製作していく．これが義肢装具士の専門性である．

　近年では，膝継手（継手とは，関節の機能を代替するという意味）にマイクロコンピューターを入れ，電気的に制御できるようにもなった．このため，医療職種共通の基礎科目（生理学，解剖学，病理学，運動学など）のほかに，工学分野にも精通している．

■ チーム医療における義肢装具士

　義肢装具士を常勤で雇用する病院がある．玉造厚生年金病院（島根県，301床）では，戦後間もない1946年から院内に「義肢室」があり，3人の義肢装具士が働く．そのメリットについて勤続25年目の大塚義幸さんはこう言う．

　「病院の中で働いているほうが，カンファレンスのような決まった時間以外でも，迅速に医師・看護師・理学療法士などと情報共有や意見交換ができ，チームとして機能しやすく，迅速に仕事が進みます」

　義肢や装具の完成までのあいだ，院内で患者の身体に仮合わせすることもできるので，完成品のトラブルは少ないという．さらに，院内にいつもいるので，患者も相談しやすい．この病院で製作した義肢や装具だけでなく，既製品の微調整の場合もその場に機械や材料があるので，義肢装具士はすぐ応じるという．

　このような病院は，ほかにも湯河原厚生年金病院（神奈川県），大阪厚生年金病院（大阪府），登別厚生年金病院（北海道）などがある．今後は，リハビリ病院だけでなく，脳卒中患者の多い急性期病院でも積極的に義肢装具士を院内で雇用し，チームメンバーに加えたほうがいいという声もある．

救急救命士(国家資格)

職種の説明
- 現場にいち早く駆けつけ,救急車やドクターカー,ドクターヘリで迅速に医療機関へ搬送する
- 救急患者を搬送中の救急車で,医師の指示のもと,心肺機能停止状態の傷病者に器具を使った気道確保や静脈路確保のための輸液,薬剤投与などの救命救急処置を行う
  - ▶かつては,救急隊員が医療行為をすることは,一切,認められていなかった.だが,諸外国と比べて心肺停止患者の救命率が低いこと,尊い命を救うには病院到着前の迅速な判断と的確な処置が必要となることから,1991年,「救急救命士」が一つの職種として誕生した

■ 院内での活用

　現在,法律上,救急救命士に医療行為が許されている場所は「救急現場」と「救急車の中」に限られている.だが,川崎幸病院(神奈川県,326床),相澤病院(長野県,502床),宇治徳洲会病院(京都府,400床),足利赤十字病院(栃木県,500床),河北総合病院(東京都,315床)などでは,法律の範囲内で救急救命士を院内で活用するシステムを構築している.たとえば,▷ER・外来でのトリアージ ▷医師の診察や処置の介助 ▷緊急自動車への同乗などの業務を担当している.また,患者を専門病院へ搬送する等,目的に合わせて病院所有の高規格救急車で搬送することもできる.これらの業務には,必要な指示を出した医師の所属する医療機関で「救急救命管理料(500点)」を算定することができる.

■ 災害時の活用

　災害の急性期(発災後48時間以内)には,▷被災地から被災地外へ患者を搬送する「広域搬送」▷重症度や緊急度に応じた治療優先度を決めるトリアージ ▷被災地に必要な薬剤や医療機器材,食料品などの搬送,などができる.

　医師,看護師らとともに救急車で被災地の避難所を巡回し,高齢者,子ども,妊産婦などの健康管理や診療の介助をする.さらに,大震災による建物倒壊・崩落による下敷き,さらには電車などの交通機関の事故による閉じ込めで発生する傷病者に対して,CSM(confined space medicine;閉鎖空間での医療処置)をする.院内のような整えられた環境ではなく,院外での制約された厳しい環境や条件のもとにおいて,特殊な資器材を活用し,レスキュー隊と連携して,傷病者に医療介入をしつつ救出作業をする.

　このほか,地域住民に対して「住民参加型医療」を推進するために,心肺蘇生の普及啓発に積極的に関わることも救急救命士としての重要な使命といえる.

ケアマネージャー（介護支援専門員；認定資格）

職種の説明
- 自宅や介護保険施設で，65歳以上の高齢者と40～64歳までの特定疾病の患者が自分らしく，自立した生活ができるよう，介護保険による介護サービスをどのように利用すればいいか，ケアのプログラムを作成する
- 利用者がケアプランに同意した後は，居宅サービス事業者や市町村の行政機関などに連絡・調整をする．さらに，利用開始後は，サービスが適しているか，利用者の希望に沿っているかを確認しながら，問題があれば再検討する
- 介護支援専門員の受験資格は，これまでかなり幅広い養成課程がその条件に入っていた．医療の国家資格保持者でも受験資格はあるが，今後は介護福祉士に集約される形で進められている．資格は5年ごとに更新される
- 居宅介護支援事業所の管理者はケアマネージャーに限定されている

■ 介護領域全般の知識をケアプランに公平・中立に反映させる

　ケアマネージャーの専門性は，介護保険のしくみ，生活保護などの生活扶助，老人福祉など社会保障全般における介護領域について，および各種介護保険サービスやサービスを支える各職種の専門性やスキルを理解し，ケアプランに反映できることである．特に，ケアマネージャーの試験（介護支援専門員実務研修受講試験）では，試験問題の約7割に多職種の専門性に関する内容が出題されているという．

　各種保険サービスを適切にプランニングするため，ケアマネージャーには公平性・中立性が強く求められる．特に，特定の居宅サービス事業者から金品などの受け渡しがあった場合，居宅介護支援事業所の指定を取り消される．利用者に対しては，自宅などの生活空間に介入するため，利用者や家族の主体性の尊重や個人情報の保護が課せられる．ケアマネージャーは，基本的には居宅で家事や援助をしてはいけない．

　介護保険施設にはケアマネージャーの配置が義務づけられているが，地域包括支援センター，訪問看護ステーション，ヘルパーステーションにもケアマネージャーが勤務しているほうが望ましい．ケアマネージャーの実務経験5年以上で，資格条件を満たす者には「主任介護支援専門員」の資格が付与され，地域包括支援センターで中心的な役割を果たすことができる．

■ 地域包括ケアシステムでメディカルスタッフと協働するには

　病院で働くメディカルスタッフとケアマネージャーや介護職員などのケアスタッフは，その役割や目的が異なる．メディカルスタッフは，病院で患者の病気の治癒・改善を目指していく．一方，ケアスタッフは，利用者が自宅や施設でその人らしい人生を送り，やすらかな最期を迎えるための支援をする．利用者の家族・仕事・趣味・経済事情を勘案し，時間をかけて利用者とコミュニケーションを取りながら，よりよいパートナー関係を築く．

　「医療と介護の連携」ともう何年も言われながら，現場では壁が高く，なかなか連携・協働が難しいという．「医療・介護の制度や教育の同一」を目指して，介護現場からは連携・協働しやすい体制づくりが急務と強く声があがっている．

言語聴覚士（国家資格）

職種の説明
- 発達上の問題，疾病（脳卒中，がん，神経難病など），頭部外傷の後遺症などにより，聴覚，言語発達，音声・構音・言語，摂食・嚥下の機能が障害されることがある．また，注意・記憶などの高次脳機能障害や認知症など，さまざまな問題を抱える方々に専門的サービスを提供し支援する．対象は小児から高齢者まで幅広い．特に，聴覚障害，言語発達障害，構音障害の領域では小児の患者も多く，小児科医，耳鼻咽喉科医，口腔外科医とともに，小中学校とも連携し，指導・助言をしている
- リハビリにおいて言語聴覚士は，専門的な検査により「障害のしくみ」を明らかにし，根拠のある訓練をプログラムし，実施できることにある

■ 言葉によるコミュニケーションを取り戻す

　コミュニケーションの手段には，筆談，ジェスチャー，指差し，目で合図する等あるが，言葉以外の方法で思い通りに意思を伝えることは難しい．だが，失われた機能があっても，残された能力を訓練で引き出せば，日常生活の不自由さを軽くすることはできる．言葉の障害には「うまく話せない」「話が理解できない」「文字が読めない」等の言語障害と，「うまく発音できない」という構音障害，さらに「声がかすれる，出にくい」という音声障害がある．

■ 摂食・嚥下障害リハビリのキーパーソン

　摂食・嚥下障害リハビリには，医師，歯科医師，看護師，歯科衛生士，理学療法士，作業療法士，言語聴覚士など，多くの職種が診療報酬の算定に関わる．医師・歯科医師がリーダーとしてリハビリの方針の決定やリスク管理などをするが，日常では看護師，歯科衛生士，言語聴覚士がキーパーソンになっていることが多い．
　この3職種は，それぞれ専門性により視点が異なる．
- 看護師は，常にさまざまなリスクを念頭に置きながら全身の観察をする．さらに，そのときの身体状態に応じた口腔ケアや食事介助などの嚥下訓練をする．
- 歯科衛生士は，口腔粘膜・歯肉の炎症，口腔内の乾燥・痛み，虫歯の発生予防などに留意し，咀嚼できるような口腔内環境を整える．
- 言語聴覚士は，口腔・咽頭・食道・呼吸器・脳の働きと幅広い知識をもち，医師・歯科医師による専門的検査にも参画，嚥下機能を評価し，摂食・嚥下訓練を実施する．

■ 高次脳機能障害でも強みを発揮する

　頭部外傷，脳卒中などの高次脳機能障害では，生活や仕事などに支障が出る．各種検査歩行や生活動作から，脳のどの部分がどのくらい機能低下しているか明らかにし，改善方法や生活しやすい環境，行動の工夫を指導・助言する．同じ高次脳機能を ▷理学療法士は運動・動き・動作の視点から ▷作業療法士は活動・生活の視点から ▷言語聴覚士は認知・言語・コミュニケーションの視点からみていく．高次脳機能の改善は年単位で変化が出てくる可能性があるという．

細胞検査士（認定資格）

職種の説明
- 顕微鏡を通して，検体の細胞が良性か悪性か，あるいは細胞を通して病態（炎症，ウイルス感染，アレルギー等）を見極める（「細胞診」という）
  ▶ 臨床検査技師の有資格者のうち日本臨床細胞学会が認定する職種で，4年ごとの更新制度がある

■ 病理診断とは何か

　細胞診断は病理診断の一つである．病理とは，病気の原因を突き止めたり，病変がどのようにできたかを科学的に研究したりすること．病理診断には，細胞診断のほかに，組織診断と解剖（病理解剖）がある．組織診断とは，手術で摘出された臓器や内視鏡で採取された組織切片の診断で，病理組織診断と手術中の迅速診断がある．遺体の解剖では病気の進行や治療効果，死因などを診断する．臨床検査技師や細胞検査士が検体を判定し，医師が診断をする．

病理診断の種類と担当

細胞診	組織診		解剖 （病理解剖）
	病理組織診	手術中の迅速診	
細胞診専門医 細胞検査士	病理専門医 臨床検査技師 （標本作製・管理など） 細胞検査士（標本作製）	細胞診専門医 臨床検査技師 細胞検査士	病理専門医 臨床検査技師（介助） 細胞検査士（介助）

■ 悪性細胞をどう見分けるか

　悪性細胞の形状は，正常な細胞からどのくらいかけ離れているかで判断する．たとえば，核が大きい，核の形がいびつ，核が立体的，核が普通より濃く染まっている，細胞が大きい，不規則に並んでいる等が悪性細胞の目安になる．
　細胞検査士が「腺がん細胞が見つかりました」と報告すると，細胞診専門医は「この場所に，腺がんはできるだろうか」と別の視点でみる．
　細胞診は細胞検査士2人がダブルスクリーニングを取ることも多い．
　CTやMRIの画像検査が良性でも，細胞診で悪性と判定されることもある．子宮頸がんの場合は前がん病変（細胞ががん化する前の段階）を見つける．

■ 日本の細胞検査士のレベルは世界でもトップクラス

　その理由は，日本の資格認定のシステムと業務範囲にあるという．臨床検査技師の有資格者が認定条件であり，細胞診検査だけでなく，病理関連業務（組織標本作製，遺伝子検索，液体処理，細胞標本作製など）も実施しているので，幅広い知識と経験をもつ．国際的な論文発表数も先進国のなかで常に上位である．

作業療法士（国家資格）

職種の説明
- 国際生活機能分類(ICF：International Classification of Functioning, Disability and Health)の視点に基づき生活機能と障害をとらえ，作業療法によって回復・改善させる．作業療法では，▷日常生活上の応用動作（着替え，歯磨き，洗顔，食事，排泄，入浴，家事，外出，就労など）▷職業関連活動の訓練（作業の動作手順の習得，就労環境への適応，作業耐久性の向上など）▷福祉用具の選定や使用の訓練 ▷退院後の住環境への適応訓練 ▷発達障害や高次脳機能障害に対する支援などができる
- 対象者は，主に次の3種類に大別される
  ① ケガや病気のため身体や心に障害のある人（骨折，がん，脳卒中，パーキンソン病，関節リウマチ，統合失調症，躁うつ病など）
  ② 発達期に心身に障害がみられる子ども（脳性麻痺，精神発達遅滞，発達障害など）
  ③ 老年期に身体や心に障害がみられる人（認知症など）

■ 作業療法の真の価値は「自立と役割の獲得」

　病気やケガをしたときは，健康なときのように，さまざまな動作がスムーズにできなくなる．だが，「生活上の身の回りのことは自分でやりたい」「仕事や趣味を続けたい」等，患者には生きていくうえで，ささやかな願いがある．作業療法士はその希望を実現させるために，作業における身体の動きをさまざまな角度から分析し，脳に関する知識を勘案しながら，作業を遂行できるように支援する．特に，手指の動きを改善するスキルはすばらしい．適切な代替品や自助具を提供することもある．患者は繰り返し訓練し，できるようになることで達成感を得て，生きていく自信につながる．

　さらに，作業は生活のなかで役割を生み出す．私たちは社会や家族の役に立つことで生きがいや喜びを感じる．現場からは，他職種に対して「患者がもらした希望や想いを聞いたら，作業療法士にも伝えてほしい」という声が出ている．

■ 生活環境の設備―家屋訪問指導とは

　退院前の家屋訪問指導では，「病院で訓練したことを生かして不自由なく動けるか」「住宅改修が必要か」を専門職の視点で判断する．作業療法士が動作確認をするとともに，患者・家族にも歩く，浴槽をまたぐ等の動作を実際にしてもらうほか，家族がどのように介助すればいいかも指導する．

■ 精神科における作業療法とは

　病院では患者の病的な部分，劣っている部分に焦点があてられがちになり，その評価をもとに修正・治療していく．作業療法では患者を生活者としてとらえ，健康的な側面に焦点をあてたり，可能性を見出したりしながら，うまく発揮できるよう患者本人や取り巻く環境に働きかけていく．安心して楽しく失敗の少ない作業や活動，交流を通して，他者への信頼を回復させ，他者の援助を借りて目的を達成する経験をする．これらが患者の仲間づくり，社会性の獲得，障害との折り合いや受容へと向かわせる．

歯科医師（国家資格）

職種の説明
- 歯科治療によって咀嚼機能を改善し，支障なく食事ができるようにする
- 口腔内の疼痛，出血，乾燥，粘膜炎，味覚障害，開口障害などの改善や苦痛を緩和する

■ チーム医療における歯科医師の役割

　歯科医師は歯科治療や義歯の調整などが専門性とスキルになるが，チーム医療においては，口腔ケアや摂食・嚥下リハビリテーションで活躍する．

　口腔ケアによってプラークや歯石などを除去することで，口腔内感染や誤嚥性肺炎，菌血症など全身に波及する感染症を予防できる．また，がん患者の手術・化学療法・放射線療法前に口腔内の環境を整えておくことで，合併症の発症を減らすことができる．がん終末期には口腔乾燥や口腔カンジダ症などで苦痛を感じる患者が多くなるため，緩和ケアとして実施する．

　摂食・嚥下リハビリでは，歯科治療による咀嚼機能の改善，痛みの除去，口腔周囲のリハビリテーションのほか，顎の欠損を補う義歯や嚥下補助装置（特殊な形態の義歯）を作製する．

歯科衛生士（国家資格）

職種の説明
- 人々の口腔内の衛生環境をよい循環にしていくことをサポートする．具体的な業務は4種類ある
  ① 歯科予防処置：虫歯や歯周病などを予防するため，フッ化物などの薬物を塗る．歯垢や歯石などの汚れを医療器具によって，専門的に取り除いたりする
  ② 歯科診療の補助：歯科医師の指示のもと，診療を補助する．歯周病などの歯科治療の一部を担当する
  ③ 歯科保健指導：歯の磨き方の指導を中心に，口腔清掃のセルフケアのスキルアップを専門的に支援する．在宅療養者や要介護者などを訪問して口腔ケアをする
  ④ 食物の食べ方や噛み方を通した食育支援．高齢者や要介護者の咀嚼や飲み込みの力を強くする摂食・嚥下機能の指導訓練をする

■ 歯科予防処置は細菌感染予防に効果がある

　愛知県がんセンター中央病院（名古屋市，500床）では，食道がんで手術を受けた患者を対象に，歯科衛生士による専門的な口腔ケアの効果を検証したことがある．2003年1月～12月の歯科衛生士による専門的な口腔ケアを実施していない群24人と，04年10月～06年1月の実施した群27人を比較検討したもので，口腔ケア実施群は手術4日前と1日前に歯科を受診し，歯科医師の診察と歯科衛生士による歯石除去や歯面（歯の表面）清掃などをしてもらった．セルフケアについての指導も受けた．

　その結果，手術4日前より1日前のほうが歯垢は半分程度まで減少し，舌の汚れも半分以下だった．さらに，口腔ケア実施群では気管内分泌物の細菌検査の結果，細菌の数も種類も減っていた．術後に発熱がみられた患者も手術4日前の場合は7人だったが，1日前では4人だった[*]．

　細菌数や種類が多い場合，誤嚥性肺炎の原因になることがあり，入院日数が長引いたり死亡率が高まったりする．このように，歯科衛生士による専門的なケアは一定の効果があることがわかっている．

■ 要介護者や障がい者の施設でも歯科予防処置を期待する

　医療保険では予防処置は含まれていないため，地域の歯科医院では治療が中心となる．歯科衛生士による歯科予防処置は，市町村の保健センターや保健所で受けられるが，まだ少ない．「歯科医師の直接の指導のもと」の要件が緩和されると，保健センターや保健所，要介護者・障がい者の施設，在宅での歯科衛生士の取り組みが広がりやすい．

[*]：上嶋伸知ほか．食道癌手術患者に対する専門的口腔ケア施行の効果．日本外科感染症学会雑誌 2009；6(3)：183-8.

視能訓練士（国家資格）

職種の説明
- 眼科領域のスペシャリスト．眼科全般の視能検査と視能矯正を専門とする．職種ができたばかりの頃の業務は，主に斜視や弱視の視能矯正だったが，時代とともに専門性やスキルを活用する場面が増えてきた
- 現在は次の4分野を担当する
  ① 眼科全般の視能検査（視力検査，屈折検査，眼圧検査，視野検査，眼底・前眼部の写真撮影や解析，角膜形状解析，電気生理検査，超音波検査）
  ② 視能矯正（両眼視能検査，眼筋機能検査，精密屈折検査，斜視・弱視などの訓練指導など）
  ③ 検診（3歳児健診，就学時健診，生活習慣病検診，集団におけるスクリーニング）
  ④ 視力低下者のリハビリ指導（拡大鏡，拡大読書器，単・双眼鏡，遮光眼鏡など）

■ 糖尿病チーム医療における視能訓練士の活躍

　鳥取県立中央病院（鳥取市，431床）では，2009年から糖尿病療養指導チームに視能訓練士が2人参加している．視能訓練士の小林千夏さんは，特に糖尿病教室の「糖尿病網膜症」の勉強会で使うテキストを作成したり，講義で眼球模型を用いながらの合併症の説明や生活しやすくなる工夫を話したりしている*．高齢者の患者から「わかりやすい」「理解が深まった」等，好評を得ている．

　眼科部長の伊藤久太朗さんは視能訓練士がチームメンバーに参加するメリットについて，「糖尿病網膜症は，日頃，症状がなく患者さんが実感をもてないため，専門職による説明によって説得力が増すことで継続受診者が増えています」と言う．カンファレンスで患者の理解度に関する情報共有もしている．

■ 目の異常に気づいたら，視能訓練士に紹介を

　診察室や病室，理学療法や作業療法の訓練中に，患者の目の見え方の異常に気づいたら，ぜひ積極的に視能訓練士に紹介してほしい．こんな例がある．
① 脳梗塞，脳腫瘍，副鼻腔疾患，交通外傷の患者には，眼球運動障害による目の見えづらさ〔物が二重に見える（複視），見えにくい等〕が起こりやすい．片目に眼帯をしながら理学療法や作業療法をしていたり，訴えても改善しないと思いこみ，患者が我慢したまま生活していることがある．そんなときは，斜視手術やプリズム眼鏡（レンズにプリズムを組み込んだ眼鏡．光を屈折させることで視線のズレを補正する）で複視の消失や両眼の視機能を獲得できる．視能訓練士は手術前後の眼科検査，プリズム眼鏡の処方検査をする．
② 糖尿病網膜症による視力低下が起こった場合は，視能訓練士がルーペ，弱視眼鏡，拡大読書器，遮光レンズ等を利用して，患者の残っている視力・視野を活用する方法を指導する．インスリン注射の針の目盛を読みやすくするような眼鏡やルーペ等の補装具・日常生活用具を紹介・選択することもある．
③ 病院や施設，自宅で長期療養を余儀なくされている患者の日常生活をより快適にするためのTV用眼鏡，読書用眼鏡を処方するための検査をする．

＊：小林千夏ほか．糖尿病療養指導チームにおける視能訓練士の取り組み．糖尿病 2011；54(4)：309．

助産師（国家資格）

職種の説明
- 妊娠，出産，産褥期，育児に特化して，専門的なアドバイスをする．医師が行う医療とは異なり，助産師は生活の視点から支援やサポートをする
- 基本的には，正常妊娠の場合は出産時に分娩介助する
- 女性の生まれたときから亡くなるまでのライフサイクルにおける健康増進のスペシャリストでもある．取り上げた女性の初潮教育，出産，更年期の過ごし方などの相談に乗ることもある．母親の支援に関わることで，家族全体の健康管理をレベルアップすることもできる．介護や看取りの相談を受け，アドバイスすることもある

■ 院内助産システムの普及と助産師の役割の拡大

　厚生労働省による補助金事業により，助産外来や院内助産を導入する医療機関が増えている．「助産外来」とは妊婦健診や健康指導を助産師が担当する外来のこと．「院内助産」とはローリスクな妊婦の分娩を助産師が主導することをいう．

　日本赤十字医療センター（東京都，708床）では，76年から助産師外来に取り組んでいる．97年にはマザーケア外来と呼称や体制を変え，05年から「チーム健診」を始めた．チーム健診では，妊娠23週以降の妊婦健康診査（以下，妊婦健診）を産科医と助産師が交互に担当する．日本赤十字医療センターでは，ハイリスク妊娠でも，正常な経過で医師の許可があれば助産師が妊婦健診を担当する．助産師は，▷母子手帳の確認 ▷腹囲の計測 ▷腹部の触診 ▷ドップラーによる心音聴取 ▷心拍の確認 ▷生活の注意や足のむくみの改善法の助言 ▷検査結果の説明などをする．医師の外来日には診察のほか，検査のオーダーや超音波検査をする．同センターの場合は，1人につき15分程度．毎日，助産師経験5年目以降の3人が1日50人ぐらいをみている．

　チーム健診では，医師への報告基準として，▷血圧140/90mmHg以上 ▷尿蛋白・尿糖陽性 ▷Hb 11.0g/dL未満，そのほかの検査データ異常 ▷子宮収縮，帯下増加，出血などの切迫早産兆候がある ▷胎児の心音リズム不正や徐脈など，を定めている．

■ ハイリスク妊婦をみるときの専門性やスキルとは

　日本赤十字医療センター（三次救急施設）は，1日の外来人数150〜170人のうち，4割の妊婦がハイリスクで，助産師もハイリスク妊婦のケアやサポートをしている．看護部の井本寛子さんは後進に指導する専門性やスキルについて，「急変時（輸血や全身管理が必要な場合）の看護，周産期（糖尿病や高血圧などの合併症がある場合）の急変時ケア，分娩監視装置やモニター判読の知識，新生児蘇生の知識と能力を現場で習得してもらっています」と言う．同センター〔周産母子ユニット85床，分娩室8室，分娩手術室2室，NICU15床，Growing Care Unit（GCU）継続保育室40床〕では助産師130人のうち，3年目以降の6割がハイリスクもみることができる．

　同センターは，ハイリスク妊婦健診などの院内研修を医療圏の医療機関や首都圏の同グループ病院の助産師に公開したり，普段から積極的に受け入れたりしている．

診療情報管理士（認定資格）

職種の説明
- 診療記録の適正性を担保し，記入漏れや誤記を点検しながら完成させ，必要に応じて利活用できるよう管理する．主な業務内容は，▷記録の監査 ▷DPC制度（診断群分類別包括制度）に関すること（傷病名や診療内容に関する妥当性の確認，様式1などのDPCデータベース構築とその利活用）▷医療情報システムに関すること（オーダリングや電子カルテ導入にあたり，病院全体の核となってシステム構築のための各部門との調整・指示役）▷がん登録などの各種疾患登録 ▷個人情報保護，診療記録開示 ▷臨床評価指標，クリニカルパスに関すること等．医療の質の向上，安全管理，病院経営管理などに寄与している
  - ▶四病院団体協議会（日本病院会，全日本病院協会，日本医療法人協会，日本精神科病院協会），および医療研修推進財団が認定する専門資格

■ 診療情報は貴重な疾病管理や経営管理データに

近年，病院の診療情報（カルテ，薬の処方せん，検査数値など）はデータベース化され，地域の疾病管理，病院の経営管理などに使われている．がん登録の場合，患者ごとに診断，腫瘍，初回治療，予後などの情報を打ち込む．集積されると，▷年間の部位別・年齢別・男女別の罹患率 ▷来院経路別 ▷疾患別入院日数など，さらに予後調査によって，手術症例5年生存率などが算出される．情報は患者個人が特定できないよう，原簿から切り離される．

経営管理面では，診療情報を分析することによって病院の特徴を割り出し，その機能を高めることができる．診療記録からは医療資源の使われ方の良し悪しもみえる．

■ 診療録の情報は「法的防衛上の価値」も

診療録の記載が不十分な場合，医療裁判で不利益を被ることがある．たとえば，1974年の岐阜地裁の判決文には，「カルテに記載がないことは，かえって診療しなかったことを推定せしめるものとすら，一般的にはいうことができる」と書かれた．

診療録の記載漏れは，見落としや軽視と判断される可能性があるという．

記載内容は専門家として観察する能力，適切な医療の実践力とその質を問われる．

■ 診療情報管理士雇用で増収に！

診療情報管理士が診療情報をチェックすることで医療費の保険請求を適正化し，病院収支改善に寄与する．九州大学病院（福岡県，1,275床）のがんセンターでは，06年度，DPC精度管理に2人の診療情報管理士を含めて8人配置したところ，約1億2,000万円の増収につながった．09年度は担当部署の全員が診療情報管理士の資格を取得し，前年度の2倍の件数に10人で対応したところ，約2億円増収した．

九州医療センター（福岡県，702床）では，診療情報管理士が「休日をはさんだ患者は在院日数が長い」と着目した*．そこで，06年から年数回，祝日を平日と同じ体制で稼働させ，術前検査などにあてた結果，病院収入は前年同月比で約7％増，6,800万円アップした．スタッフの祝日出勤は代休でカバーする．

＊：阿南誠ほか．医療資源投入のモデル化と当院における診療科別入院医療資源投入量の分析．診療録管理 2007；19(2)：173.

診療放射線技師（国家資格）

職種の説明
- 医師や歯科医師の指示のもと，人体に放射線を照射することができる．近年の医学の進歩により，現在では放射線を用いない MRI や超音波などの検査も担当する．
- 業務は次の4種類に大別される
    ① 診断：一般撮影（X線撮影やマンモグラフィー等），CT，MRI，血管造影などの検査を行い，撮影した画像を処理・読影する
    ② 核医学：患者の体内に経口または静脈内投与した RI（radioisotope；ラジオアイソトープ；微量の放射性同位元素を含む薬品）から放出される放射線を検出して，甲状腺，肝臓，骨などの腫瘍の形態や機能を調べる．PET 検査を含む
    ③ 治療：放射線科医が立てた治療計画に基づいて細かな設定を行い，腫瘍に放射線を照射する
    ④ 機器の保守点検：医療機器を管理する

■ 放射線科医と診療放射線技師の仕事の違い

　　　　放射線療法には，主に主治医，放射線科医，診療放射線技師の三者が関わる．
　　　　主治医は患者に放射線治療の説明をする．
　　患者が放射線治療を選んだ場合，放射線科医は患者の病態全体を考慮しながら，治療計画を立てる．どれぐらいの放射線を当てれば，がんが小さくなるか（あるいは，消失できそうか）を判断し，放射線の総線量（単位はグレイ）を決定する．治療に伴う副作用を，いかに少なくするかも検討する．
　　診療放射線技師は放射線科医が立てた治療計画を正確に実施する．放射線出力の機械からがん病巣までの距離，どの方向から毎回何グレイずつ，何分間，何回に分けて照射すれば治療計画を完遂できるか検討し，実際に腫瘍に放射線を照射する．夜間救急では，当番医がいるいないに関わらず，診療放射線技師が CT や MRI 画像から異常所見を見つける等して，すぐ話し合える体制が整っている．

■ 診療放射線技師の専門性とは

　　　　診療放射線技師には，医師の診療行為（病気の診断，治療の計画と決定）以外は相談できる．たとえば，治療法の説明，それに伴う副作用，副作用が起こったときの対処法，一般的な治療成績などである．
　　放射線被ばくに関する患者からの相談も受ける．院内では被ばく者が搬送されたときのことを想定し，他職種や患者に汚染が広がらないよう「緊急被ばく医療」の院内マニュアルを作成する．院外でも放射線に対する不安を，面談による説明で解消する．2011年以降，原子力発電所のある都道府県では「緊急被ばくの体制づくり」をしている．一般の人たちに説明しながら理解を促す活動もしている．

訪問看護師（国家資格）

職種の説明
- 病気や障害を負った方が自宅で安心して暮らせるよう，医師の指示による医療処置や看護ケアを提供する．高度医療機器による検査や先進治療以外の医療処置は病院とほぼ変わりなく対応できる
- 病院，診療所，訪問看護ステーションに所属し，利用者宅を自転車や車で訪問していく

■ 訪問看護師の強みは患者の自立支援と看取りの場づくり

　訪問看護師は医療機関から在宅へと療養の場所が変わっても，同じような質の医療が受けられるように医療処置と看護ケア等を提供する．看護師として専門的な判断に基づき，主に，▷療養上の世話 ▷病状の観察 ▷医療機器の管理 ▷褥瘡予防・処置 ▷認知症予防・治療・ケア ▷ターミナルケア・看取り等に対応する．介護支援に関する相談や指導もする．病院とは異なり，基本的には全診療科の患者，年齢も小児から高齢者までをみる．

　医療機関と在宅の医療の違いについて，訪問看護ステーションホームケア池袋の管理者・田中香里さんは「病院は管理医療．食事も治療も死も管理されています．一方，在宅は患者さんとご家族の自立支援を目指します」と言う．在宅医療では，日々の生活や家族との関わりのなかで，患者のニーズを満たしていく．たとえば，40代ALSの女性は「子どもの成長を見守りたい」という思いで，気管切開し呼吸器を付け，PEGを造設して，日に日に動かなくなっていく姿を受け入れたという．田中さんは女性が感染症にかからないように最大限配慮する．命が短くなるようなことがあれば，子どもの成長を見守りたいという願いが叶えられなくなるからだ．看取りでは，家族・友人とともに充実した時間を過ごせるようにサポートする．

■ 2012年介護報酬改正で「介護看護連携」が本格的に始まった

　2012年から国の介護政策で，「定期巡回・随時対応型訪問介護看護」という制度が創設された．一つの事業所内で訪問介護と訪問看護のサービスの両方を提供する「一体型事業所」タイプと，地域の介護事業所と訪問看護事業所が連携してサービスを提供する「連携型事業所」タイプの2種類がある．ミレニア社は後者の形でジャパンケアサービス社と連携し，12年10月からサービスを始めた．

　全国的には介護事業所のケアマネージャーが利用者のアセスメントをして訪問看護事業所につなぐ連携が多い．だが，ミレニアの場合，看護アセスメントを先に実施することを条件とする．米国を手本にした独自のアセスメントツール（26区分121の確認項目）を用いる．執行役員で訪問看護事業部の岩間勉さんは「訪問看護では緊急度の高い医療処置によるリスクを避けるため，医療的側面からの身体的自立と精神的自立の視点が必要になるからです」と説明する．介護によるアセスメントはどうしても社会的自立の視点に偏りがちになりやすい．

　ミレニアは24時間365日訪問看護体制を敷く．日中の訪問看護時，観察，医療処置，患者・家族教育がしっかりできていれば，夜間当直の必要はないという．介護看護連携の結果，看護ニーズをより絞り込めるようになり，新規顧客を含めて幅広く対応できるようになった．介護報酬も算定されるようになり，制度前と比較して単価が2割も上がったそうだ．ジャパンケアサービスはターミナルケアや看取り等，医療ニーズを満たすことができ，利用者に安心感をもたらしている．

保健師(国家資格)

職種の説明
- 公衆衛生と社会保障の観点から,地域の人々の健康と暮らしやすい生活のための計画を立案し実施する.行政・学校・企業の分野で働いている
- 保健師の活動範囲は,子どもから高齢者まですべてのライフステージのあらゆる課題,個人,家族,集団,組織,地域社会など,多岐に渡る.たとえば,行政機関で保健師が担当する分野には,健康増進(生活習慣病,介護保険など),感染症,難病,障害福祉,精神保健福祉,母子保健,虐待防止など,100以上を超える

■ 地域の声を大切にするための人員増員を

　保健師は医療,福祉,生活など総合的な視点から,住民の小さな声も丁寧に聞き,地域のネットワークや支援のための地域資源を生み出すというスキルがある.特に,行政で働く保健師の特徴として,住民の声を地域の課題として施策や計画策定に反映し,仕組みとして構築することができる.コーディネート力に長けている人も多い.制度の谷間に落ちてしまう人,前例のない人の対応については,対象者と関係部署間を回り,実施に向けた調整にあたる.

　だが近年,行政では地域分担制から業務分担制に変わり,現場ではマンパワーも時間も不足しているという.行政保健師の能力を有効に生かしていくため,現場の人員増員が必要となっている.人員策の一つとして,青森県では退職後の保健師を指導者として積極的に活用している.地域ごとの課題に優先順位をつける等,公衆衛生看護のスペシャリストとして統括的な役割を果たす「統括保健師」の普及にも期待する.

■ チーム医療で保健師はどう活躍しているか

　医療機関でも保健師は活躍する.神奈川県立こども医療センター(横浜市,419床)では開設当初から,保健福祉相談室に保健師が配置され,入院・通院患者,家族の個別相談,地域連携に応じている.同センターに6年間勤務していた田口良子さんは,保健師が院内のチーム医療に参加するメリットについて,「特に,成長発達期,学童期,希少疾患の患者が自宅に帰るときには,地域の受け皿の開拓や関係機関との調整にあたるため,地域の保健師と連携します」と説明する.看護師は医療面から,医療ソーシャルワーカーは社会福祉面から対象者をみるが,保健師は地域のなかの生活面から,どのようにすれば過ごしやすくなるかを判断する.それぞれの職種の異なる視点から,総合的に患者の生活について考えることができる.

　神奈川県茅ヶ崎保健福祉事務所の保健師の森千恵子さんは在宅療養生活支援チームとして,2008年から4年かけて,「在宅重度難病患者の災害時,地域支援体制」を構築した.まず,ステップ1として保健・医療・福祉の関係者が集まって地域の課題を抽出した.ステップ2として,地域の防災担当者などに難病について理解してもらいながら,支援体制づくりを検討した.ステップ3では地域支援者の理解を深めるために,要援護者に対する災害支援の取り組みについての研修会や訓練を開催した*.

＊:森千恵子.地域関係機関と連携した在宅療養生活支援チーム　神奈川県茅ヶ崎保健福祉事務所.看護 2012;64(4):58-63.

薬剤師（国家資格）

職種の説明
- 薬剤師は適正な薬物療法が実施されるよう，薬学的側面からチーム医療を支える
  ① 処方された薬剤が患者に適しているか（複数医療機関から重複して処方されたり，相互作用が生じる医薬品が処方されたりしていないか，用法・用量が正しいか，剤形は適切か等）を点検して，疑問がある場合には医師に疑義照会する
  ② 処方の最適化と正確な調剤
  ③ 調剤した薬剤に関して，患者に各種情報提供や管理方法の指導
  ④ 医薬品情報の収集・評価・提供
  ⑤ 持参薬に関する服薬情報などを収集・確認し，使用に関して医師へ提案する
  ⑥ 薬物血中濃度のモニタリング（TDM；血液中の薬の濃度を測定し，最も適した使用量や使用間隔を医師に提案，投与薬の副作用を確認）
  ⑦ 医薬品管理（品質管理・在庫管理など）　　⑧ 医療事故・過誤防止
  ⑨ 治験（薬の安全性，有効性を確認する試験）・臨床試験業務
  ⑩ チーム医療への貢献　　⑪ 在宅医療への取り組み

■ 病棟常駐薬剤師のCDTMとは

　　CDTM（collaborative drug therapy management）とは，「医師と薬剤師による協働薬物治療管理」という．あらかじめ各医療機関で医師と特定の薬剤師が合意した範囲内で，薬剤師に薬物処方や関連検査を委任すること．治療方針は医師が決定する．薬剤師は定型的な薬物治療ができる患者（血圧管理，血糖管理，抗凝固療法，がん治療における支持療法など）に対して，医師との取り決めに基づいて薬剤を処方する．2010年の医政局長通知でも，チーム医療において薬剤師には前述の業務内容（薬剤の種類，投与量・方法・期間などの変更や処方提案，検査のオーダー）を奨励している．米国では1979年からCDTMを導入し，現在，ほぼ全州で実施される．各州が取り決めを定める．日本では各医療機関で医師と薬剤師が委任の方法を合意する．
　　12年の日本癌治療学会で支持療法の導入が議論され，チーム医療として医師の負担を軽減すると期待されている．

■ 薬局・在宅における薬剤師の役割への期待

　　薬局は07年の医療法改正により「医療提供施設」として法律に明記され，地域・在宅医療で，薬局が果たす役割が重視されている．前述の医政局長通知でも，患者の副作用の情報把握，服薬指導，麻薬の管理など薬学的管理が奨励されている．

■ 専門薬剤師・認定薬剤師制度

　　日本医療薬学会では，医療法上，広告可能ながん専門薬剤師を認定する制度を設けている．日本病院薬剤師会には，▷がん薬物療法認定薬剤師 ▷感染制御専門薬剤師 ▷精神科専門薬剤師 ▷妊婦・授乳婦専門薬剤師 ▷HIV感染症専門薬剤師の5領域の専門・認定薬剤師制度がある．

理学療法士（国家資格）

職種の説明
- ケガや病気などで身体に障害のある人や，障害の発生が予測される人を対象に，生活上の「基本的動作（寝返る，起き上がる，座る，立つ，歩く，呼吸する等）」の能力を回復・維持したり，障害の悪化を予防したりするための指導や助言をする
- 治療では運動療法や物理療法（温熱，電気，水，光線，超音波などの物理的手段を治療目的に使用すること）などを用いる．▷運動機能に直接働きかける治療法（関節可動域の拡大，筋力強化，全身耐久性の向上，痛みの軽減など）▷能力向上を目指す治療法（動作練習，歩行練習など）などで，動作を改善する
- 対象とする領域は筋・関節の運動器だけでなく内部障害まで，分野は予防やスポーツ障害，集中治療から在宅・終末期医療まで，幅広く活躍する

■ 理学療法によって，機能回復と生きがいを取り戻す

　医学的・社会的視点から身体能力や生活環境を十分に評価し，それぞれの目標に向けて理学療法を用いたプログラムを作成する．主に次の効果がみられる．
　①自立した日常生活を過ごし，社会参加が可能となる．
　②社会的な役割を取り戻し，自分らしく生きるサポートをする．
　③不安，怒り，悲しみ，落ち込み，孤独感，いらだち等，精神的苦痛をやわらげる．

■ 理学療法士は運動療法のプロフェッショナル

　理学療法士は，医師のようにレントゲンや内視鏡で身体の中をみるのではなく，起き上がる，歩く等の姿や胸郭の動き，運動に伴う脈拍の変動などをみることで，運動器や呼吸器，循環器の問題点を見抜く．また，関節や筋肉を手指で触診することで，筋骨格系や神経系のどこで，どのようなことが起きているか探る．
　さらに，身体状況に合わせて，どうすれば安全に効率よく身体を動かすことができるか評価・予測し，指導・助言・支援する．たとえば，患者がどのようにすれば歩けるようになるか，看護師がどのように身体を動かせば腰痛が起こりにくいか，介護士が患者をベッド上に抱き起こして座らせるときに，どこにどのように足の位置をずらせばいいか等を熟知している．ロコモティブシンドローム（要介護になるリスクの高い状態）予防や，糖尿病の運動療法でも理学療法士が活躍する．

■ 理学療法士の専門性は 23 領域におよぶ

　日本理学療法士協会では学術研修システムとして7の専門分野における「専門理学療法士」23領域の「認定理学療法士」制度を設けている．
1. 基礎理学療法研究部会：▷ひとを対象とした基礎領域　▷動物・培養細胞を対象とした基礎領域
2. 神経理学療法研究部会：▷脳卒中　▷神経筋障害　▷脊髄障害　▷発達障害
3. 運動器理学療法研究部会：▷運動器　▷切断　▷スポーツ理学療法　▷徒手理学療法
4. 内部障害理学療法研究部会：▷循環　▷呼吸　▷代謝
5. 生活環境支援理学療法研究部会：▷地域理学療法　▷健康増進・参加　▷介護予防　▷補装具
6. 物理療法研究部会：▷物理療法　▷褥瘡・創傷ケア　▷疼痛管理
7. 教育・管理理学療法研究部会：▷臨床教育　▷管理・運営　▷学校教育

臨床研究コーディネーター（認定資格）

職種の説明

- 臨床研究コーディネーター（CRC：clinical research coordinator）は，臨床試験を倫理的な配慮のもと，科学的に適正に円滑に進めるため，院内の関連部署との調整や患者・家族のサポートを担当する．信頼性の高いデータを提供するため，薬剤師，看護師，臨床検査技師らが，その専門性を生かして業務をしている．臨床試験全体からみれば，責任医師を支援する扇の要の役割を担う
- 業務内容は，主に ▷患者が臨床試験に参加するかどうかを決定する支援 ▷患者向け説明文書の作成支援 ▷治験スケジュールの管理 ▷院内の関連部署との調整 ▷製薬会社などとの対応 ▷併用禁止薬や副作用の確認 ▷症例報告書の作成など．CRC は患者の代弁者である

■ 臨床研究，臨床試験，治験とは

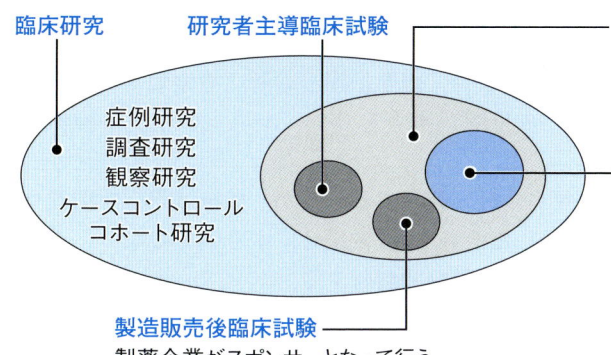

臨床研究
- 症例研究
- 調査研究
- 観察研究
- ケースコントロール
- コホート研究

研究者主導臨床試験

製造販売後臨床試験
製薬企業がスポンサーとなって行う承認・製造販売後の再評価・安全性情報の収集を目的とした臨床試験

臨床試験
薬剤・手術・放射線治療などのあらゆる治療法や予防法，看護技術（ケア）などの評価の目的で行う介入研究

治験
新薬や新しい治療法，医療器具の開発，輸入，承認を目的とした申請のための臨床試験
企業主導治験，医師主導治験がある
企業主導治験 ➡ 企業：治験依頼者
　　　　　　　　　医師：治験責任医師
医師主導治験 ➡ 医師：自ら治験を実施するもの
　　　　　　　　　（依頼者であり責任医師）

（資料提供：国立長寿医療研究センター　佐藤弥生氏）

「臨床研究」はヒトを対象とした研究である．そのうち，新しい治療，診断法，医療機器，看護ケアなどの有効性や安全性を評価する目的で実施される介入研究を「臨床試験」という．臨床試験には，「治験」「製造販売後臨床試験」「研究者主導臨床試験」があり，特に「治験」とは，新薬や既存薬の新たな治療，医療機器などについて厚生労働省から承認を得るために実施する試験である．CRC は治験だけを担当すると思われているが，臨床試験も手掛ける．現状では治験のほうが圧倒的に多い．

CRC は薬剤師，看護師，臨床検査技師らを対象に，国や学術団体，職能団体などによって養成研修が実施されてきた．このように，さまざまな専門知識をもつ人材を認定してきたのは，「CRC 養成ではコーディネート力をもっていることが，最も重要視されたから」といわれている．

主な CRC 認定試験

資格認定試験名	実施機関	
SoCRA（CRP）認定試験	SoCRA	国際ライセンス
ACRP 認定試験	ACRP	
日本臨床薬理学会認定 CRC 試験	日本臨床薬理学会	国内ライセンス
日本 SMO 協会 CRC 公認試験	日本 SMO 協会	

臨床検査技師（国家資格）

職種の説明
● 病院の検査では，身体から採取した血液，尿，痰，組織，細胞などの検体，および脳波や心電図などによって直接情報を得る．臨床検査技師はそれらを医師・歯科医師の指示のもと，正確に分析・評価し，（医師や歯科医師に）報告する．検査には次のようなものがある
　▶分析部門（生化学的検査，免疫血清検査，遺伝子・染色体検査など）
　▶形態専門部門（一般検査，血液検査，細胞検査，病理検査など）
　▶感染制御部門（微生物検査，ウイルス検査，寄生虫検査など）
　▶移植検査部門（輸血検査など）
　▶生理機能検査（心電図検査，呼吸機能検査，脳波検査，筋電図検査，聴力検査，平衡機能検査，超音波検査，MRI検査，サーモグラフィ検査など）

■ 検査結果に対する品質の維持と保証を担保する

　　臨床検査は多岐に渡り，それぞれの診療科で病態把握，診断，治療効果判定に欠かせない．しかも，24時間365日，昼夜を問わず一定のレベル以上の精度が担保されたデータ提供を求められる．

　　大量の検体は，迅速に正確に機械が分析・判定する．だが，機械は測定を間違うことがある．「測定した結果，異常を示したから」と機械任せにするのではなく，データが本当に正しいか，必ず，臨床検査技師の頭脳で判断する．

　　臨床検査技師は①どうしてこの検査値は異常を示すのか ②他の検査項目の数値との整合性や，前回の検査結果からの変動が許容範囲内か ③患者（利用者）の身体の中の因子や治療の影響を受けているのではないか等を考えながらチェックしている．

■ チーム医療ではデータ管理でEBMをつくる

　　臨床検査技師は，栄養サポートチームや糖尿病治療チーム等で活躍するが，特に感染制御チームでは微生物の専門家として実力を発揮する．毎日，複数種類の耐性菌（緑膿菌，アシネトバクター，ESBL産生菌など）の発生についてサーベイランスを実施し，疑いのある時点でタイムリーに感染制御担当者に連絡していく．

　　院内では，ベッド，シャワー，流し台，製氷機，内視鏡カテーテル等で菌が繁殖しやすい．耐性菌をつくらない抗菌薬の使い方を薬剤師とともに提案する．

■ 検査の説明や相談にも応じていく

　　これまで，臨床検査技師は検査を実施するとき，あまり患者とコミュニケーションを取らずにきた．だが，今後の臨床検査技師像として，日本臨床衛生検査技師会会長の宮島喜文さんは「検査時，診断は医師の業務だが，検査の説明や相談には臨床検査技師も応じていく」と意向を示す．厚生労働省の方針に沿って，長野県では信州大学医学部や長野県立病院機構と長野県臨床衛生検査技師会が協力してこの取り組みを進めている．患者も検査時の心配は，その場で解消できたほうがありがたい．

臨床工学技士(国家資格)

職種の説明
- 医療機器のスペシャリスト．医療機関で生命維持管理装置の機器選択・準備・操作・監視・保守点検をする．たとえば，血液浄化装置，人工呼吸器，人工心肺装置，除細動器，ペースメーカー，大動脈内バルーンポンピング装置，経皮的心肺補助装置など．規模の大きい総合病院の場合，50種類以上1,000を超す医療機器が登録されることもある
  - ▶一般的には，ME(medical engineer；医療機器の保守管理を担当)と呼ばれているが，正式名称はCE(clinical engineer；生命維持管理に関する業務を担当)という

■ 医療機器メーカーの実際の機器操作は法違反

　特に400床以下の医療機関では，いまだ臨床工学技士が十分配置されていない．臨床工学技士は名称独占だが，業務独占(特定の仕事に対して特定の有資格者のみが従事できる．法的には医師と看護師は臨床工学技士の仕事ができる)ではない．配置基準もなく，医療機関の臨床工学技士の雇用に対する理解も乏しい．

　このため，治療や手術の現場で，臨床工学技士の代わりに医療機器メーカー担当者が実際の医療機器操作をしている例が，今でもあるという．このような医療機関，医師，医療機器メーカーとの関係を適正化するため，厚生労働省は医療機器業公正取引協議会を通じて，2008年4月から「医療機器の立会いに関する基準」を設けた．だが，日本臨床工学技師会が12年に実施した会員を対象にした調査結果からは，「ペースメーカー，心血管カテーテル，手術領域，植え込み型除細動器などの分野で，医療機器メーカーのスタッフが実際の手術や治療中に操作をしている病院がある」とわかった．立ち合いに関する基準では，新規医療機器の場合は説明4回までは可能としているが，「医療機器メーカーが既存・新規・レンタルの医療機器に関する全操作をしている病院が4割弱」もあった．これは医師法，および臨床工学技士法違反になる．

■ 在宅医療の現場でも活躍

　退院後の在宅療養時，患者がモルヒネ等の鎮痛剤で痛みをコントロールするための小型ポンプを手配し，使い方を説明したり，定期点検をしたりすることがある．また，在宅呼吸療法(人工呼吸器，酸素治療器)や在宅透析療法では，臨床工学技士が患者の訓練から管理までの業務を担当している．

■ 豊富な認定制度で専門性を深くきわめる

　日本臨床工学技士会は，▷血液浄化専門 ▷ペースメーカー関連専門 ▷呼吸治療専門の認定制度を構築している．学会などの認定制度では，▷透析技術認定士 ▷急性血液浄化認定指導者 ▷アフェレシス学会認定技士 ▷体外循環技術認定士 ▷人工心臓管理技術認定士 ▷3学会合同呼吸療法認定士 ▷臨床高気圧治療技師 ▷臨床ME専門認定士がある．

臨床心理士（認定資格）

職種の説明
- 闘病中の患者・家族の気持ちの落ち込みや，不安，恐怖，怒り等の感情の揺れに対してケアやサポートをする．問題の状況や課題などを面接（カウンセリング）や心理検査などで明らかにし，さまざまな臨床心理学的方法を用いることで，問題の克服や困難の軽減を支援する
  ▶ 文部科学省認可の財団法人日本臨床心理士資格認定協会が認定する民間資格．大学院修士課程修了が条件で，資格は5年ごとの更新制になっている

■ カウンセリングの力とは

　カウンセリングでは，臨床心理士が相談者は「いつから，どのように心がつらいのか」，会話を通してひも解く．相談者は話し始めると，つらさの原因と自分自身のあいだに少し距離を取ることができ，相談者自身で客観的に考えられるようになる．その結果，自分で抱えている問題に折り合いを付けられたり，解決できたりする．そのときの状況における最良の選択ができる．

　臨床心理士はカウンセラーとして，一方的に相談者に回答を出すことはない．カウンセラーは預言者ではなく，相談者の人生を生きていくわけでもないからだ．

■ 医療における臨床心理士の必要性

　近年，メディカルスタッフはどの職種でも「傾聴」について学ぶようになり，基本的な心得を知っている人は多いだろう．臨床心理士は，さらに，臨床心理学を中心とした社会にまつわる広範囲な学問と知識をもち，多角的な視点から相談者の心理をとらえることができる．つまり，病名が同じ相談者が複数いたとしても画一的にみることはしない．病態，認知の特徴，パーソナリティの傾向，感情の状態の特性などを分析し，悩んでいることやつらいと思っていることに対する援助の方向性を考える．専門的な心理療法によって，相談者の潜在的な力を引き出す．

■ メディカルスタッフにとっても，心強い存在

　臨床心理士がいる病院では，患者相談のみにとどまらず，メディカルスタッフもよく相談をもちかけているという．患者とコミュニケーションするときの視点や考え方を話し合っている．昭和大学横浜市北部病院（神奈川県，697床）・緩和ケア認定看護師の岡紀子さんは，看護師と臨床心理士の専門性の違いは「患者との距離感に現れる」と言う．「看護師は患者に24時間365日寄り添うので，患者目線になりがちです．そんなとき，臨床心理士からは客観的な視点で現状分析に関するヒントを指摘してもらえます．たとえ，問題が解決できなくても考え方の広がりをもてるようになります」

　また，メディカルスタッフは患者の死と向き合うことでスピリチュアルな悩みをもつ機会が多い．患者・家族に生きる力や希望を与えるメディカルスタッフの心の健康もサポートしてもらえるとよい．

リンパ浮腫療法士・医療リンパドレナージセラピスト・リンパ浮腫指導技能者（認定資格）

職種の説明
- 「リンパ浮腫」を発症した患者に対して，医師の診断と指示に基づいて，ケアの計画立案とケア，患者・家族への説明，治療とケア，重症化を防ぐための生活上のアドバイス等をする
  - ▶「リンパ浮腫療法士」は，リンパ浮腫療法士認定機構（日本リンパ学会，日本脈管学会，日本血管外科学会，日本静脈学会）による認定．医師・看護師・理学療法士・作業療法士・あん摩マッサージ指圧師・柔道整復師の有資格者で，同機構が定めた条件のもとで認定試験を受験し，合格した者
  - ▶「医療リンパドレナージセラピスト」は医師・正看護師・理学療法士・作業療法士・あん摩マッサージ指圧師の有資格者が，医療リンパドレナージセラピスト協会開催の講習会に参加し，試験に合格した者
  - ▶「リンパ浮腫指導技能者」は，医師・看護師・理学療法士・作業療法士の有資格者が，リンパ浮腫指導技能者養成協会の開催する講座を修了した者

■ リンパ浮腫とは

　リンパ浮腫は体内のリンパ管系のしくみが崩れ，老廃物や細菌類が過剰にたまってしまうことで起こる．症状は患部周辺に膨れ上がるほどのむくみが出て，慢性的なだるさ，不快感に悩まされ，日常生活にも支障が出る．

　リンパ浮腫によるむくみを起こしたまま，何年も経過すると患部が鉄板のように硬くなってしまう．治療では皮膚のケア後，リンパ管をやさしく刺激しながらリンパの流れを誘導するリンパドレナージでむくみを改善し，患部の柔らかさを取り戻す．さらに，その状態を維持するため，弾性包帯や弾性スリーブ・ストッキングを着用し圧迫する．運動療法でもリンパの流れを促す．

　リンパ浮腫と間違いやすい症状に「深部静脈血栓症」によるむくみがある．同じ姿勢で座ったり，横になったりすることが続く場合，脚の静脈に血栓ができやすい．深部静脈血栓症では痛みを伴ったり，皮膚が赤紫に変色したりする．この場合，マッサージは禁忌である．

■ 診療報酬の適用の公平な拡大に期待

　2008年度からリンパ浮腫に関する説明や使用する弾性ストッキング・スリーブ等の着衣，弾性包帯の費用が療養費払い（払い戻しができる制度）として支給されるようになった．だが，特定のがん患者（リンパ節郭清手術をした乳がん・子宮がん・卵巣がん・前立腺がん）に適用が限られている．リンパ浮腫はこのほかにも，大腸がん・頭頸部がん（喉頭がん，甲状腺がん），泌尿器がん（陰茎がん，膀胱がん）の治療の後遺症，がん以外の疾患でも起こる．原発性の患者もいる．治療後すぐに発症するだけでなく，数年後，十数年後に症状が出る人もいる．リンパ浮腫が発症するかどうかは，治療する医師の腕によるわけではない．一度発症したら完治することが難しい．どの患者にも，同じように保険適用されることを期待する．

2. 各チームにおける役割と仕事内容

　厚生労働省の実証事業報告書を見ると，病院ごとにいろいろなチームがあり，それぞれに特徴がある．ここではどの病院にもみられる 11 チームを紹介する．チームによって各職種を活用するときに知っておきたい役割や仕事内容を記載した．今後，チームを組むときの参考にしていただけたら幸いである．

■ 本稿の特徴

1. チームにおける役割，各職種の業務内容は病院によって異なるが，①診療報酬に規定されている職種については現在の主な業務について ②それ以外の職種については現在の業務，あるいは今後チームに参画した場合どんなことができるか，独自に取材した内容を一覧表にまとめた．本稿は主に，②を伝える目的で紙幅を割いている．
2. 職種によって，業務内容の記述量や詳細などについて差異があるが，②を伝える目的をもたせているため，基本的には現場の各職種から寄せられた内容を記載している．
3. 職種の記述のなかには，業務が重なり合っていることもある．だが，チーム医療では業務が重なり合っていていい．職種が異なる，つまりそれは視点が違うということ．患者にとっては，そのほうが有り難い．
4. 職種の順番は，基本的には五十音順だが，チェックいただいた方から「グルーピングしたほうがわかりやすい」という意見が出たため，リハビリ 3 職種は近い場所に並べた．
5. チームに事務職が含まれることがある．実際の業務内容がよくわからなかったチームに関しては間違いを避けるために記述していない．今後の情報提供を期待する．

医療安全対策チーム

■ チームの目的

- 患者が安全で，安心して医療を受けられるよう，院内環境を整える
    ① 医療安全対策（事故発生時の初動対応，再発防止策の立案，事故予防など）
       医薬品安全対策，医療機器安全対策など
    ② 安全な体制を構築し，安全な文化を根づかせる
       職員研修の実施，情報の収集と分析など

▶医薬品安全管理責任者は，医薬品および，安全管理に関する情報を院内のメディカルスタッフに提供しなければならない

■ 対象者

- 病院で働くメディカルスタッフ全員

■ 構成メンバー

- 診療報酬上の構成メンバーは，医師，看護師，薬剤師．
- このほか，歯科医師，医療ソーシャルワーカー，管理栄養士，救急救命士，言語聴覚士，作業療法士，理学療法士，歯科衛生士，診療放射線技師，臨床検査技師，臨床工学技士，臨床心理士，事務職も紹介する．

診療報酬で規定されている職種

職種	主な仕事内容
医師	・統括者として，治療・処置，医薬品・医療機器に関する安全管理体制を機能させる．
看護師	・医療の質・安全の保証のため，医療事故が起きないように安全管理体制の指針作成に参画する．実施するケアのすべてにおいて起こりうる危険を予測し，それが事故に結びつかないよう，安全を確認しながら確実に業務を実施する． ・療養生活の援助を行う専門職として，患者が安心して療養できるよう，安全で快適な環境を整える．
薬剤師	・病院で報告されるエラーでいちばん多いのは「薬の投与」に関してである．医師や看護師と協力しながら，薬の投与開始前から投与後まで，継続的に薬物治療を監視する．

参画可能な職種

職種	主な仕事内容
歯科医師	・歯科医療の総括者として，歯科医薬品や歯科医療機器に関する歯科医療の安全管理体制を機能させる．
医療ソーシャルワーカー	・個人情報管理および医療安全対策の患者・家族への広報や開示について等の話し合いに参加する．
管理栄養士	・栄養管理における，適正な栄養量・栄養成分での栄養投与の確認および提言を行う． ・食中毒，感染症（ノロなど），異物混入を防止する． ・事故防止のために，患者の病態にあった食形態（きざみ食や嚥下食など）で食事を準備する． ・他職種と連携し，患者の食物アレルギーに関する情報を収集し，アレルギー物質を確実に排除する．
救急救命士	・ドクターカーや救急車に装備されている高度救命用資器材の操作および安全管理を行う． ・ドクターカーや救急車の運行・車両点検を行い，安全に緊急走行する．
言語聴覚士	・誤嚥性肺炎や窒息など摂食・嚥下訓練時のリスク管理を徹底し，事故防止に努める． ・補聴器の適合・訓練，コミュニケーション訓練など言語聴覚療法において想定される事故防止に努める．
作業療法士	・治療・訓練中の転倒や道具の使用によるけがの予防のため，道具や機器の保守点検，治療環境の整備をする． ・在宅生活を想定するリスクの評価，回避のための指導をする． ・時間の経過，環境の変化などを考慮してのリスクの評価，回避のための指導をする． ・心身機能の変化（改善，悪化）によるリスクの評価，回避のための指導をする． ・転倒時など，アクシデント発生時の対応を指導する．
理学療法士	・転倒や転落などを予防するため，患者の身体機能とともに，床面や履物など環境の評価も行う．移動（歩行，車椅子走行）や移乗（車椅子からベッドやトイレ等へ）について，適切に対応する． ・物理療法機器，運動療法機器の保守点検をする．
歯科衛生士	・歯科医療機器の保守点検計画に基づき，始業時・終業時の点検チェックを行う． ・患者の嘔吐反応や口呼吸などに関する情報を事前に把握・確認し，診療中の嘔吐による誤嚥を防止する． ・車椅子移乗時の転倒防止のため，歯科診療ユニット周辺の環境を整備しておく． ・口腔ケア実施にあたり，口腔機能を評価し，誤嚥の可能性のある患者やうがいが困難な患者に対しては，歯面・舌・粘膜などの付着物を安全に除去し，回収する等，リスク管理を徹底する．

診療放射線技師	・放射線による被ばくを可能な限り低く抑える努力をし，市民から質問された際は適切に対応する． ・患者が安心・安全に検査や治療を受けられるような環境を整える．危険度の高い検査・治療をする場合（ペースメーカーを装着している等）や合併症を起こす可能性の高い場合（造影剤アレルギー等）には，検査・治療を実施する前に他職種と情報を共有する．
臨床検査技師	・誤った結果を報告しないよう，システムをつくる（採血方法，検体保存方法，分析方法，検体取り違え対策など）． ・輸血に関する一元管理．
臨床工学技士	・院内の医療機器（人工呼吸器，人工心肺装置，人工腎臓装置など）を安全に操作し，いつでも適切に使用できるよう保守点検を行う． ・医療機器安全管理責任者は，医療機関内の機器全般にわたって安全な使用を指導する．主に医療機器に関する ▷操作と安全使用のための研修の実施 ▷保守点検に関する計画の策定・適切な実施 ▷安全に使用するための情報の収集 ▷安全使用を目的とした改善策の実施など．
臨床心理士	・ヒューマンエラーの予防や再発防止の観点から，職員メンタルヘルス研修などを通して，エラーを起こしてしまいやすい心理的状況などについてレクチャー・アドバイスをする． ・事故を起こしてしまった職員や事故に遭った職員に対しては，カウンセリングをし，状況を分析したり当該職員のメンタル面のフォローをする．
事務職	・医療事故が起きたときの法的手続き（保健所・警察署への報告，必要であれば弁護士介入依頼など）をする． ・日常の診療報酬に関すること，医療材料・医療機器などの購入手続きをする． ・個人情報管理や情報開示をする．

栄養サポートチーム
(NST : nutrition support team)

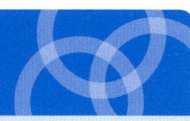

■ チームの目的
- 適切な栄養管理を行い，全身状態の改善，合併症の予防を目指す

■ 対象者
- 食欲が低下している患者
- 栄養状態の悪い患者もしくは悪化する危険性のある患者
- 過栄養の患者

■ 構成メンバー

- 診療報酬上の構成メンバーは，医師，看護師，管理栄養士，薬剤師．
- さらに，「言語聴覚士，作業療法士，歯科医師，歯科衛生士，社会福祉士(医療ソーシャルワーカー)，理学療法士，臨床検査技師が配置されていることが望ましい」と記載されている．
- このほか，臨床工学技士，臨床心理士も紹介する．

診療報酬で規定されている職種

職種	主な仕事内容
医師	・病態を把握して治療するなかで，病状に合った栄養補給の方法などを決定する．
看護師	・食事摂取の状況や嚥下状態，血液検査や身体計測などによって，栄養状態を判定する．患者と相談し，味覚・嗜好・身体の状態に合わせて，適切な食事や栄養補給ができるよう援助する． ・患者や家族への説明，輸液や経管栄養の管理，口腔ケア等をする．
管理栄養士	・必要な栄養量を算出し，実際の摂取栄養量・不足栄養素・栄養状態を評価する．そのうえで，栄養補給方法を計画立案する． ・▷患者の嗜好への対応 ▷使用する食品や調理法の決定 ▷栄養補助食品の選択 ▷食事形態（普通食，きざみ食，とろみ食など）▷テクスチャー（口あたり，歯ごたえ，舌触り等）▷水分管理の評価 ▷経腸栄養剤[*1]における選別，などを提言する．
薬剤師	・静脈・経腸栄養療法[*2]に関する ▷処方設計の提案と支援（患者に最も適正と考えられる薬の種類・量などを医師に提案する）▷病態に応じた栄養製剤の選択 ▷静脈栄養輸液[*3]無菌調製など，をする．

*1：経腸栄養剤…腸から栄養を吸収させる栄養剤．
*2：静脈・経腸栄養療法…口から食べられない場合の栄養摂取法で，静脈や腸に直接栄養を吸収させる方法．
*3：静脈栄養輸液…静脈から栄養や水分・電解質などを点滴によって投与する方法．

薬剤師	① 栄養療法が適正に使用されるよう確認する．たとえば，▷静脈栄養剤・経腸栄養剤と医薬品・食品との相互作用回避 ▷栄養療法に用いる器材の使い方 ▷医薬品の経管投与に関する情報提供・リスク回避など． ② 患者・家族への静脈・経腸栄養剤に関する情報提供，在宅栄養療法に関する指導・支援をする．

参画可能な職種

職種	主な仕事内容
歯科医師	・咀嚼など摂食・嚥下機能に関する問題を発見し，歯科治療や口腔ケア，嚥下訓練の実施あるいは指導によって，栄養摂取改善に寄与する．
医療ソーシャルワーカー	・治療方針や療養上の悩みについて，第三者的な立場から相談に乗り，「意思決定を支える」「セカンドオピニオンを提案する」等の対応を行う．たとえば，「NSTから，胃ろう造設を勧められたが，どうしてもその気持ちになれない」等の相談をすることもできる． ・家族の立場からの相談，活用できる制度の紹介，在宅療養生活の支援などもする．
言語聴覚士	・嚥下機能を評価し，▷嚥下訓練 ▷食事形態の提言 ▷口腔清掃などのケアをする． ① 摂食・嚥下に関する機能について評価する． ② 障害された機能の回復訓練，獲得訓練をする． ③ 症状に合わせた食事形態（普通食，きざみ食，とろみ食など）を提言する． ④ 摂食・嚥下機能について関連職種へ情報を提供する． ⑤ 患者・家族に病態や安全な食べ方などについて指導する．
作業療法士	・食べるときの ▷姿勢の調節 ▷箸などの食具の選択・使用の指導 ▷自助具の製作・適合などをする． ・在宅での調理活動の自立を目標として，献立の立案，手順の確認，包丁など調理器具の使用，台所などの環境調整，リスクの評価と対応をする． ・日常生活全体を通しての，栄養と活動のマネジメントをする． ・摂取カロリーと作業量（運動量）のバランスに関して指導する．
理学療法士	・病態に応じて食事や嚥下に適した姿勢になっているか，全身的な視点から評価し，必要に応じてアドバイスや指導をする． ・病態に応じて身体を動かすことによって，体力をつけたり，食欲を引き出したり，栄養の吸収能力を高めたりする．
歯科衛生士	・口腔内の衛生状態を観察・評価し，歯科医療器具や薬剤を使用した専門的な口腔清掃をする． ・口腔機能を観察・評価し，口腔機能が低下している人，摂食・嚥下機能の働きに障害がある人に対する訓練をする． ・食べ物を処理しやすい一口量や食べ物の固さ等をアドバイスする．

臨床検査技師	・血液の成分を分析し，患者の栄養状態や全身状態などを評価する． ・栄養サポートが必要な患者の抽出，サポートによる効果判定などをする．
臨床工学技士	・医療機器の専門職．生命維持管理装置（人工呼吸器，人工心肺装置，人工腎臓装置など）の医療機器の操作・保守点検をする． ・医療機器管理担当者は医療施設内の機器全般にわたって安全な使用を確保し，医療機器の保守・点検管理をする．
臨床心理士	・「食事が食べられない」という状態に関して，抑うつ的になっていたり，家族も落胆したりしていることが多いため，患者・家族の話を聞き，今の状態の受け入れに対して心理的援助をする． ・他職種とともに全身状態のみならず心理的な評価を行い，うつ状態であるための食欲低下であれば，医師の治療に繋ぐ等の援助をする．

がん治療チーム

■ チームの目的

① 予防期：がんになりにくい生活，がんになったかどうかの検診・検査法，がん登録，がんになったときの制度やしくみ，心の向き合い方などを知っておく
② 発見・診断期：病状の理解，受け入れを支える．家族が必要とする情報を提供する
③ 治療期：入院中に困ったことがあったとき，指導・援助する
④ 退院期：退院後の生活で不自由がないようサポートする
⑤ 経過観察期：経過観察期に必要なことを支援する
⑥ 在宅ケア：在宅ケアを支援する

■ 対象者

- がん患者

■ 構成メンバー

- 参画可能な構成メンバーは，医師，歯科医師，医療ソーシャルワーカー，看護師，管理栄養士，救急救命士，言語聴覚士，作業療法士，理学療法士，細胞検査士，歯科衛生士，診療情報管理士，診療放射線技師，薬剤師，臨床心理士，リンパ浮腫療法士・医療リンパドレナージセラピスト・リンパ浮腫指導技能者．

参画可能な職種

職種	主な仕事内容
医師	発見・診断期：診断に必要な検査を実施し，得られた診断結果について，患者・家族にわかりやすく説明をする．
	治療期：治療方針の決定および，診察・治療をする．
	退院期：退院できるか判断する．また，退院後の治療方針を決定する．
	経過観察期：外来で診察する．
	在宅ケア：在宅で生活できるよう診察・治療をする．看取りを支える．
歯科医師	発見・診断期：がん治療に伴う口腔内合併症（歯肉の腫れや疼痛など）の予防を目的に，あらかじめ歯科治療や口腔清掃指導をする．
	治療期：手術時の創部感染予防や肺炎予防を目的に口腔ケアを実施する．化学療法，放射線療法による口腔合併症（口腔粘膜炎）にも対応する．

歯科医師	退院期：退院後も口腔内環境が良好に維持できるよう指導する．
	経過観察期：口腔内環境を良好に維持するため，歯肉疾患などを定期的にフォローする．
	在宅ケア：最期まで経口摂取を支援できるよう，治療期とは異なる口腔内合併症（口腔乾燥や義歯不適合など）に対応する．
医療ソーシャルワーカー	予防期：市民向け講座などで，病気になったときの経済的問題，活用できる制度，相談窓口を紹介する．
	発見・診断・治療・退院期：病院で病気や治療の不安，医療費や生活の相談，治療の選択，セカンドオピニオン等の相談を受ける．
	経過観察期：病気とつきあいながら，患者本人が自分らしく生活できるようサポートする．必要に応じて医療機関を紹介する．
	在宅ケア：家族の不安や負担を軽減するため話を聞き，必要な情報を伝える．療養場所の相談にも乗る．遺族のサポートグループの運営や紹介もする．
看護師	予防期：患者や家族が，がんの発症を抑える生活習慣について理解し，指導されたことが継続できているかを確認する．
	発見・診断期：患者が納得し，理解できたうえで治療が進められるよう必要とされる情報を提供し，選択を支える．診断にあたっての検査の苦痛や不安が最小限になるように支援する．患者や家族の治療上の不安が軽減されるようサポートする．
	治療期：治療に伴う合併症や副作用の予防，発生時の対応方法について説明し，不安の解消に努め，必要な支援をする．痛み等の症状があれば評価し，症状をやわらげる．その人らしさや生活のリズムを尊重しながら，症状に応じた入院生活や外来療養生活を支援する．
	退院期：治療による傷跡や脱毛など体の変化による悩み，退院後の食事・睡眠・入浴など生活上の心配事に対して，その人らしい日常生活を送れるよう援助する．
	経過観察期：外来で気になる症状や日常の様子を聞き，患者がその人らしい生活を不安なく送れるよう援助する．
	在宅ケア：患者の希望する場所（自宅や施設）で，その人らしく最期まで過ごせるよう援助し，看取りを支援する．
管理栄養士	予防期：地域の保健所や医療機関などで，がんになりにくい食事や，病気を予防する食習慣の情報を伝える．
	発見・診断期：病院の外来で治療を受けるための体力維持の方法や，食欲が落ちたときの食事の取り方の相談に乗る．
	治療期：治療の副作用などで食事摂取量が低下した場合など，献立・調理方法・食べ方の相談に乗る．
	退院期：食べやすい食事の工夫，栄養がある食品，栄養補助食品などの相談に乗る．
	経過観察期：体力の低下，食欲がないときの食べ方や栄養の摂り方で困ったときは相談に乗る．
	在宅ケア：少しでもおいしく食べられるように，食事内容の相談に乗る．栄養補助食品などの利用の仕方や食事の楽しみ方や，食事環境について助言・指導する．

救急救命士	予防期	地域の市民向け心肺蘇生・応急手当講習会などで，がん検診受診を勧める等，予防・早期発見についての普及・啓発を行う．
	退院期	退院に向けた安全な患者搬送計画について検討する．退院後も通院などで搬送が必要な場合は調整する．
	在宅ケア	医師と相談のうえ，人生の最期を患者が希望する場所で迎えることができるように，終焉の地への転院搬送サービス，ふるさとや結婚式に赴く患者搬送サービスをする．
言語聴覚士	治療期	病気や手術の後遺症によって，話すこと，食べることに問題が起こったとき，医師による患者と家族への説明に同席し，術後のリハビリテーションをする．
	退院期	コミュニケーションや食事などがうまくできるよう発声・発語（発音）障害，失語症，高次脳機能障害，摂食・嚥下障害の機能回復に努める．
	経過観察期	コミュニケーション，および日常の食事に関する指導をする．言語や摂食・嚥下に関する機能の低下を防ぐとともに，機能回復にも努める．
作業療法士	治療・退院期	手術後，化学療法，放射線療法の副作用などで，移動，食事，トイレ，入浴，歯みがき，身だしなみを整える等がやりづらくなることがある．どのようにしたら，うまくできるかを指導する．必要に応じて，就学・就労に向けた準備や指導をする．自助具や福祉用具を購入する．作業療法を通して，病気を受け入れる心理的な援助をする．
	退院期	退院後にこれまでの方法を工夫したり，福祉用具を使ったりすることで身体の負担を減らし，安心して家で生活できるよう支援する．学校生活や仕事・家事など社会的な役割を継続できるように支援する．
	経過観察期	食事や着替え等の日常生活や仕事をしていくために，効率的な動作の工夫などを指導・援助する．体調に応じて日常生活や家事・学業の活動量を調節できるよう支援する．
	在宅ケア	日常生活における活動動作（移動，食事，トイレ，入浴，身だしなみ）を可能な限り自分でできるように指導・援助する．方法の工夫や福祉用具の使用により，本人の動作の負担や家族の介助料を軽減する．最期まで，その人らしい生活や役割をもてるよう支援する．
理学療法士	治療期	術前早期から，呼吸しやすい方法や起き上がる，座る等の動作の練習などをする．理学療法をすることで，体力の低下を防ぐとともに，手術後スムーズに生活復帰できるようになる．
	退院・経過観察期	体力の向上，および歩く，階段を昇り降りする等の自宅を想定した練習をする．関節が動きにくい，むくみがある，痛みがある等の場合は，温熱療法や水治療法など（物理療法という）をする．
	在宅ケア	身体の痛みがある場合は，物理療法（温熱療法，水治療法，電気治療など）でやわらげる．歩行や移動などが少しでも自分でできるように体力の維持・向上や動作改善のために理学療法をする．

細胞検査士	予防期：がん検診のために採取された細胞の中から悪性細胞があるかどうか，顕微鏡で観察し発見と判定（診断）をする．
	発見・診断期：細胞の染色後に顕微鏡で悪性・良性の判定（診断）をする．
	治療期：手術中，切除した組織や胸膜水などに，悪性細胞があるかどうか，その場で迅速診断する．
	退院期：経過観察中の検査で，細胞を採取して，転移・再発の有無を判定（診断）する．
	経過観察期：外来で検査をする．
歯科衛生士	予防期：口腔清掃時の観察により口腔内の変化などを察知し，口腔がん等のリスクを早期に発見し予防につなげる．
	発見・診断・治療期：術前・術後に専門的な口腔ケアを行い，感染症の原因となる口腔細菌の数を減少させることで合併症を予防する．
	治療期：化学療法や放射線療法によって，口内炎などの合併症が起こる可能性は高く，その症状の軽減や予防のために口腔ケアをする．
	退院期：毎日の食事を自分の歯でおいしく食べることができるように，専門的な口腔ケア（口腔清掃，歯垢，歯石などを取り除く）や食べる機能を高めるためのリハビリを定期的にする．
	経過観察期：毎日の食事を自分の歯でおいしく食べることができるように，専門的な口腔ケアや食べる機能を高めるためのリハビリを定期的にする．
	在宅ケア：家庭での療養において口腔清掃が継続できるように指導する．最期まで経口摂取ができるよう，口腔内を常に清潔に保ち，口腔内の乾燥を防ぐとともに，食べる機能をサポートする．
診療情報管理士	予防期：「がん登録」をする．国や都道府県などのがん対策に使われる．
	発見・診断期・治療期：医療機能に関する情報を都道府県に提供することで，患者が病院を選択する一助を担う．個人情報保護のもとに，がん登録を行い，診療情報を分類しデータベースを構築，クリニカルパス（標準治療計画）などの立案に役立てる．
	回復期・予防期：生存率などの治療成績の情報が利活用できるようにする．がん地域連携パスの作成に関与し，がん診療連携を支援する．
診療放射線技師	予防・発見・診断期：早期発見のため，検診業務をする．乳がん検診のマンモグラフィー，肺がん検診の胸部X線撮影（レントゲン），胸部CT検査などがある．
	治療期：放射線治療を担当する．
	経過観察期：転移・再発の有無を診断するための検査を行う．

薬剤師	治療期：化学療法を安心して実施するため，薬剤の調製や治療計画，副作用対策を他職種と協働しながら進める．
	退院期：退院に向けた治療計画，退院後の治療について検討する．
	在宅ケア：薬の説明をする．必要な薬をどんなタイミングで飲めばよいかを，一緒に考える．
臨床心理士	予防期：地域の市民向け講座などで，メンタルヘルスに関するアドバイスをする．特に，「がんとこころ」の関係について，がんになったときの病気との向きあい方について紹介する．
	発見・診断期：病気の不安・告知を受けたショックに対して，患者や家族にカウンセリングをする．薬物治療が必要な場合は，精神科医を紹介する．
	治療期：治療の苦痛，今後に対する不安に対して，カウンセリングをする．親の病気について，子どもにどのように知らせたらよいか等の相談にも乗る．
	経過観察期：再発の不安を抱えながら生活していくときのつらさ等について，カウンセリングをする．患者会にサポート役として加わることもある．
	在宅ケア：最期までその人らしく生きることができるようにカウンセリングをする．家族に対しても，「患者とどのように向きあえばいいか」等の悩みや，死亡後のつらい気持ちにも寄り添う．遺族会の運営にも加わる．
リンパ浮腫療法士 医療リンパドレナージセラピスト リンパ浮腫指導技能者	退院期：術後や放射線治療後，リンパ浮腫を発生しやすい場合は，発症予防の指導をする．
	経過観察期・在宅ケア：リンパ浮腫が起こった場合は複合的治療を行うほか，日常生活の注意点などについて説明する．

感染制御（感染対策）チーム
(ICT：infection control team)

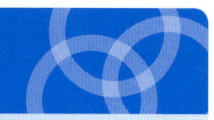

■ チームの目的

- 医療機関における感染予防と感染が確認されたときの拡散を最小限にする
  ① 抗菌薬の使用状況を把握し，適切な指導や助言をする
  ② 全職員に感染に関する適切な予防や対策について啓発する

■ 対象者

- 病院職員全員

■ 構成メンバー

- 診療報酬上の構成メンバーは医師，看護師，薬剤師，臨床検査技師．
- このほか，救急救命士，言語聴覚士，作業療法士，理学療法士，事務職，診療放射線技師，臨床工学技士も紹介する．

診療報酬で規定されている職種

職種	主な仕事内容
医師	・チーム全体の統括． ① 患者の感染症に関する迅速で適切な診断と抗菌薬治療を行う，または患者の担当医に助言する． ② 感染予防に関する最新の知見を学会や論文などによって入手し，医療機関において実践できるよう指導的な役割を果たす．
看護師	・感染対策の主な実践者． ① 病院内で発生する感染症を監視しながら，患者および病院職員の感染を防止するための方策を考え実践する． ② 病院環境の清潔管理を推進する． ③ 全職員に対して感染防止対策の指導や相談対応をする． ④ ICT内外の調整役を務める．
薬剤師	・感染症治療で抗菌薬を投与するときは，用法・用量・投与期間などを考慮しなければ，有効な治療ができないばかりか，耐性菌の出現が危惧される．治療に適した抗菌薬の選択や適切な使い方を医師に助言する． ・血液中の抗菌薬濃度を維持するため，抗菌薬の血中濃度を測定し，投与計画などの助言をする． ・院内感染および拡散を防止するため，起因菌に有効な消毒薬の選択・使用濃度などを助言する．
臨床検査技師	・MRSA（メチシリン耐性黄色ブドウ球菌）等の薬剤耐性菌の検出状況をモニタリングし，院内感染の発生防止や拡大防止のための情報を提供する．

臨床検査技師	・多くの微生物のなかから起因菌を特定し，薬剤の効果などについて情報を提供する．

参画可能な職種

職種	主な仕事内容
救急救命士	・感染症やその疑いのきわめて強い患者を専門医療機関や隔離病棟へ搬送する． ・救急搬送された重症患者を搬入後，メディカルスタッフが適切な感染防止対策ができるよう，救急搬送中に感染症に関する判断を行う．
言語聴覚士	・摂食・嚥下障害，発声発語訓練など感染症と向き合う場面も少なくない．感染症対策は患者の安全を守ることにつながる感染に関する知識の理解を図り，予防と感染時の対応を徹底する．
作業療法士	・感染対策マニュアルに従って，作業療法を実施する．特に，作業療法室での訓練では多くの診療科から患者が来室するため，感染症が広がらないよう留意する． ・作業療法士がベッドサイドに訪室する場合などには，間接的に感染を広げないよう努める．
理学療法士	・全職員が知っておくべきこと（「キャリアにならない方法」など）を徹底するとともに，感染が疑われる患者がいた場合には，チームで情報共有などをする．
事務職	・各種届出や資料作成，会議のアレンジ，全職員の健康状態（特に麻疹や風疹などに関する免疫状態）の管理．
診療放射線技師	・放射線関連機器は多くの患者に使用されるため，機器を介した感染症の広がりが懸念される．これを防止する役割を果たす．
臨床工学技士	・医療機器は多くの患者に使用されるため，機器を介した感染症の広がりが懸念される．これを防止する役割を果たす．

緩和ケアチーム

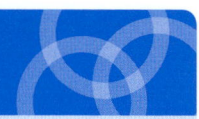

■ チームの目的

- がんや難病などで，患者と家族が問題に直面しているとき，心身の症状を緩和するためにチームが介入することでQOL（人生の質，生活の質）を改善する
- 終末期医療と考えられがちだが，診断初期からサポートを受けることができる

■ 対象者

- がんや難病などで痛み，嘔気・嘔吐，身体のだるさ，呼吸困難，運動麻痺などの身体的症状を抱えた患者
- 病気によるうつ，死への恐怖心，自分の存在感への悩み等，心理・社会的問題を抱えた患者

■ 構成メンバー

- 診療報酬上の構成メンバーは，医師，看護師，薬剤師．
- このほか，歯科医師，医療ソーシャルワーカー，管理栄養士，救急救命士，言語聴覚士，作業療法士，理学療法士，歯科衛生士，診療放射線技師，臨床心理士も専門性をもつ．リンパ浮腫療法士（医師，看護師，理学療法士，作業療法士，あん摩マッサージ指圧師，柔道整復師）や医療リンパドレナージセラピスト（医師，正看護師，理学療法士，作業療法士，あん摩マッサージ指圧師）も現場で活躍している．

診療報酬で規定されている職種

職種	主な仕事内容
医師	・患者の病状や病態について，本人や家族に今後の経過などについて説明をする． ・患者と家族の意向を踏まえ，病態などから治療方針を決定する．患者と家族の選択を支える． ・苦痛の強い身体・精神症状の緩和を図る．
看護師	・病気とその治療方法，心身の状況，現在に至るまでの経過を理解したうえで，患者の価値観を尊重し，患者や家族の意向を踏まえて，必要なケアを提供する． ・患者のさまざまな苦痛を評価し，適切な支援をすることで日常生活の充実を図り，その人らしい日常生活を過ごせるよう援助する． ・チーム内外でコーディネート役になる．

薬剤師	・患者と家族に対し，医療用麻薬を中心とする薬剤の情報提供や服薬指導をする．特に，医療用麻薬についての不安や誤解を取り除き，適正量の投与，副作用対策についての助言をする． ・医療スタッフに対しては，薬物療法の支援や，医薬品情報の提供などを行う．

参画可能な職種

職種	主な仕事内容
歯科医師	・治療に伴う口腔内や味覚の変化を予防するために，歯科治療や口腔ケアの指導をする．
医療ソーシャルワーカー	・患者・家族・遺族の不安や悩み（たとえば，▷気持ちの整理 ▷医療費 ▷仕事の整理 ▷どこで治療や療養を受けるか ▷在宅診療を受けたい ▷福祉サービス ▷患者会情報 ▷病気や治療について ▷セカンドオピニオン等）の相談に対応する．
管理栄養士	・患者の病態や栄養状態を把握し，通常の栄養あるいは栄養補助食品による栄養指導をする． ・患者が残された時間のなかで充実できるよう，満足感を得られる食事を提供する．
救急救命士	・人生の最期のときを患者が希望する場所で迎えることができるように，終焉の地への転院搬送サービスや，ふるさとや孫の結婚式に赴く患者搬送サービスをする．医療保険でまかなえる．
言語聴覚士	・摂食・嚥下機能に障害がある場合，食べる楽しみを確保するため，食物の形態，量の調整，安全な食べ方などを指導する． ・患者の状態に合わせて会話できるよう，周囲のスタッフや家族には適切な意思伝達手段を指導・支援する．
作業療法士	・身体的な苦痛症状に対し，姿勢調節やリラクセーション等によって緩和する． ・疼痛や麻痺などに伴う日常生活制限に対し，動作指導や自助具・福祉用具などを通して能力の維持・改善を図る． ・作業活動を通して，役割の再獲得，気分転換などの心理面を支援する． ・介助指導や住宅環境の整備などの指導を通じて，患者の在宅復帰（療養場所の選択）を支援する．
理学療法士	・物理療法（温熱，冷却，レーザー等）や，リラクセーション（姿勢調整），補装具（杖）や福祉用具の使用などによって，痛みを緩和する． ・呼吸苦がある場合は，呼吸法などを指導する． ・身体の廃用を防ぐため，基本動作（起き上がる，座る，立つ，歩く，移動する）の練習や，筋力改善などを行う．身体の活動性を高めることは，心理的な支持となることもある．
歯科衛生士	・口腔がん，頭頸部がん等の術前術後の処置として，歯垢・歯石除去や専門的な口腔清掃，および細菌数のコントロールや痛みを軽減するために医薬品（うがい薬を含む）を併用した口腔衛生の管理をする．痛みを緩和し，術後の口腔環境の悪化を予防する．

歯科衛生士	・口腔がん，頭頸部がん，消化器がん等の放射線療法や化学療法では，副作用による口内炎などの発症で痛みを起こし，食事や会話が困難になることがある．疼痛症状を緩和するために，医薬品（うがい薬など）やアイスボール等の使用や，保湿剤で粘膜を保護しながら専門的な口腔清掃をする． ・患者のセルフケアを支援し，良好な口腔衛生の状態を維持・管理する．
診療放射線技師	・放射線を照射することで，骨転移部位の痛みを緩和する． ・核医学検査室で骨転移部位の痛みの緩和に使用する放射線医薬品の管理をする．
臨床心理士	・患者が，病状，先行きの不安，死の恐怖などを感じつつ，さまざまな喪失を悲嘆し受け入れ，自分の人生の意味を振り返るというプロセスに寄り添う． ・家族に対して，患者を失ってしまうということで生じる感情や悲嘆に対し，その困難と向き合う気持ちのサポートを行う．
リンパ浮腫療法士 医療リンパドレナージセラピスト リンパ浮腫指導技能者	・手術やがんの進行に伴って起こるリンパ浮腫に対し，苦痛などの症状を緩和させる． ・在宅において，安全にセルフケアができるように家族を指導する．

呼吸療法サポートチーム
(RST：respiratory support team)

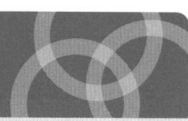

■ チームの目的

- 安全な人工呼吸療法実施のために，病棟スタッフのサポートをすること
  ① 呼吸に問題を抱える患者に対して，早期に呼吸状態の改善を図る．日常生活を過ごしやすくなるよう，患者に直接ケアをしたり，医師や看護師をサポートしたりする
  ② 患者が質の高い呼吸療法を安心して継続的に受けられるよう，特に医療安全に最大限の配慮をする
  ③ 呼吸療法に精通する人材(3学会合同呼吸療法認定士など)をチームメンバーとして登用し，専門性と効率性を高める
  ④ 酸素吸入や人工呼吸など呼吸療法全般に対し，院内で横断的に標準的手法の普及，モニタリング，教育，助言，患者ケアの実践，機器および環境のメンテナンス等を行う

■ 対象者

- 次のさまざまな理由で，急性あるいは慢性に呼吸機能の低下(呼吸不全)をきたし，酸素吸入や人工呼吸といった呼吸療法を必要とする患者
  - 重症肺炎，慢性閉塞性肺疾患，気管支喘息，急性呼吸促迫症候群患者，心筋梗塞や心不全，腎不全，敗血症，外傷，手術後(心臓，肺，咽喉，大血管，消化管など)，高齢者，意識障害，鎮静など
- 人工呼吸が長期に及び，離脱が困難または人工呼吸器依存となった患者
- 呼吸療法のみならず原疾患の治療，感染管理，栄養療法，社会的サポート等，全人的に関与する

■ 構成メンバー

- 診療報酬上の構成メンバーは，医師，看護師，理学療法士，臨床工学技士．
- このほか，歯科医師，医療ソーシャルワーカー，管理栄養士，言語聴覚士，作業療法士，歯科衛生士，診療放射線技師，薬剤師，臨床検査技師，臨床心理士も紹介する．

診療報酬で規定されている職種

職種	主な仕事内容
医師	・呼吸器および全身状態の検査，診断，治療を行う．

医師	・人工呼吸器の設定，人工呼吸管理にまつわる鎮静のコントロール，感染管理・栄養管理，離脱方法，NPPV（non-invasive positive pressure ventilation；非侵襲的陽圧換気：気管内に人工気道を留置せず陽圧人工呼吸を行う）導入・挿管などのアドバイスをする．
看護師	・コーディネーター役としてチーム内・病院内の調整． ・病棟看護師が以下の項目をできるよう，指導したり相談に応じたりする． ① ベッドサイドで，呼吸機能および全身状態の観察・評価を行う． ② 人工呼吸器・NPPV装着中，気管切開後の患者を対象に，呼吸状態に合わせた排痰ケアや口腔ケアを行い，呼吸器症状の改善，合併症の予防，人工呼吸器の早期離脱に努める． ③ 長期人工呼吸患者の呼吸器離脱や離床，最終的な目標設定と社会的支援の確保，在宅での酸素療法・NPPV・気管切開による人工呼吸の患者指導．
理学療法士	・ベッド上安静に伴う活動制限をできる限り予防する． ・人工呼吸器から早期離脱できるよう，モビライゼーション（硬くなった関節を動かす方法の一つ）や呼吸練習，呼吸筋トレーニングを計画し，看護師とともに実施する． ・抜管直後や排痰能力が乏しい患者に対して，体位ドレナージ（肺の中で詰まった痰を重力によって出しやすくする姿勢）を指導し，自己排痰ができるようにする． ・慢性呼吸不全の患者に対し，労作と呼吸のバランスを日常生活上において，助言・指導する．
臨床工学技士	・人工呼吸器装着中の患者に対し，設定・操作や動作確認を行い，病棟における管理状況へのアドバイスをする． ・より高度な呼吸管理法や呼吸管理機器を提案する． ・酸素吸入器など呼吸療法機器に関して病棟スタッフへベッドサイド教育をする． ・グラフィックモニター等を用いた安全な人工呼吸器使用による合併症の予防や軽減，アラーム対応に関する指導をする．

参画可能な職種

職種	主な仕事内容
歯科医師	・人工呼吸器関連肺炎（VAP）の予防策を推進し，日常的な口腔内評価，および標準的な口腔ケアを指導する． ・必要に応じて専門的な歯科的介入をする．
医療ソーシャルワーカー	・在宅酸素療法・在宅人工呼吸療法の必要性，患者・家族の受け入れに関して確認する． ・活用できる施設・制度の紹介，経済的なことや生活に関する不安，退院後の生活について等，さまざまな相談を受ける． ・長期人工呼吸患者の入院・転院の支援をする．
管理栄養士	・呼吸状態に見合った栄養療法の評価，問題点の抽出，栄養サポートチームと連携をする． ① 患者に必要な栄養量を算出し，実際の摂取栄養量・不足栄養素・栄養状態の評価をする．そのうえで，栄養補給方法を計画立案する．

管理栄養士	② 嚥下能力や誤嚥の状態，患者の嗜好への対応 ▷使用する食品や調理法の決定 ▷栄養補助食品の選択 ▷食事形態（普通食，きざみ食，とろみ食など）▷テクスチャー（口あたり，歯ごたえ，舌触り等）▷水分管理の評価 ▷経腸栄養剤における選別，などの提言をする． ③ 換気不全患者では，二酸化炭素産生が最小限となるような食材を検討する．
言語聴覚士	・摂食・嚥下機能を評価し，必要な患者には訓練や指導を行い，肺炎の予防に努める． ・摂食に対する患者のモチベーションを高め，呼吸困難をきたした患者と病棟スタッフに対し摂食方法に関して助言する． ・病棟スタッフに対して，嚥下機能のスクリーニングを指導し，意識を高める．
作業療法士	・日常生活で呼吸機能の維持・改善をするための呼吸方法や姿勢などを指導する． ・呼吸機能に応じた呼吸管理の方法，および日常生活動作の運動負荷量を評価し，適切な動作方法の訓練・指導をする． ・呼吸補助機器の使用状況に応じた，生活動作の工夫や生活用具の配置などの環境調整をする． ・自助具や福祉機器を用いることで，日常生活時の運動負荷量を軽減する．適切な動作方法の訓練や指導をする． ・コミュニケーションへの支援（文字盤使用や筆談）をする． ・心理的なサポートをする．
歯科衛生士	・誤嚥性肺炎の発症を予防し，口腔疾患の予防や口臭を軽減するため，口腔内すべての部位（歯，歯肉，粘膜，舌など）や，人工呼吸器の周囲を丁寧に安全に清掃する．
診療放射線技師	・呼吸管理をするときに必要な画像検査を実施する．
薬剤師	・患者に必要な薬剤が適切に投与されているかチェックし，病棟スタッフや病棟薬剤師にアドバイスする．特に，睡眠薬など呼吸抑制を起こす薬剤については，その確認や副作用の早期発見に努め，アドバイスする． ・歯科医師・衛生士と協力して VAP 予防策を推進する． ・重症例では点滴ルートが限られるため，薬の配合変化や溶解後の安定性などを検討する． ・感染症治療に用いられる抗菌薬の組み合わせをチェックし，起因菌の同定状況，薬剤感受性など検査結果を確認，必要なら感染制御チームと連携する．
臨床検査技師	・肺活量検査など呼吸に関する検査を行い，レントゲンではわからない肺や気管，気管支の働きの状態を調べ，診断や治療効果の判断を支援する． ・感染が原因となっている場合は，その起因菌を調べ，薬剤の効果などについて情報を提供する．
臨床心理士	・患者・家族および病棟スタッフから意見を抽出し，家族を含めた今後の不安，苦痛に関して話を聞く．不安を解消し，闘病に対するモチベーションを維持する． ・適切なリラクセーション法を指導したり，アドバイスを行ったりする．

救急医療チーム

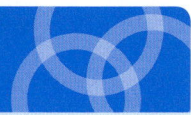

■ チームの目的
- 救急患者を迅速に診断し，必要な治療につなげる．自施設では対応できない場合，高度医療実施医療機関などへすぐ搬送する

■ 対象者
- 耐え難い苦痛などがあるか，もしくは生命の危機が迫っている等の緊急性がある患者

■ 構成メンバー

- 診療報酬上の構成メンバーは，医師，看護師，診療放射線技師，薬剤師，臨床検査技師．
- このほか，医療ソーシャルワーカー，救急救命士，診療情報管理士，臨床工学技士，臨床心理士も紹介する．

診療報酬で規定されている職種 （ER室の場合）

職種	主な仕事内容
医師	・救急救命士から患者を引き継いで診断し，救命・救急治療をする．
看護師	・医師とともに，救命・救急治療と処置をする． ・入院先病棟連絡や調整をする． ・動揺する家族への精神的援助をする．
診療放射線技師	・病状の診断のために必要なMRI，CT，レントゲン等の検査をする．
薬剤師	・救命蘇生治療に不可欠な医薬品を，医師が的確かつ安全に使用できるよう管理する． ・患者に使用すべき医薬品の効果を高め，副作用を極力回避できるような薬剤の選択や投与方法の工夫をする．
臨床検査技師	・24時間365日，検体採取から各種検査の結果を正確かつ迅速に提供して，診断を支援する． ・輸血製剤の保全から副作用に関する検査まで，一元的に管理して，安全で安心な輸血を実現する．

参画可能な職種 （ER室の場合）

職種	主な仕事内容
医療ソーシャルワーカー	• ▷急な発病で必要となる医療費などの心配事の相談や身元確認など ▷活用できる制度の紹介 ▷次の退院先の相談などに応じる．
救急救命士	• 救急現場へ救急車やドクターカーで駆けつけ，患者の「重症度」「緊急度」を観察・判断し，適切な医療機関を選定し迅速で安全な搬送を行う． • 症状が著しく悪化するおそれがあり，または，その生命が危険な状態にある重度傷病者に対して，医師の指示のもとに救急救命処置をする．
診療情報管理士	• いつでもすみやかに患者の診療情報が活用できるよう，情報精度を高めることで，一刻を争う救急の現場をサポートする．
臨床工学技士	• 救命救急室には手術関連機器，補助循環装置，人工呼吸器，各種モニター等多数の機器が配置されている．これらの機器の操作や管理を担当する．
臨床心理士	• 救急医療の現場には，自殺企図患者が搬送される率が高い．再度の自殺企図の予防を目的に，本人の意識が回復した後に面接を行って心理的評価を行い，精神科医療に適切につなぐ． • 不測の事態で，身体機能を失ったり，死亡したりすることがある．急激な変化への適応ができず，混乱状態にある患者や家族の話を聞きながら，心理的サポートを行う．

褥瘡対策チーム

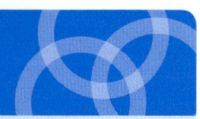

■ チームの目的

- 褥瘡の予防と早期発見をする
  ① 活動性が低下したり，臥床期間が長く続いたりすると，臀部（お尻）・踵部（かかと）等の圧迫を受けている部分に褥瘡（床ずれ）ができやすくなる．悪化すると治りにくいので，予防と早期発見をする
  ② 予防では，▷栄養状態の改善 ▷日常生活での姿勢のとり方 ▷活動時間の工夫 ▷福祉機器などの使用方法の指導・援助をする

■ 対象者

- 下記のような状態で，褥瘡がある，または褥瘡ができることが予想される患者
  - 病状や治療のために，ベッド上で長期臥床をしなくてはならない
  - ベッド上や車椅子の姿勢で，自分で寝返りや臀部を持ち上げる等，姿勢を変えることができない
  - その他，活動量が少ない，栄養状態が悪い等

■ 構成メンバー

- 診療報酬上の基本的な構成メンバーは，医師，看護師．
- このほか，医療ソーシャルワーカー，管理栄養士，救急救命士，作業療法士，理学療法士，薬剤師，臨床検査技師，臨床心理士も紹介する．

診療報酬で規定されている職種

職種	主な仕事内容
医師	・診察，診断し，最終的な治療方針を決定する． ・外科的処置や手術をする． ・創傷被覆剤使用に関する指示．
看護師	・全身状態（活動性，体位変換状況，栄養状態，皮膚の状態など）の観察・評価をする． ・褥瘡ができやすい人には，▷身体の特定部分が圧迫されないよう，患者の日常生活の活動レベルや生活方法に合わせたベッドマットレスの選択 ▷オムツの選択や排泄物が接触することによる皮膚のかぶれを防ぐため，皮膚を保護する ▷皮膚の乾燥予防のための保湿 ▷皮膚のズレを予防する身体の動かし方などを検討する． ・24時間ベッドサイドケアを担当する看護師に，個々の患者に必要な褥瘡ケアについて提言する．

看護師	・褥瘡の予防ケア，薬剤やドレッシング材（傷を保護するために覆うもの）等を用いて適切な処置・ケアを行い，創傷の治癒を目指す． ・褥瘡周囲の皮膚のたるみやズレ等による傷のゆがみ等，褥瘡が治りにくい原因を改善して治療期間の短縮を目指す． ・褥瘡患者の状況を把握して，褥瘡ケア上の問題点を分析する．

参画可能な職種

職種	主な仕事内容
医療ソーシャルワーカー	・自宅での生活が可能になるよう，介護保険の申請や福祉用具の利用などの社会福祉サービスを，患者や家族に紹介する． ・患者の情報を家族や地域の医療者と共有し，早期退院へつなげる．
管理栄養士	・患者に必要な栄養量を算出し，実際の摂取栄養量・不足栄養素・栄養状態を評価する．栄養補給方法を計画立案する． ・患者の嗜好への対応，使用する食品や調理法の決定，栄養補助食品の選択，食事形態（普通食，きざみ食，とろみ食など），テクスチャー（口あたり，歯ごたえ，舌触り等），水分管理の評価，経腸栄養剤における選別などを提言する．
救急救命士	・褥瘡のある患者搬送では，身体の状態を考慮した移動や体位で搬送をする． ・長期臥床の患者は，運動時に血栓が飛び，肺塞栓を起こして心肺停止を起こすことがある．急変時対応として，救急救命処置をする．
作業療法士	・身体の特定の部分に圧迫を受けないよう，患者の日常生活の活動レベルや生活方法に合わせて，ベッドやマット等の寝具，着衣の選定や見直しをする． ・褥瘡の治癒を促進したり予防したりするため，福祉用具を用いて，指導・援助をする．たとえば，車椅子や座面のマット等を本人に合わせて調整する等． ・褥瘡を予防するために，日常生活で圧迫を減らす方法の指導・援助をする．
理学療法士	・圧迫が少なくなるように，自力での体位変換の練習や，圧力を軽減（除圧）できる姿勢，皮膚がこすれない移動の仕方を患者や家族に指導する． ・除圧のためのベッドやマット，車椅子など用具を調整する．
薬剤師	・褥瘡の病態を観察し，治療に使用する外用薬やドレッシング材（創傷被覆剤）について，その特性を生かした選定・使用法を提言・指導する．さらに，薬剤の効果を評価する． ・外用薬に限らず，褥瘡の治癒に関係する薬剤の影響を把握し，副作用の防止を図る．
臨床検査技師	・血液を分析して，患者の栄養状態や全身状態について情報を提供する． ・褥瘡の原因となっている細菌を特定し，薬剤の効果などについて情報を提供する．
臨床心理士	・患者が自力で動けないもどかしさ等を抱えている場合は患者から，家族が介護に対する負担感を感じていたりする場合には家族から，話を聞き心理的サポートをする．

摂食・嚥下機能療法チーム

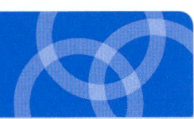

■ チームの目的

- 摂食・咀嚼・嚥下機能を維持・改善し，栄養摂取や食べる楽しみを患者に取り戻してもらうこと

■ 対象者

- 摂食（食べ物を目で見て認知し，どうやって，どのくらい食べるか判断する），咀嚼（口の中で噛み砕く），嚥下（のどから胃に飲み込む）機能に障害がある患者

■ 構成メンバー

- 診療報酬上の構成メンバーは，医師，歯科医師，看護師，言語聴覚士，作業療法士，理学療法士，歯科衛生士．
- このほか，管理栄養士，診療放射線技師，薬剤師，臨床心理士も紹介する．

診療報酬で規定されている職種

職種	主な仕事内容
医師	・全身管理，リスク管理，検査，治療方針の最終決定などをする．
歯科医師	・検査，治療方針の決定をする．実際に訓練を指導することもある． ・歯科治療による咀嚼・口腔機能の回復，口腔ケアの実施・指導，摂食・嚥下機能を改善する嚥下補助装置を作成する．
看護師	・全身状態の観察を行い，状態に応じた口腔ケアや口腔機能改善を中心とした基礎訓練を行う． ・他職種と情報交換（食形態，体位，摂取方法など）を行いながら食事介助をする．また，摂取状況（摂取量・時間，誤嚥の有無など）を観察する． ・スタッフ間で食事介助方法・手技の共有化をする． ・栄養状態を把握し，補助栄養・水分の調節など栄養管理をする． ・障害に応じたセルフケア拡大へのケアやリハビリテーションをする． ・医療ソーシャルワーカーと連携し，退院調整をする．
言語聴覚士	・摂食・嚥下に関する諸機能（認知機能，口腔・咽頭機能，嚥下機能など）を評価する．また，障害機能を補うための補綴装置などについても評価する． ・障害された諸機能，未発達の摂食・嚥下機能について機能の回復訓練，獲得訓練をする．

言語聴覚士	・症状に合わせた食事形態（普通食，きざみ食，とろみ食など）について提言する． ・摂食・嚥下機能について関連職種へ情報を提供し，サービスに関してチーム内を調整する． ・患者・家族に対し病態や安全な食べ方などについての指導を行い，誤嚥性肺炎の予防，機能の維持に努める．
作業療法士	・食べるための姿勢保持，食物を口に運ぶための動作を獲得する．その程度に応じて，自助具の製作・工夫・開発や福祉用具を用いた代償能力の獲得に向けた指導・援助を行う． ・神経・筋の機能障害がある場合は，筋力強化などの間接的な訓練をする． ・食べることの「楽しみ」を獲得，維持が出来るような工夫を指導・援助する． ・咀嚼・嚥下機能の障害に応じて，味を楽しむ等，その人らしさを維持できるような工夫を指導・援助する．
理学療法士	・▷摂食・嚥下姿勢の評価 ▷身体の機能訓練 ▷体力・耐久性の向上 ▷呼吸理学療法（呼吸のタイミングや呼吸時の動作など）を指導する．
歯科衛生士	・口腔衛生状態を観察・評価し，歯科医療器具や薬剤を使用した専門的な口腔清掃を行う．また，介助者や患者に対しては口腔清掃の方法を指導する． ・口腔機能および食事の摂取状況を観察・評価し，各段階に応じた摂食機能訓練を行う．

参画可能な職種

職種	主な仕事内容
管理栄養士	・▷栄養状態の評価 ▷必要栄養量（水分を含む）の検討 ▷経腸栄養剤（腸から栄養を吸収させる方法）の選択 ▷嚥下訓練食の調製 ▷食事形態の評価 ▷栄養食事指導をする ▷嚥下機能について他職種とともに評価し，食形態を検討する．
診療放射線技師	・摂食・嚥下の機能を診断するため，嚥下造影検査などを行う．
薬剤師	・嚥下機能の障害に応じて錠剤の大きさや粉薬，液剤，貼付剤などの剤形への変更を考慮する． ・退院後の薬物療法を考慮したうえで提案する． ・必要があれば，嚥下反射を促す薬物治療を医師と協議する場合もある．
臨床心理士	・摂食・嚥下の問題がなぜ起こっているのか．たとえば，認知症がからむ場合は，現在の認知障害を心理検査などで評価し，適切な支援につなげる橋渡しを行う． ・患者・家族の苦悩に対して話を伺い，心理的サポートを行う．

糖尿病チーム

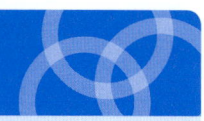

■ チームの目的

- 糖尿病の進展と，合併症（糖尿病神経障害，糖尿病網膜症，糖尿病性腎症）発症を予防する
- チームメンバーは，糖尿病患者に対して急性期の処置，外来・入院でのケア，糖尿病教育をする
- 糖尿病教育では，①患者に病識をもってもらう ②患者自身が必要と思える情報を獲得する ③行動変容に結びつけ，日々の習慣にしていく ④自分の身体の自己管理ができるようになることを目指して，多職種連携で取り組む

■ 対象者

- 糖尿病の患者とその家族

■ 構成メンバー

- 診療報酬上の構成メンバーは，医師，看護師，管理栄養士．
- このほか，現場における糖尿病の治療では医療ソーシャルワーカー，救急救命士，健康運動指導士，作業療法士，理学療法士，歯科衛生士，薬剤師，臨床検査技師，臨床心理士，事務職も紹介する．

診療報酬で規定されている職種 （糖尿病透析予防指導管理料）

職種	主な仕事内容
医師	・治療方針を決定・計画し，治療を遂行するための援助をする． ・日常生活の習慣を変えるための動機づけ等をする．
看護師	・対象患者の療養行動がどのように変容しているか的確に捉え，チームで共有するための調整役になる．以下の指導もする． ① インスリン自己注射の手技獲得指導 ② 血糖自己測定の手技獲得指導 ③ 予防的フットケア指導 ④ 糖尿病の自己管理能力向上に向けた生活調整へのアドバイス（セルフモニタリング方法） ⑤ 患者からの情報をアセスメントし，必要な支援・指導・サービスが受けられるような働きかけや調整をする．
管理栄養士	・患者をさまざまな側面から総合的に評価して，個別に介入することにより，食事療法に対する不安やストレスを改善することができる．

職種	
管理栄養士	・食事療法の必要性や重要性，インスリン作用や糖尿病薬剤と各種栄養素や食事の関係，合併症予防の栄養素と食事の関係，低血糖時の対応や予防のための食事・補食の説明をする． ・個別や集団の栄養食事指導，糖尿病教室の講師や実技指導．料理教室の開催，患者会の運営や支援などもする．

参画可能な職種

職種	主な仕事内容
医療ソーシャルワーカー	・さまざまな心配事の相談，活用できる社会サービスや患者会などの紹介，在宅療養生活の支援などをする．
救急救命士	・糖尿病性昏睡や低血糖性昏睡による全身状態を観察・評価する．病態に応じて医療機関を選別し，患者搬送サービスをする．
健康運動指導士	・運動療法について，リスクを回避し，適切な運動で効果を上げられるような運動プログラムを作成・指導する．運動を生活習慣に取り入れる楽しさを知ってもらう． ・個別に適切な介入をすることにより，運動療法に対する不安やストレスを改善することができる．血糖コントロールの改善に寄与する． ・個別や集団の運動指導，糖尿病教室の講師や実技指導，歩く会などの開催．患者会の運営や支援もする．
作業療法士	・障害がみられる人の，インスリン注射・薬剤の取り出し・飲み忘れ等について自助具の適応，習慣化のための工夫をする． ・糖尿病の状態に応じた生活の時間帯や生活動作の運動負荷を調整して，適切な生活習慣に関する指導・援助をする． ・障害に応じた調理訓練時，摂取カロリー・食材や調理方法の工夫などを管理栄養士と連携して，患者や家族に治療・指導をする． ・神経障害や網膜症などの合併症による日常生活における活動の障害に対して，自助具の製作や工夫，福祉機器の使用を含めた応用的動作の指導・援助をする．
理学療法士	・体力評価（運動習慣の有無，筋力や持久力がどのくらいあるか等）に基づき，糖尿病の型（1型・2型）や身体状態にあわせた筋力トレーニングやウォーキング等の運動指導をする．
歯科衛生士	・歯周病予防のためのセルフケアによる歯みがきや歯間清掃などの口腔清掃指導，歯科医療器具による専門的口腔清掃（歯垢・歯石などの除去，歯面清掃）をする． ・定期的な口腔の衛生管理をすることで，治療継続中においても良好な口腔内の清掃状態が保たれるようになる．
薬剤師	・薬物療法（経口薬療法，インスリン療法，合併症治療薬）の飲み方，薬理効果，注意点などを説明する．
臨床検査技師	・血糖やヘモグロビンA1cの値を検査して，医師が糖尿病の診断や治療効果の判断，合併症の発症予防などに用いるときの情報提供をする． ・自己血糖測定器（SMBG）の管理や使用方法の説明などを通じて，患者の血糖値の自己管理を支援する．

臨床心理士	・病気とともに生きていくことのつらさ，不便さ，病気になってしまったことに対する患者の気持ちに寄り添い，サポートする．たとえば，「今後どのように病とつきあっていくか」を考え，陥りやすい考え方の癖について等をアドバイスする． ・家族の悩みや苦しみに対して心理サポートをする．
事務職	・医療費の減免やその申請方法の説明，糖尿病患者向けの企画の告知や受付，患者会の運営や支援，事務代行やデータ整理などをする．

リハビリテーションチーム

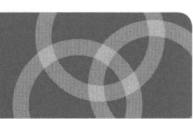

■ チームの目的

- 患者が抱える問題を，医学的・社会的視点から身体能力や生活環境を評価し，個々の目標に向けて理学療法，作業療法，言語聴覚療法を用いたプログラムを作成・実施する

■ 対象者

- 心身に下記のような障害をもつことで，日常生活や社会生活に支障のある患者，または，その可能性がある人
  - ▶身体機能障害の例
    - 脳卒中，脊髄の病気・ケガによって，手足に麻痺がある，身体を動かしにくい
    - 腰や肩の痛み，関節痛などによって，身体を動かしにくい
    - 呼吸がしづらい
    - 日常生活や仕事などの役割に制限がある
    - 術後の体力低下，心筋梗塞，糖尿病などの身体機能の低下(生活障害)による役割や活動に制限がある等
  - ▶精神機能障害の例
    - 考えがまとまらない，感情が鈍くなる，周囲に関心がなくなる等の精神の病気，心理的な負荷による落ち込み等の気分の障害
  - ▶高次脳機能[*1]障害の例
    - 老年期の身体能力や認知機能(物事を認識する，考慮する，判断する，記憶する等の能力)に障害の出ている人
    - 頭部外傷や脳卒中によって生じる高次脳機能が低下している患者，または予測される患者
  - ▶発達期の障害の例
    - 先天性や後天性の動きや認知などの発達の遅れ
    - 注意がうまく向けられない，感覚がうまく受け入れられない，周りと一緒にうまく遊べない等の日常生活や学校・社会生活における障害

  *1：記憶力，注意力・集中力，遂行力(計画し段取りよく実行する，予測する，配慮する，持続して行う等)，社会的適応行動(周囲の人間との調和など)．

■ 構成メンバー

- 診療報酬上の基本的な構成メンバーは，医師，看護師，言語聴覚士，作業療法士，理学療法士．
- このほか，歯科医師，医療ソーシャルワーカー，管理栄養士，義肢装具士，救急

救命士，歯科衛生士，臨床心理士も紹介する．

診療報酬で規定されている職種 （急性期の脳卒中を例にした場合）

職種	主な仕事内容
リハビリテーション医	・病態を診断し，予後を見据えたうえで，患者と家族の日常生活や社会生活の獲得・適応への計画を立てる． ・リハビリテーション計画が円滑に進められるよう，医学的に管理する．
医師（主治医）	・患者の疾病・疾患の治療のほか，リハビリテーション医とともに，日常生活や社会生活の獲得，適応のために連携・協働する．
看護師	・ベッドサイドで全身状態を観察し，患者の病状や回復の目標に合わせて，運動機能や能力の維持・向上が安全に行われるよう援助する． ・日々の医学的リハビリテーションが効果的に行われるよう，その前後の症状や体調の変化，精神状態などを観察・評価し，他職種に情報を提供する． ・患者・家族の思いや希望を確認し，心理面の変化にも対応し，患者や家族が医学的リハビリテーションに積極的に取り組めるよう支援する．
言語聴覚士	・音声障害，構音障害，失語症などのコミュニケーションおよび摂食・嚥下時，安全に飲んだり食べたりすることの機能や代償機能について評価をする． ・障害された機能についての回復・獲得のための訓練のほか，機能維持を目的とした訓練をする． ・障害された機能を補うため，代償的手段の活用訓練や指導をする． ・患者・家族に指導・助言（退院前後）をする．これらの専門的関わりにより，患者の社会参加を支援する．
作業療法士	・徹底したリスク管理下で早期離床を積極的に押し進める． ・心身の機能回復や維持（麻痺の回復，装具による関節の保護・運動の促進，精神機能の回復や維持など），二次的な障害の発生などを予防する． ・食事，更衣，排泄などの日常生活動作（ADL），家事，外出，地域活動などの日常生活関連動作（IADL）について，患者の役割に応じた自立を促す． ・家族への心理的なフォローをする． ・社会生活技能（職場や学校内での対人関係能力，適応的行動など）や作業遂行（作業の方法や手順）の獲得や代償能力を獲得する． ・退院後の住環境整備（手すりの設置など），環境への適応（トイレの改造，家族の介助など），福祉用具（持ちやすい箸，子どもの遊びに適したおもちゃ等）の製作や使用方法を指導・援助する． ・回復期，転院時，自宅への退院時などは，関係職種宛に情報提供書を作成し，提供サービスが途切れないようにする．
理学療法士	・廃用症候群や二次的合併症予防のため，早期離床，上肢・下肢の運動，低周波治療装置を用いた麻痺側上肢下肢の筋刺激，呼吸リハビリテーションを積極的に実施する． ・排泄動作や日常生活動作を習慣的にできるように，ベッド周囲の環境調整や援助をする．

理学療法士	・自宅退院する場合は，早期から介護保険など各種医療福祉制度を利用したサービスの提案，福祉用具の提案，装具の作成などをする．回復期病棟・病院へ転院する場合は，申し送りをする．

参画可能な職種　（急性期の脳卒中を例にした場合）

職種	主な仕事内容
歯科医師	・摂食・嚥下リハビリテーションや口腔リハビリテーションに関する検査・評価を実施し，方針や目標を決定する．訓練を実施することもある． ・口腔ケアを実施し口腔内細菌を減少させることにより，誤嚥性肺炎を予防する．
医療ソーシャルワーカー	・心身の障害の状態がどこまでよくなるかを受けとめ ▷どこで，どのように生活を継続するかを決めること ▷そのために必要な準備と活用できる制度を理解すること ▷復職や社会参加などの相談援助をする．相談では患者・家族の希望を重視し，やる気を引き出し，活用できる諸制度を活用するため援助する． ・リハビリチームの話し合いの促進や，院外の関係機関との連携の要となって動く．
管理栄養士	・患者に必要な栄養量を算出し，実際の摂取栄養量・不足栄養素・栄養状態の評価をする．そのうえで，栄養補給方法を計画立案する． ・患者の嗜好への対応 ▷使用する食品や調理法の決定 ▷栄養補助食品の選択 ▷食事形態（普通食，きざみ食，とろみ食など）の提言 ▷テクスチャー（口あたり，歯ごたえ，舌触り等）の提言 ▷水分管理の評価 ▷経腸栄養剤における選別の提言，など．
義肢装具士	・義肢や装具を製作し，その後も利用者の体や生活に適するよう調整する．
救急救命士	・退院に向けた安全な患者搬送計画について検討する． ・退院後も通院など搬送が必要な場合は調整する．
歯科衛生士	・摂食・嚥下機能の維持向上のため，口腔疾患の予防処置，摂食機能訓練，義歯の取扱い指導などで，口腔機能の改善を図る． ・専門的な口腔清掃により，口腔内を清潔に整え，口から食べるための意欲を高める． ・保湿により口腔乾燥を防ぎ，口の周りの筋肉に刺激を与え，開口や咀嚼をなめらかにする．
臨床心理士	・障害を負ったことで不安症状や抑うつ症状が出たり，生きることに困難を感じていたりする患者に，カウンセリングをする． ・患者がリハビリテーションになかなか取り組めない場合は，その要因を探りつつ，積極的に取り組めるよう働きかける． ・高次脳機能障害の患者などには，知能検査や神経心理検査などを行い，損なわれた機能や保たれている機能などについて確認する．その後の治療に役立てるよう検討する．

付録 診療報酬
―「チーム医療」に関わる主な算定項目―

医療安全対策チーム

A234
医療安全対策加算
医療安全対策加算1（入院初日　85点）
医療安全対策加算2（入院初日　35点）

組織的な医療安全対策を，多職種連携で継続的に実施していることを評価するものである．

栄養サポートチーム

A233-2
栄養サポートチーム加算（週1回　200点）
栄養サポートチーム加算（週1回　100点）

対象患者に対し，生活の質の向上，原疾患の治癒促進，および感染症等の合併症予防などを目的とする．栄養管理に関連する専門的知識をもつ多職種からなる栄養サポートチームが診療することを評価するものである．厚生労働大臣が定める特定の地域の医療機関については，別途，施設基準が設定され，100点を加算することができる．

感染制御（感染対策）チーム

A234-2
感染防止対策加算1（入院初日　400点）
感染防止対策加算2（入院初日　100点）

院内感染防止対策を実施しているうえで，さらに，院内横断型の感染制御チームを設置し，院内感染状況の把握，抗菌薬の適正使用，職員の感染防止などの業務実施を評価するものである．加算2とは300床以下の医療機関において，別途，施設基準に適合している場合，加算することができる．

救急医療チーム

B001-2-5　院内トリアージ実施料（100点）

深夜や休日の救急外来受診者に対し，院内トリアージ実施基準に従って，治療優先度を判定したことを評価するものである．

呼吸療法サポートチーム

A242　呼吸ケアチーム加算（週1回　150点）

人工呼吸器をつけた患者を，機械の補助がなく呼吸できるようにするためのさまざまなケアのことで，多職種連携で実施することを評価するものである．

「チーム医療」に関わる主な算定項目

緩和ケアチーム

A226-2 緩和ケア診療加算（1日　400点）
緩和ケア診療加算（1日　200点）

一般病床に入院するがん，またはエイズ患者のうち，疼痛，倦怠感，呼吸困難などの身体的症状，不安，抑うつなどの精神症状をもつ場合，症状緩和に関連する緩和ケアチームによる診療を評価するものである．厚生労働大臣が定める特定の地域の医療機関については，別途，施設基準が設定され，200点を加算することができる．

B001-24 外来緩和ケア管理料（月1回　300点）

がん性疼痛の症状緩和を目的として麻薬を投与しているがん患者のうち，疼痛，倦怠感，呼吸困難などの身体的症状，または不安・抑うつなどの精神症状をもつ者に対して，外来で緩和ケアチームによる診療が実施されたことを評価するものである．

がん治療チーム

B000-5 周術期口腔機能管理計画策定料（300点）

がん治療を受ける患者の口腔機能の状態の管理計画立案を評価するものである．

B000-6 周術期口腔機能管理料-Ⅰ（190点）

主に，患者の入院前後の口腔機能状態の管理と文書作成を評価するものである．

B000-7 周術期口腔機能管理料-Ⅱ（300点）

主に，患者の入院中の口腔機能状態の管理と文書作成を評価するものである．

B000-8 周術期口腔機能管理料-Ⅲ（190点）

がん患者の放射線治療や化学療法に関わる口腔機能の管理を評価するものである．

B001-2-8 外来放射線照射診療料（7日間に1回　280点）

外来で放射線治療を受ける患者に対して，十分インフォームド・コンセントを実施したうえで，チームでの医学的管理を評価するものである．

B001-23 がん患者カウンセリング料（1人1回　500点）

診断結果・治療方法などについて，患者が十分に理解し，納得したうえで治療方針を選択できるように，多職種が協働して実施することを評価するものである．

H007-2 がん患者リハビリテーション料（1単位　200点）

がん治療のために入院している患者に，個別にリハビリテーションを行った場合を評価するものである．患者1人につき，1日6単位まで算定することができる．

褥瘡対策チーム

A236 褥瘡ハイリスク患者ケア加算（入院中1回　500点）

褥瘡ケアの必要を認め，計画的な褥瘡対策が継続して実施されたことを評価するものである．

精神科リエゾン

A230-4 精神科リエゾンチーム加算（週1回　200点）

一般病棟における精神科医療のニーズの高まりを踏まえ，多職種で連携し，より質の高い医療を提供した場合，評価するものである．

摂食・嚥下機能療法チーム

H004 摂食機能療法（1日　185点）

摂食機能障害のある患者を対象に，個々の症状に対応した診療計画書に基づく指導訓練を評価するものである．

臓器移植後の医学管理

B001-25 移植後患者指導管理料（月1回　300点）※臓器移植後，造血幹細胞移植後の場合

臓器移植（角膜移植を除く），または造血幹細胞移植を受けた患者が，移植した臓器，または造血幹細胞を長期に渡って生着させるために，多職種が連携して移植の特殊性に配慮した専門的な外来管理を評価するものである．

糖尿病チーム

B001-27 糖尿病透析予防指導管理料（月1回　350点）

外来に通院する糖尿病腎症第2期以上の患者に対し，透析予防診療チームを編成し，重点的な医学管理の実施を評価するものである．

その他

A207-2 医師事務作業補助体制加算（入院初日）
　　15対1補助体制加算　810点　　　50対1補助体制可算　255点
　　20対1補助体制加算　610点　　　75対1補助体制加算　180点
　　25対1補助体制加算　490点　　　100対1補助体制加算　138点

急性期の医療機関で，勤務医の業務負担軽減や処遇改善につながる医師の事務作業を補助する専従者を配置していることを評価するものである．

A234-3 患者サポート体制充実加算（入院初日　70点）

患者・家族からの疾病に関する医学的な質問，生活上・入院上の不安など，さまざまな相談に対応する窓口を設置し，適切な職種が対応できる体制を取っていることを評価するものである．

「チーム医療」に関わる主な算定項目

A237　ハイリスク分娩管理加算（1日　3,000点）

保険診療の対象となる特定の合併症がある妊産婦で，ハイリスク分娩管理の必要性があるとき，その管理業務を評価するものである．

A244　病棟薬剤業務実施加算（週1回　100点）

病棟専任の薬剤師が病棟薬剤業務を条件に沿って実施したことを評価するものである．

A301-3　脳卒中ケアユニット入院医療管理料（1日　5,700点）

脳卒中ケアユニット（SCU）とは，脳血管障害（脳出血，くも膜下出血，脳梗塞）の患者専用で，発症早期から24時間体制で集中的に治療する病床．脳卒中の専門知識をもつ医師，看護師，理学療法士，作業療法士の専門チームが関わった場合を評価するものである．

A301-4　小児特定集中治療室管理料
　　　　　7日以内（1日　15,500点）　　8〜14日以内（1日　13,500点）

特定の重症度の高い疾患と診断され，必要があって小児特定集中治療室で管理が必要な場合，専任の小児科医師，看護師などのチームが関わった場合を評価するものである．

A303　総合周産期特定集中治療室管理料
　　　　1．母体・胎児集中治療室管理料（1日　7,000点）
　　　　2．新生児集中治療室管理料（1日　10,000点）

ハイリスク妊娠と診断された妊産婦，および新生児で，集中治療室管理が必要であると認められた場合の管理を評価するものである．

B004-6　歯科治療総合医療管理料（140点）

特定の疾患を有する患者の病態について，主治医と医科歯科連携しながら歯科治療総合医療管理を実施する場合を評価するものである．

I029　周術期専門的口腔衛生処置（80点）

歯科医師の指示を受けた歯科衛生士の周術期における専門的口腔衛生処置を評価したものである．

おわりに

　医療記事を専門的に書くようになって，17年目になる．そのほとんどの記事で医師や患者を取材してきた．しかし，前著出版後，「チーム医療とメディカルスタッフ」をテーマとして，6年かけて繰り返し取材するようになり，医療や病院，さらに病気をみるときの視野が格段に広がった．医師の治療を成功に導いていたのは，他職種の尽力あってのこと．表面的なことばかり書いていたと気づき，急に取材時の視点が多面的・多層的になった．

　「チーム医療」の取材では，いつもメディカルスタッフの専門性やスキルを伝えていくことにこだわった．そのプロセスでは，自分の専門性やスキルについても自問自答し続けた．私の専門性はジャーナリズムで，社会事象の概要と本質を現場での取材を通して把握・分析し，発信することを通して，課題に対する建設的な議論のきっかけをつくることである．スキルは情報収集力，インタビュー力，それらから得た内容を分析・統合し表現していく力だが，どのようにチーム医療を発展させていくことに貢献できるか，考え続けた．本書は，現時点での一つの結実である．

　本書の完成までには現場で働くとても多くの方々から声をいただき，ご指導を受けた．特に第6章では「他職種に知ってほしいこと」にもこだわったため，一つの職種の複数の方から意見を寄せて頂いた．28職種を書き分けるとき，真正面からそれぞれと向き合うことになり，各職種が大切にしている考え方や価値観などもお聞きした．そこには個人差もあったが，おおむね，職種ごとの発言や行動の基盤になっている話が上がってきた．

　代表的な「チーム医療の役割や仕事内容」については，現場の方しか知りえないことも多くあり，チームによっては専門性のある方をご紹介いただいたりすることになり大変恐縮している．

　みなさん，ご多忙の中，度重なる問い合わせにお時間を頂き，本当に有難うございました．心から感謝いたします．ここにご紹介することで，謝辞とさせて頂きます．

(取材協力者氏名，資格職種名，50音順)

有賀　　徹氏　昭和大学病院長／医学部救急医学講座教授(医師)
蘆野　吉和氏　青森県立中央病院医療管理監(医師)
植木　彬夫氏　NPO法人西東京臨床糖尿病研究会副理事長(医師)
大磯義一郎氏　浜松医科大学医学部教授(医師・弁護士)
大橋　正樹氏　亀田総合病院救命救急科部長(医師)
落合　慈之氏　NTT東日本関東病院院長(医師)
木下　牧子氏　織畠病院病院長(医師)
末永　裕之氏　小牧市民病院院長(医師)
末吉　　敦氏　宇治徳州会病院救急総合診療科(医師)

種田憲一郎氏	WHO西太平洋地域事務局・患者安全専門官(医師)	
中村　利仁氏	千葉大学医学部高齢社会医療政策研究部客員准教授(医師)	
長谷川隆一氏	公立陶生病院救急部部長(医師)	
原　　寛美氏	相澤病院脳卒中脳神経センター副センター長(医師)	
福島　　統氏	東京慈恵会医科大学教育センター長(医師)	
真柄　　彰氏	新潟医療福祉大学医療技術学部教授(医師)	
丸山　道生氏	東京都保健医療公社大久保病院外科部長(医師)	
美原　　盤氏	脳血管研究所美原記念病院病院長(医師)	
森兼　啓太氏	山形大学医学部附属病院感染制御部部長・検査部部長・病院教授(医師)	
余宮きのみ氏	埼玉県立がんセンター緩和ケア科長(医師)	
大野　友久氏	聖隷三方原病院歯科部長(歯科医師)	
田村智英子氏	順天堂大学医学部附属順天堂医院遺伝相談外来(認定遺伝カウンセラー)	
上田　昌広氏	ACT-J(社会福祉士，精神保健福祉士)	
佐原まち子氏	国際医療福祉大学教授／日本医療社会福祉協会会長(医療ソーシャルワーカー)	
田村　里子氏	東札幌病院診療部Ⅱ副部長 MSW課課長併任(医療ソーシャルワーカー)	
取出　涼子氏	初台リハビリテーション病院教育管理部SW部門チーフ(医療ソーシャルワーカー)	
佐藤佳代子氏	後藤学園附属医療施設リンパ浮腫研究所所長(医療リンパドレナージセラピスト)	
斉藤　正行氏	日本介護福祉グループ 取締役副社長	
廣仲信太郎氏	日本介護福祉グループ訪問・居宅事業部長(介護支援専門員・介護福祉士)	
青山　寿昭氏	愛知県がんセンター中央病院(摂食・嚥下障害看護認定看護師)	
内山　正子氏	新潟大学医歯学総合病院看護師長・感染管理部(感染管理認定看護師)	
奥出有香子氏	順天堂大学医学部附属順天堂医院看護相談室看護師長(がん看護専門看護師)	
加藤　友野氏	福山平成大学福祉健康学部講師(看護師)	
木下　佳子氏	NTT東日本関東病院副看護部長(看護師)	
久保田聰美氏	近森病院看護部長(看護師)	
近藤まゆみ氏	北里大学病院看護部(がん看護専門看護師)	
須田喜代美氏	竹田綜合病院医療安全管理室課長(看護師)	
祖父江正代氏	江南厚生病院看護管理室(がん看護専門看護師，皮膚・排泄ケア認定看護師)	
豊島　麻美氏	武蔵野赤十字病院看護部看護係長(糖尿病看護認定看護師)	
濱本　実也氏	公立陶生病院看護師長(集中ケア認定看護師・呼吸療法認定士)	
古厩　智美氏	さいたま赤十字病院救命救急センターICU(急性・重症患者看護専門看護師)	
森安　恵実氏	北里大学病院RST/RRT室専従看護師(集中ケア認定看護師，呼吸療法認定士)	
石川　祐一氏	日立製作所日立総合病院栄養科科長(管理栄養士)	
西村　一弘氏	緑風荘病院栄養室・健康推進部主任(管理栄養士)	
渡邉　美鈴氏	脳血管研究所美原記念病院栄養科長(管理栄養士)	
鈴木　哲司氏	帝京平成大学准教授／日本救急救命士協会会長(救急救命士)	
中込　　悠氏	相澤病院救命救急センター(救急救命士)	
栗山　明彦氏	人間総合科学大学教授(義肢装具士)	
内山　量史氏	春日居サイバーナイフ・リハビリ病院リハ副部長(言語聴覚士)	
熊倉　勇美氏	川崎医療福祉大学教授(言語聴覚士)	

森田　秋子氏	輝生会本部教育研修局 ST 統括（言語聴覚士）
片山　博徳氏	日本医科大学多摩永山病院病理部技師長（細胞検査士）
小林　忠男氏	大阪大学大学院医学系研究科招聘教授（細胞検査士）
京極　　真氏	吉備国際大学准教授（作業療法士）
小林　　毅氏	千葉県立保健医療大学准教授（作業療法士）
佐藤　浩二氏	湯布院厚生年金病院リハビリテーション部長（作業療法士）
長谷川敬一氏	竹田綜合病院リハビリテーション科課長（作業療法士）
村山　幸照氏	相澤病院脳卒中リハ部門部門長（作業療法士）
金澤　紀子氏	日本口腔保健協会専務理事／日本歯科衛生士会会長（歯科衛生士）
長縄　弥生氏	愛知県がんセンター中央病院（歯科衛生士）
臼井　千惠氏	帝京大学医学部附属病院眼科視能訓練士技師長／日本視能訓練士協会会長（視能訓練士）
阿南　　誠氏	九州医療センター医療情報管理センター実務統括診療管理者／日本診療情報管理士会会長（診療情報管理士）
上田　京子氏	日本情報管理士会副会長（診療情報管理士）
児玉　直樹氏	高崎健康福祉大学准教授（診療放射線技師）
小山　智美氏	聖路加国際病院放射線科（診療放射線技師）
諸澄　邦彦氏	日本診療放射線技師会（診療放射線技師）
大塚　　功氏	相澤病院リハセラピスト部門院長補佐（理学療法士）
日高　正巳氏	兵庫医療大学教授（理学療法士）
吉井　智晴氏	東京医療学院大学准教授（理学療法士）
上原　昭浩氏	長野中央病院臨床検査科技師長（臨床検査技師）
金子　岩和氏	東京女子医科大学病院臨床工学部（臨床工学技士）
川崎　忠行氏	前田記念腎研究所茂原クリニック／日本臨床工学技士会会長（臨床工学技士）
津川　律子氏	日本大学文理学部教授（臨床心理士）
花村　温子氏	埼玉社会保険病院心理療法室（臨床心理士）
佐藤　弥生氏	国立長寿医療研究センター治験推進室（臨床試験コーディネーター）
加賀谷　肇氏	明治薬科大学教授（薬剤師）
工藤　貴弘氏	厚生中央病院薬剤部科長（薬剤師）
谷川原祐介氏	慶應義塾大学医学部教授（薬剤師）
土屋　文人氏	日本病院薬剤師会副会長（薬剤師）
長沼　未加氏	クオール㈱（薬剤師）
増原　慶壮氏	聖マリアンナ医科大学病院薬剤部部長（薬剤師）
松田　公子氏	浅井病院薬剤部長（薬剤師）
水　八寿裕氏	ふくろうメディカル代表（薬剤師）
山本　泰大氏	愛知医科大学病院薬剤部（薬剤師）
西條　剛央氏	早稲田大学大学院商学研究科専門職学位課程（MBA）専任講師
遠矢　雅史氏	日本医療機能評価機構事業推進部部長
塚越　篤子氏	㈱グローバルヘルスコンサルティング・ジャパン
湯原　淳平氏	㈱グローバルヘルスコンサルティング・ジャパン

また，チーム医療推進協議会でご指導や情報提供を頂きました，協議会前代表で日本診療放射線技師会の北村善明氏，現代表で日本理学療法士協会会長の半田一登氏，副代表で神奈川県立保健医療福祉大学学長の中村丁次氏にも御礼申し上げます．

　最後になりましたが，本書の企画を練り上げ実現に導いてくださった中山書店企画室の頼高誠さん，編集作業を丁寧に根気よく続けて下さった金橋香代子さんには心から感謝いたします．

2013年6月

福原麻希

中山書店の出版物に関する情報は，小社サポートページを御覧ください．
https://www.nakayamashoten.jp/support.html

著者紹介

福原麻希
ふくはら まき

医療ジャーナリスト．

新聞，雑誌，書籍などで医療・健康・栄養分野をテーマに記事を執筆．前著『がん闘病とコメディカル』（講談社現代新書．2007年）をきっかけに，「チーム医療」と「メディカルスタッフ」に関する取材が多くなり，病院，職能団体，学会などで講演もする．2009～2014年度はチーム医療推進協議会でアドバイザーを務める．

2017年 慶應義塾大学大学院システムデザイン・マネジメント研究科修了．修士論文のテーマも「チーム医療」で，「チームワークと組織の活性化」について，全国の医療機関を対象としたアンケート調査の結果を統計分析した．

スペイン語翻訳者としても活躍．訳書『きみは太陽のようにきれいだよ』（童話屋．2007年）はおじいさんがおばあさんをほめる素敵な物語．

チーム医療を成功させる10か条
― 現場に学ぶチームメンバーの心得 ―

2013年 7月10日　初版第1刷発行 ©
2021年 1月18日　　　第5刷発行　　〔検印省略〕

著者 ———	福原麻希
発行者 ———	平田　直
発行所 ———	株式会社 中山書店

〒112-0006　東京都文京区小日向4-2-6
TEL 03-3813-1100（代表）　振替 00130-5-196565
https://www.nakayamashoten.jp/

装丁・本文デザイン ——— ビーコム
印刷・製本 ——— 三報社印刷株式会社

Published by Nakayama Shoten Co., Ltd.　　Printed in Japan
ISBN 978-4-521-73707-2

落丁・乱丁の場合はお取り替え致します

本書の複製権・上映権・譲渡権・公衆送信権（送信可能化権を含む）は株式会社中山書店が保有します．

JCOPY 〈(社)出版者著作権管理機構 委託出版物〉
本書の無断複写は著作権法上での例外を除き禁じられています．複写される場合は，そのつど事前に，(社)出版者著作権管理機構（電話 03-5244-5088，FAX 03-5244-5089，e-mail: info@jcopy.or.jp）の許諾を得てください．

本書をスキャン・デジタルデータ化するなどの複製を無許諾で行う行為は，著作権法上での限られた例外（「私的使用のための複製」など）を除き著作権法違反となります．なお，大学・病院・企業などにおいて，内部的に業務上使用する目的で上記の行為を行うことは，私的使用には該当せず違法です．また私的使用のためであっても，代行業者等の第三者に依頼して使用する本人以外の者が上記の行為を行うことは違法です．

糖尿病 診療・療養指導 Q&A

これが知りたかった！

監修●岩本安彦
（朝日生命成人病研究所所長／東京女子医科大学名誉教授）

編集●吉田洋子
（朝日生命成人病研究所・附属医院診療部長）

ISBN978-4-521-74523-7

糖尿病診療や療養指導の現場で感じるいまさら聞けない教科書には載っていない様々な疑問に対し，朝日生命成人病研究所を中心としたベテランの医師・医療スタッフが，Q&A形式で明快に解答．知っていると差がつくコラムやホットなトピックスも多数収載．わかりやすい説明で，臨床現場での実践のレベルアップが図れる．付録として，フットケアの記録用紙や糖尿病食の献立例なども収載．

B5判／並製／2色（一部4色）刷／312頁／定価（本体4,000円＋税）

●収載項目（全150項目余から一部抜粋）
- 1型糖尿病と2型糖尿病の見分け方は？
- 患者からSMBGの値がおかしいと言われたらどのような場合が考えられますか？
- 夜間勤務をしている患者の食事指導の工夫は？
- 妊娠中，授乳中の患者へ投与できる糖尿病薬は？
- インスリンポンプを始めたいという患者への療養指導はどうすればよいですか？
- 糖尿病腎症の鑑別診断は？
- 糖尿病神経障害の検査の目的と見方，指導への活かし方を教えてください
- 患者へフットケアの指導をしたいのですが，どのようにすればよいですか？

〈コラム・トピックス〉
- 低血糖の体への影響
- サルコペニアを予防するための運動指導
- SGLT2阻害薬の使い方のコツ
- 糖尿病網膜症と黄斑症の最新の治療

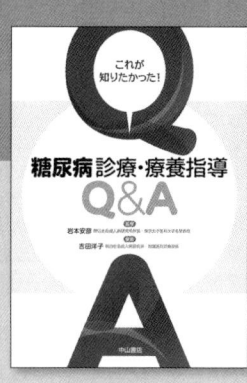

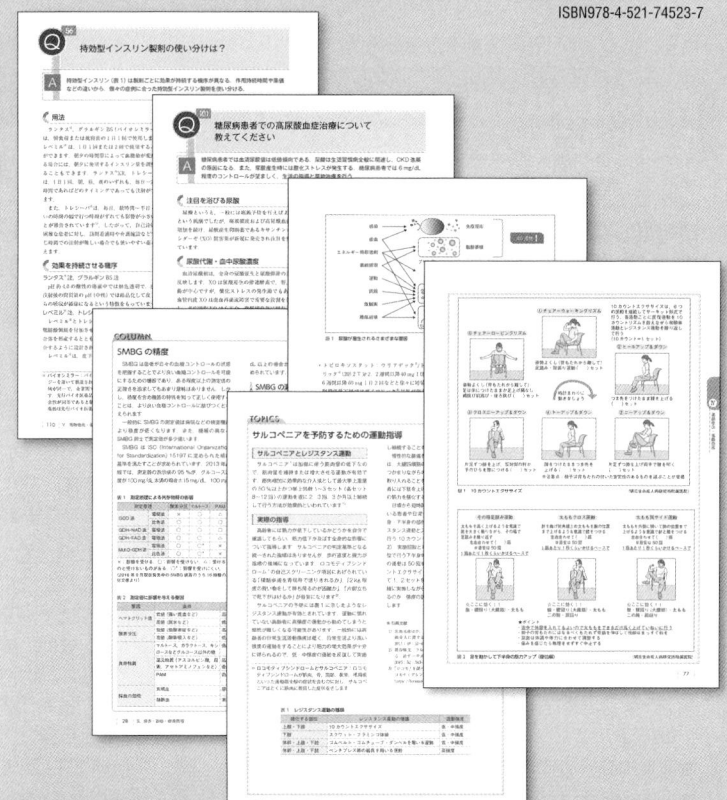

中山書店　〒112-0006 東京都文京区小日向4-2-6　TEL 03-3813-1100　FAX 03-3816-1015
https://nakayamashoten.jp/

日本感染症学会に寄せられた実際の質問を踏まえた76の疑問!

ここが知りたい
院内感染対策Q&A

編集●**前﨑繁文**
（埼玉医科大学感染症科・感染制御科）
光武耕太郎
（埼玉医科大学国際医療センター
感染症科・感染制御科）

- 院内の感染対策情報共有や活動時の注意点は？
- 抗菌薬適正使用にかかわる薬剤師の役割は？
- カテーテル抜去後に BSI, VAP, UTI と診断された場合はサーベイランスに該当する？
- 入職時，IGRA陽性と判明した場合は？
- 手指衛生遵守率向上の効果的な方法は？
- 尿カップの正しい扱い方は？
- 移植患者が自宅で生活する際の注意点は？
- 複数の患者が胃腸炎症状を訴えたら？
- クロルヘキシジン浴は有効？
　　　　　　など，現場から寄せられた76の疑問に答える

B5判／並製／2色刷／224頁／定価（本体3,700円+税） ISBN978-4-521-74369-1

内視鏡室の"これは困った"に答える！
総頁が1.5倍にボリュームアップ

新版 こんなときどうする？
内視鏡室Q&A

編集●**田村君英**
（日本消化器内視鏡技師会会長／平塚胃腸病院）
●編集協力
淡路誠一（熊本地域医療センター）
楠見朗子（JA尾道総合病院）
吉村　兼（神戸大学医学部附属病院）
若王子みのり（千葉大学医学部附属病院）

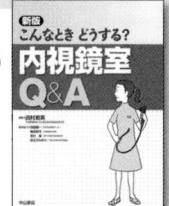

内視鏡室の疑問（一部抜粋）
- スコープの使用前点検のポイントは？
- 消毒薬の濃度測定はいつやればいい？
- 内視鏡によると思われる院内感染事故がおきたら？
- カプセル内視鏡検査のときのICのとりかたは？
- ペパーミントオイルはどう使う？
- 大腸内視鏡の腹部圧迫のコツは？
- 内視鏡室の新人教育の方法は？
- 内視鏡技師の資格をとるには？　　など

B5判／並製／226頁／定価（本体3,600円+税） ISBN978-4-521-74267-0

医療が変われば患者も変わる！
患者指導に悩む医療者必携!!

コーチングを利用した
糖尿病栄養看護外来
行動変容を促すスキルを身につける

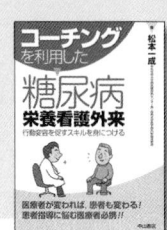

著●**松本一成**
（佐世保中央病院糖尿病センター長，長崎大学医学部内科臨床教授）

- 患者の生活習慣を変容させるコーチングの技法に着目した著者が，コーチングの必要性と基本スキル，エビデンスをわかりやすく解説．
- 10年以上コーチングを実践する外来でのアウトカムも紹介．
- コーチングスキルを磨くコツや気軽に読めるコラムも役に立つ．
- 患者指導に悩むスタッフ必読！

A5判／並製／112頁／定価（本体2,000円+税） ISBN978-4-521-73998-4

80題のワークへのチャレンジで
自然と知識が深まる！

この1冊でカーボカウント・インスリンポンプ・CGMがわかる！
糖尿病3Cワークブック
改訂第2版

著●**村田　敬**
（国立病院機構京都医療センター糖尿病センター）

1型糖尿病患者の療養指導に必要なカーボカウント，インスリンポンプ，CGMの3Cについて，80題の演習問題を解きながら知識を身につけていくことができるワークブック．設問には基礎的な知識を問うものや，療養指導上で対応に迷う場面などを取り上げている．改訂にあたっては，日本国内で使用が可能となったリアルタイムCGMを搭載したセンサー付きインスリンポンプ（SAP）の解説を中心に内容の充実をはかった．

A4判／1色刷／200頁／定価（本体3,600円+税） ISBN978-4-521-74406-3

中山書店　〒112-0006 東京都文京区小日向4-2-6　TEL 03-3813-1100　FAX 03-3816-1015
https://www.nakayamashoten.jp/